KB267587

# 이슬 홈 스트레칭

*Let's dew it!*

# 이슬 홈 스트레칭

*Let's dew it!*

이이슬 지음

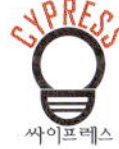

CYPRESS
싸이프레스

*prologue*

저는 대학을 졸업하자마자 바로 필라테스 강사로 활동하게 되었어요. 작년까지도 트레이너라면 누구나 일하고 싶어 할 만한 조건의 직장에 다니고 있었죠. 그러다 더 많은 분에게 바른 운동법을 소개하고 싶은 마음에 안정적인 직장을 그만두고 '듀플레이스'라는 저의 공간을 꾸리게 되었어요. 수업과 영상 제작으로 정신없이 바쁜 하루하루를 보내던 중에 스트레칭에 대한 책을 쓸 기회가 생겼어요. 저에겐 아주 큰 도전이었어요. 아직 배울 것이 많은 내가 책을 쓸 수 있을까? 하는 고민도 했지만 더 많은 분에게 바른 운동법을 소개하고 싶다는 설레던 첫 마음을 기억하며 스트레칭을 하나하나 정리하기 시작했어요. 이 책을 집필할 당시에는 힘들고 벅차게 느껴지기도 했지만, 지금 생각해보면 제 인생에 있어서 가장 큰 행운이자 행복이 아닐까 생각해요.

저는 무용을 전공했기 때문에 필수로 스트레칭을 해야 했어요. 그 당시에는 무조건 강한 자극을 주는 것이 좋다고 생각해 과한 스트레칭을 했었어요. 덕분에 바보처럼 부상을 입기도 했었죠. 하지만 이제는 몸의 바른 정렬을 만들고 내 몸에 맞는 스트레칭을 하는 것이 얼마나 중요한 일인지 알게 되었어요. 바른 스트레칭으로 제 몸을 더 건강하게 만들 수 있었고, 뿐만 아니라 제가 만나 가르쳐드린 많은 분에게 건강하고 아름다운 몸을 선물해드릴 수 있었어요.

이제 많은 분이 스트레칭이 얼마나 중요한지도, 그리고 꼭 해야 한다는 사실도 다 아시기 때문에 다양한 방법으로 배우고 계실 거라 생각해요. 하지만 집에서 혼자 이게 맞는 건지, 틀린 건지 모른 채로 어렵게 어렵게 스트레칭을 하고 계시다면 이 책을 조심스럽게 권해드려요. 열심히 소개한 바른 자세와 틀린 자세를 기억하시면서, 너무 힘들면 살짝 힘을 뺀 마이너스 스트레칭으로, 더 열심히 스트레칭하고 싶다면 플러스 스트레칭으로, 자신의 몸에 맞는 스트레칭으로 몸과 마음을 건강하게 만들어보세요. 이 책을 만난 순간부터 여러분 모두가 더욱 더 건강해지고 행복해지시길 바라요!

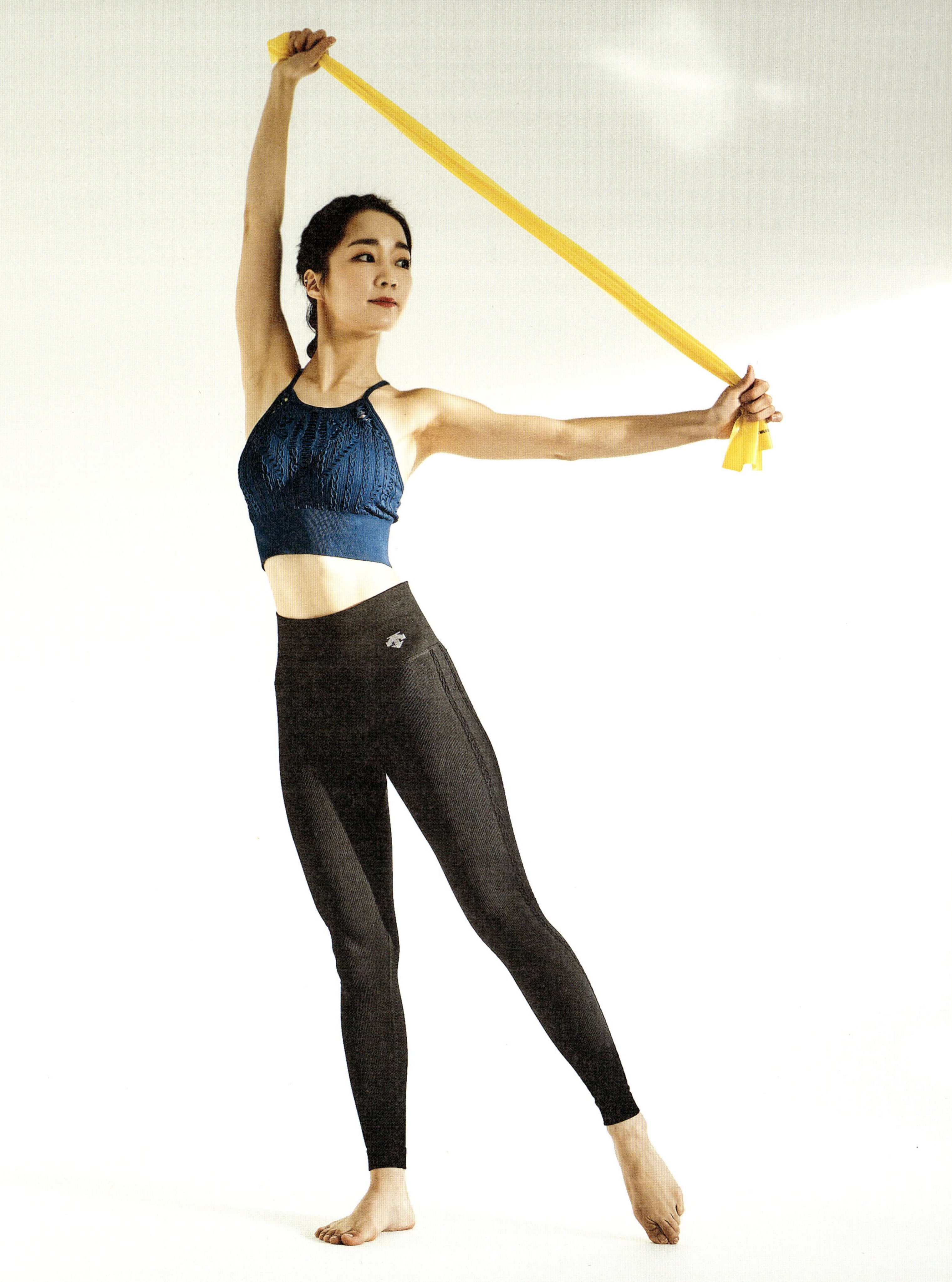

# contents



## 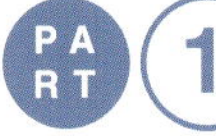  유연성 향상



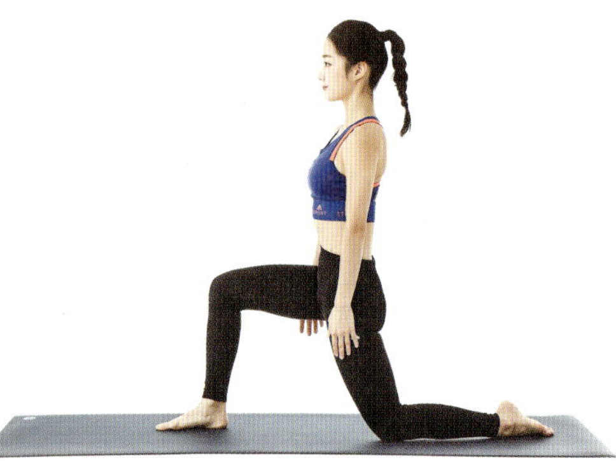

##  증상 개선



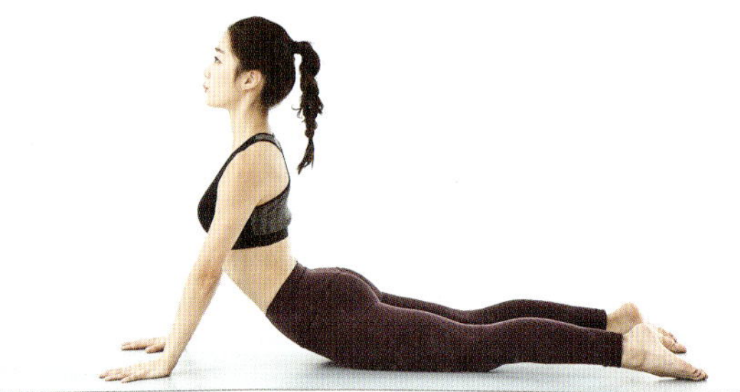

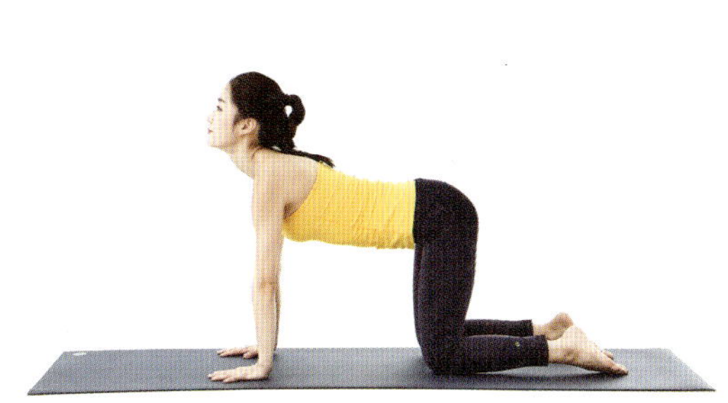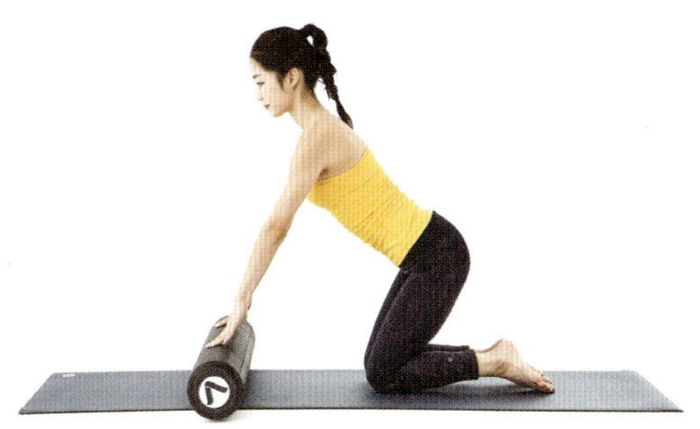



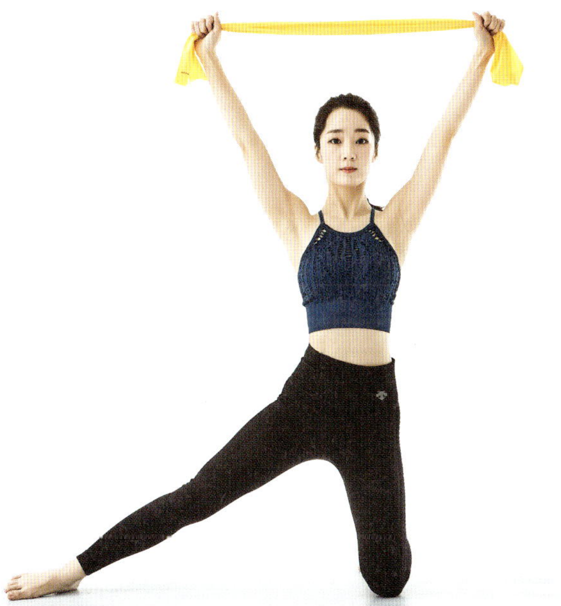

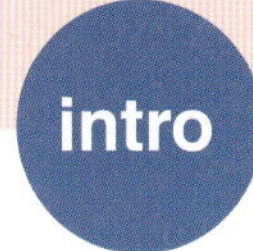
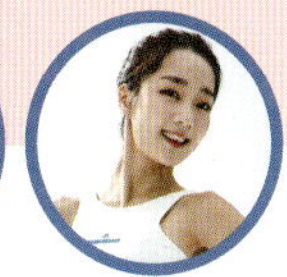

## 스트레칭을 왜 배워야 하나요?

제가 가장 많이 받은 질문이기도 해요. 많은 분이 스트레칭에 대해 말씀하실 때 "스트레칭은 발레리나나 체조 선수처럼 다리 잘 찢기 위해 하는 거 아닌가요? 저는 다리 잘 찢을 필요 없으니 안 해도 될 거 같아요." 또는 "저도 발레리나처럼 다리를 잘 찢고 싶은데 스트레칭을 하면 되나요?"라고 하세요. 충분히 그렇게 생각하실 수 있어요. 저도 처음엔 스트레칭을 하면 다리를 잘 찢게 된다고만 생각했었으니까요. 하지만 스트레칭은 유연성을 향상시켜줄 뿐만 아니라 증상을 개선해주고 틀어진 체형을 교정해주며 몸의 라인을 아름답게 가꿔준답니다. 이런 스트레칭의 다양한 효과를 얻기 위해서는 올바른 몸의 정렬과 바른 스트레칭을 배우는 것이 필요해요. 다리를 180도로 찢는 것이 오히려 인체에 해로울 수도 있다는 것을 알아야 한답니다. 현재 자신의 몸에 맞는 스트레칭 동작이 무엇인지, 내게 필요한 스트레칭이 무엇인지 저와 함께 배워보시기 바라요.

## 스트레칭의 좋은 점은 뭐예요?

스트레칭은 단순히 근육을 늘이는 것에서 멈추지 않고, 내 몸의 자세를 바르게 만들어줘요. 다리를 앞으로 쭉 펴고 앉을 때 골반이 뒤로 무너지고 허리가 잘 펴지지 않는 분들 있으시죠? 허리를 펴기 위해서는 골반을 세워야 하고, 골반을 세우기 위해서는 다리 뒤쪽 근육이 골반을 세울 수 있을 정도의 유연성을 가지고 있어야 해요. 또한 골반과 허리를 세울 수 있는 힘까지 필요하겠죠? 이렇게 올바른 자세를 하기 위해서는 어느 정도의 적당한 유연성과 힘이 꼭 필요해요. 스트레칭에는 많은 분이 생각하시는 것과는 달리 마치 근력 운동 같아 보이지만 스트레칭이 되는 효과를 가진 운동 동작들도 있어요. 유연성과 근력을 동시에 향상시켜줄 수 있는 동작들인데 그런 동작들도 이 책에 담았어요. 이러한 동작들을 통해서 생긴 유연성과 근력으로 올바른 자세를 만든다면 몸에 불필요한 긴장들이 사라져 편하고 가벼운 몸을 만들 수 있게 된답니다. 자연스럽게 이로 인한 통증이나 틀어진 체형, 울퉁불퉁한 보디 라인들은 해결이 되겠죠?

## 스트레칭을 하면서 주의해야 할 점이 있나요?

저는 스트레칭을 할 때 가장 주의해야 할 점은 '몸의 올바른 정렬'이라고 생각해요. 정렬이 틀어진 상태로 스트레칭을 한다면 틀어진 쪽이 더 틀어지는 악순환이 생길 수 있기 때문이죠. 과하게 스트레칭을 하려고 애쓰는 것보다, 몸의 올바른 정렬을 인지하고 차근차근 늘이는 것이 가장 좋은 방법이에요. 처음부터 무리하지 않고 자신의 몸 상태에 맞게 스트레칭하는 것이 매우 중요해요. 또한 무리한 스트레칭은 오히려 근육을 수축시킬 수도 있기 때문에 운동 전에는 간단하게 몸을 풀어주는 스트레칭을 하는 것을 추천해요.

## 스트레칭할 때 숨은 어떻게 쉬어야 하나요?

스트레칭을 할 때 몸이 눌려있는 상태에서 하기보다 척추 사이사이의 공간, 즉 몸의 축을 더 길게 만들어준 후에 동작을 진행하면 훨씬 효과적으로 스트레칭을 할 수 있어요. 예를 들어 다리를 뻗고 몸통을 앞으로 숙이는 스트레칭을 할 때는 그냥 휙 내려가기보다는 마시는 숨에 키가 커지고 있다는 느낌으로 척추를 위로 더 끌어 올렸다가, 내쉬는 숨에 척추를 내려보세요. 들이마실 때 늘려주고, 내쉬면서 풀어주는 방법으로 스트레칭을 한다면 더 효과적인 스트레칭을 할 수가 있어요.

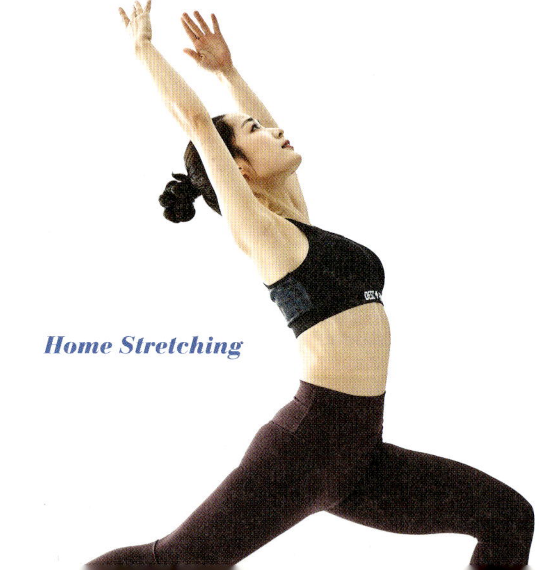

## 그렇다면 올바른 정렬이 대체 뭔가요?

스트레칭의 가장 기본적인 자세로는 서있는 자세, 앉아있는 자세, 누워있는 자세가 있어요. 서있을 때는 사진과 같이 벽에 등을 대고 있다고 하면 벽에 뒤통수, 날개 뼈 사이, 엉치뼈 이 세 군데가 붙어있어야 해요. 목 뒤에는 주먹 하나가 들어갈 정도, 허리 뒤쪽에는 손바닥이 들어가다가 막힐 정도의 구멍이 있어야 올바른 자세랍니다. 누워있을 때도 마찬가지예요. 무릎을 구부리고 누웠을 때, 똑같이 뒤통수, 날개 뼈 사이, 엉치뼈 이 세 군데가 바닥에 붙어있도록 자세를 취하면 된답니다. 앉아서 다리를 앞으로 뻗은 자세에서는 골반이 뒤로 밀리거나 허리를 구부정하게 만들어 앉는 경우가 많은데 허리에 힘을 주고 올바로 앉는 것이 중요해요. 하지만 이 자세를 만들기 위해서는 기본적으로 허벅지 뒷면이 유연해야 하기 때문에 바른 자세를 위해서라도 유연성을 향상시켜줄 필요가 있어요. 올바른 자세를 만들기 위해서 유연성이 필요하다는 이야기에는 이러한 이유가 포함되어 있답니다.



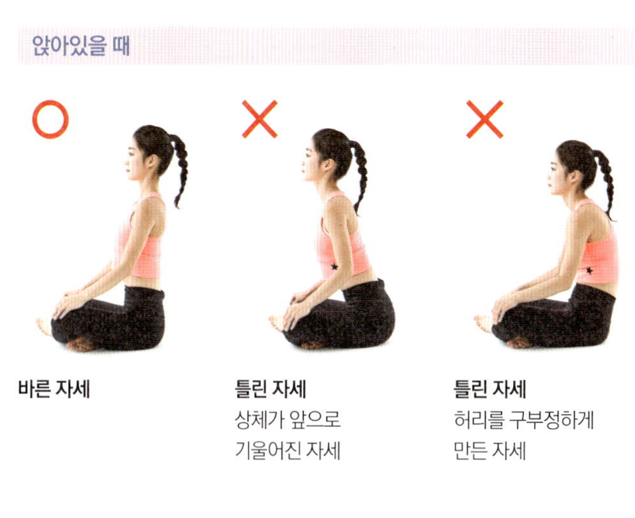

바른 자세

틀린 자세
엉덩이를 뒤로 쭉 뺀
자세

틀린 자세
허리를 구부정하게
만든 자세



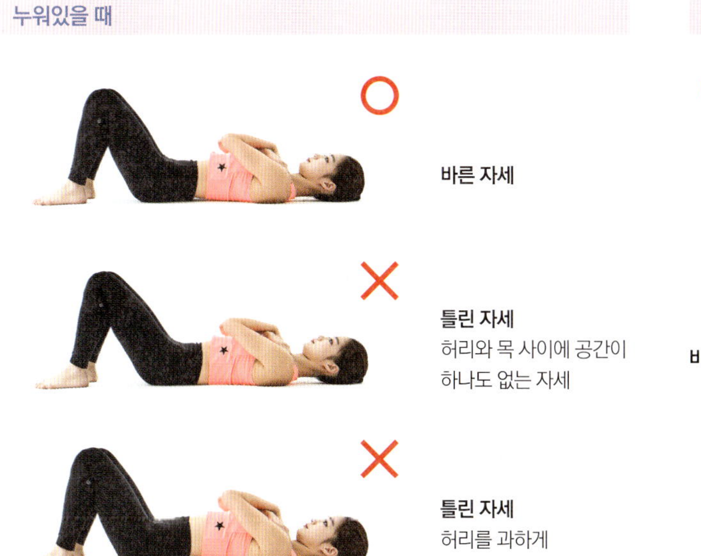

바른 자세

틀린 자세
허리와 목 사이에 공간이
하나도 없는 자세

틀린 자세
허리를 과하게
꺾은 자세



바른 자세

틀린 자세
상체가 앞으로
기울어진 자세

틀린 자세
허리를 구부정하게
만든 자세

## 스트레칭 전에 간단하게 몸을 풀 수 있는 동작들이 있나요?

스트레칭 전에 간단히 몸을 풀고 진행하면 좋아요. 지금 소개하는 이
두 가지 동작 후에 스트레칭을 하면 조금 더 가벼운 몸으로 스트레칭
을 할 수가 있답니다.

### 몸통으로 원 그리기

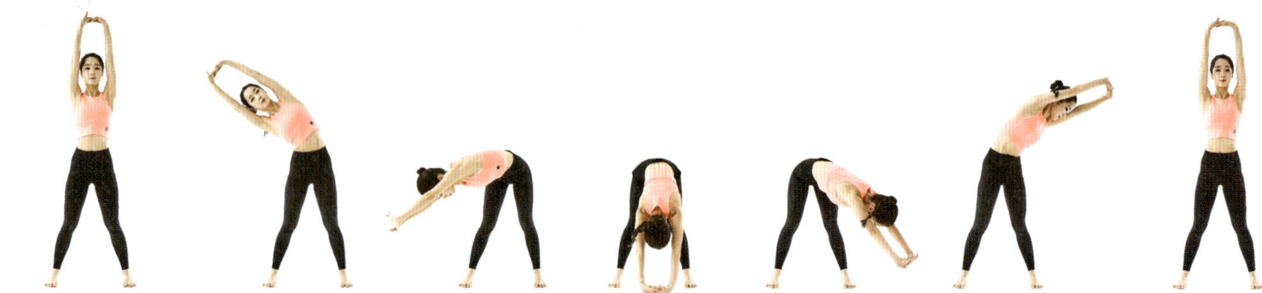

다리를 골반 너비보다 조금 넓게 벌리고 손 위로 깍지 껴서 기지개 펴듯 위로 쭉 편 채로 몸통으로 원을 그립니다.

### 가슴 트위스트하기

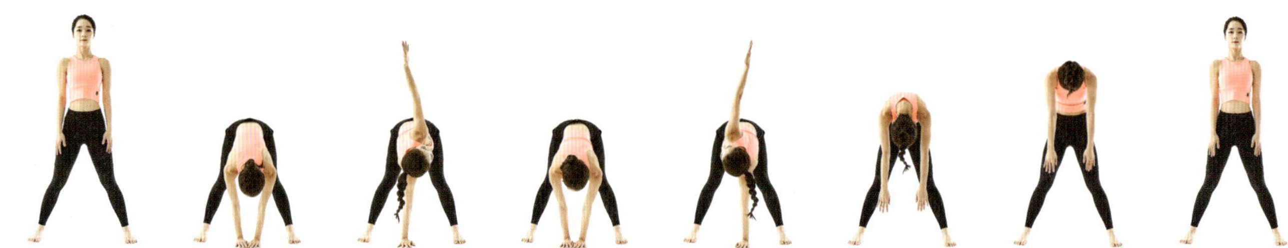

다리를 어깨너비보다 넓게 벌려서 손으로 바닥을 짚은 채 한 팔씩 위로 올리며 가슴을 트위스트하고 마지막에 천천히 위로 올라옵니다.

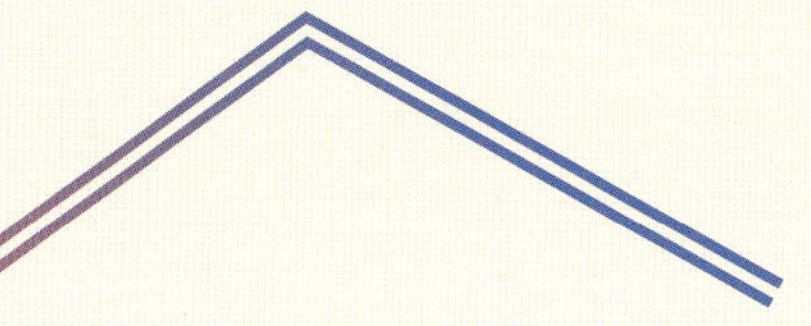

# 데일리 스트레칭 루틴

그날그날 원하는 스트레칭을 골라서 해도 좋지만 누워서 시작해서
서서 끝나는 데일리 스트레칭 루틴을 소개해드릴게요.
이 루틴을 따라 하기만 해도 전신 구석구석을 스트레칭할 수 있답니다.
그리고 이 책에 소개된 스트레칭 중에 내 몸에 맞는 스트레칭을 골라
나만의 데일리 스트레칭 루틴을 만들어보세요!

| | |
|---|---|
| **1** 4자 스트레칭 ▶ P082<br>오른쪽, 왼쪽 각 5회, 마지막 동작 10초 유지 | **2** 개구리 다리 스트레칭 ▶ P023<br>좌우로 10회 |
| **3** 밴드 다리 스트레칭 ▶ P027<br>오른쪽, 왼쪽 각 5회, 마지막 동작 10초 유지 | **4** 북 오프닝 ▶ P044<br>오른쪽, 왼쪽 각 5회, 마지막 동작 5초 유지 |
| **5** 롤링 라이크 어 볼 ▶ P060<br>10회 | **6** 고양이 등 스트레칭 ▶ P055<br>5회, 마지막 동작 5초 유지 |
| **7** 테이블 자세 손목 스트레칭 ▶ P048<br>오른쪽, 왼쪽 각 5회, 마지막 동작 5초 유지 | **8** 뒷구리 스트레칭 ▶ P017<br>오른쪽, 왼쪽 각 5회, 마지막 동작 5초 유지 |
| **9** 목 스트레칭 ▶ P068<br>5초 유지 | **10** 밴드 어깨 스트레칭 ▶ P090<br>오른쪽, 왼쪽 각 10회, 마지막 동작 5초 유지 |
| **11** 스파인 트위스트 ▶ P136<br>오른쪽, 왼쪽 각 5회, 마지막 동작 5초 유지 | **12** 쏘우 ▶ P138<br>오른쪽, 왼쪽 각 5회, 마지막 동작 5초 유지 |
| **13** 로우 런지 장요근 스트레칭 ▶ P032<br>오른쪽, 왼쪽 각 5회, 마지막 동작 10초 유지 | **14** 허벅지 앞면 스트레칭 ▶ P020<br>오른쪽, 왼쪽 각 5회, 마지막 동작 10초 유지 |
| **15** 와일드싱 ▶ P036<br>오른쪽, 왼쪽 각 5회, 마지막 동작 5초 유지 | **16** 활 자세 ▶ P146<br>오른쪽, 왼쪽 각 1회, 마지막 동작 10초 유지 |

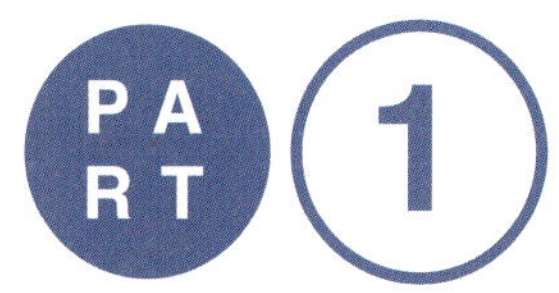


# 유연성 향상

유연성이라고 하면 쉽게 떠오르는 다리 찢기에 필요한 유연성뿐만 아니라
척추, 옆구리, 골반 등의 유연성까지 향상시킬 수 있는 동작들로 구성했습니다.
이 동작들로 꾸준히 스트레칭하면 몸이 더 가벼워지고 유연해집니다.
평소 몸이 유연하지 않거나, 움직임이 무겁다고 느껴지는 분들에게 추천합니다.

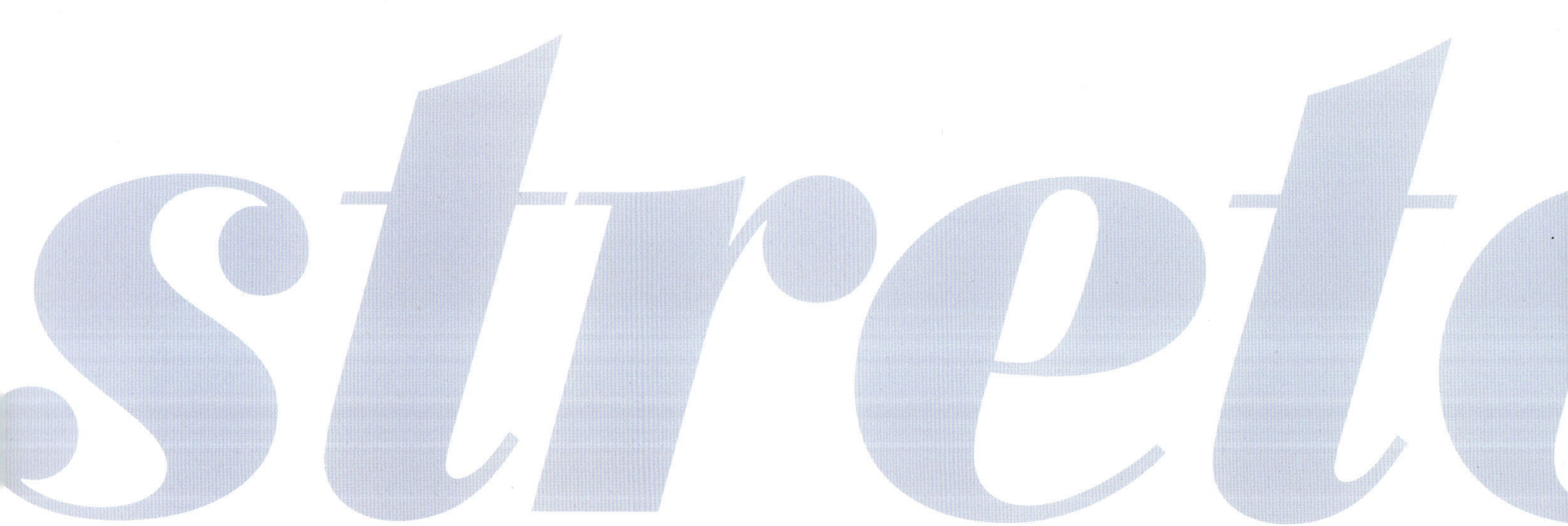

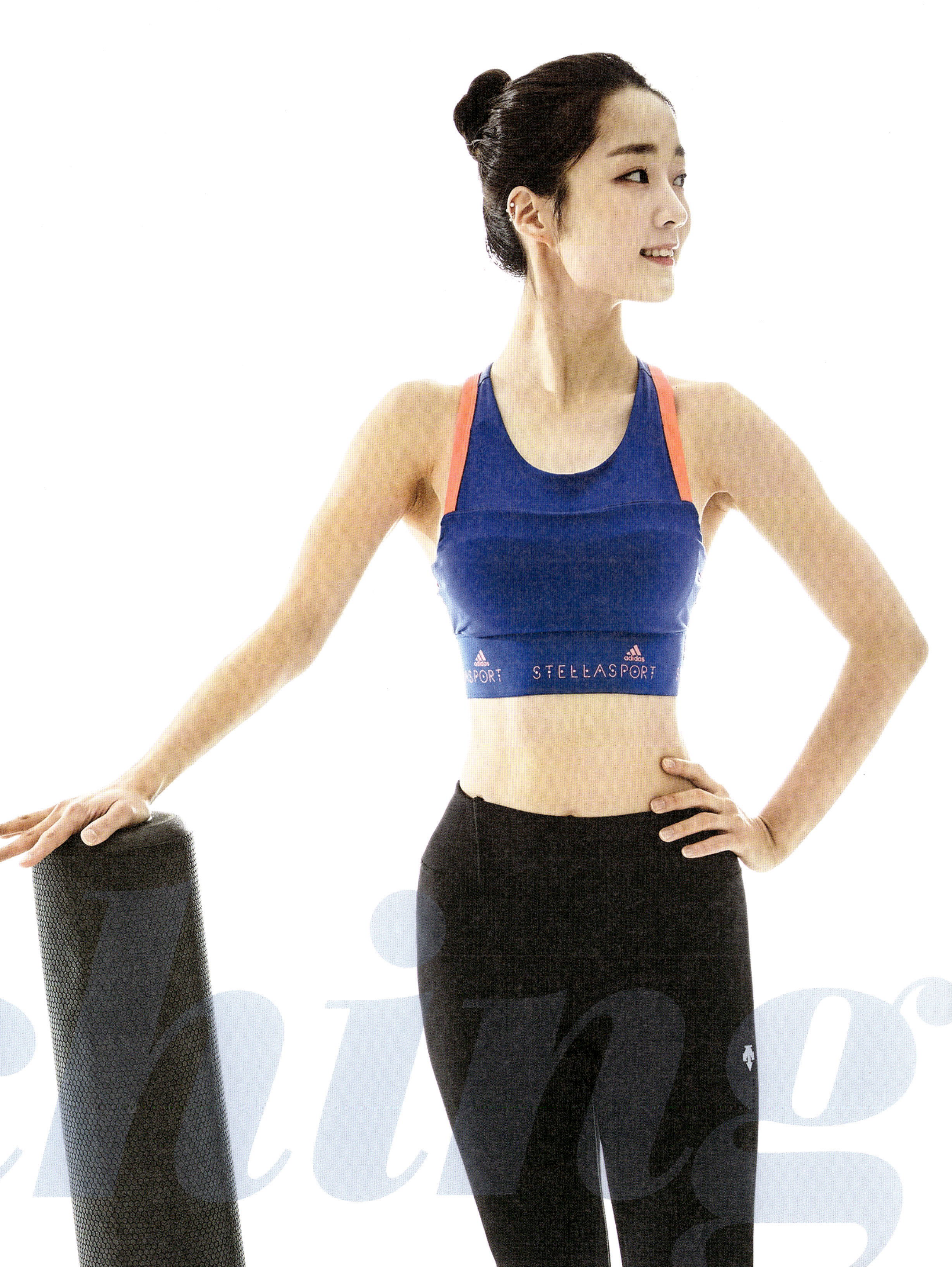

# 1 척추 스트레칭

척추의 유연성은 척추 나이를 판별하는 척도입니다. 척추가 뻣뻣하게 굳은 분들에게 좋은 동작으로

척추 관절 마디마디의 유연성을 향상시켜줍니다. 척추를 건강하게 만들어주는 대표적인 스트레칭입니다.

벽에 기대서 하면 더 쉽게 척추의 분절을 느끼며 스트레칭할 수 있습니다.

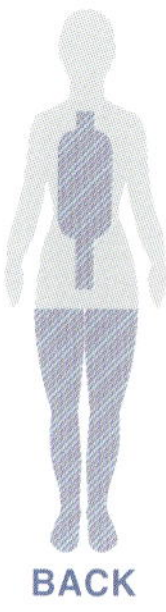



## POINT

목 뒤에는 손이 통과될 정도의 공간, 허리 뒤에는 손이
들어가다가 막힐 정도의 공간을 만들어주세요.

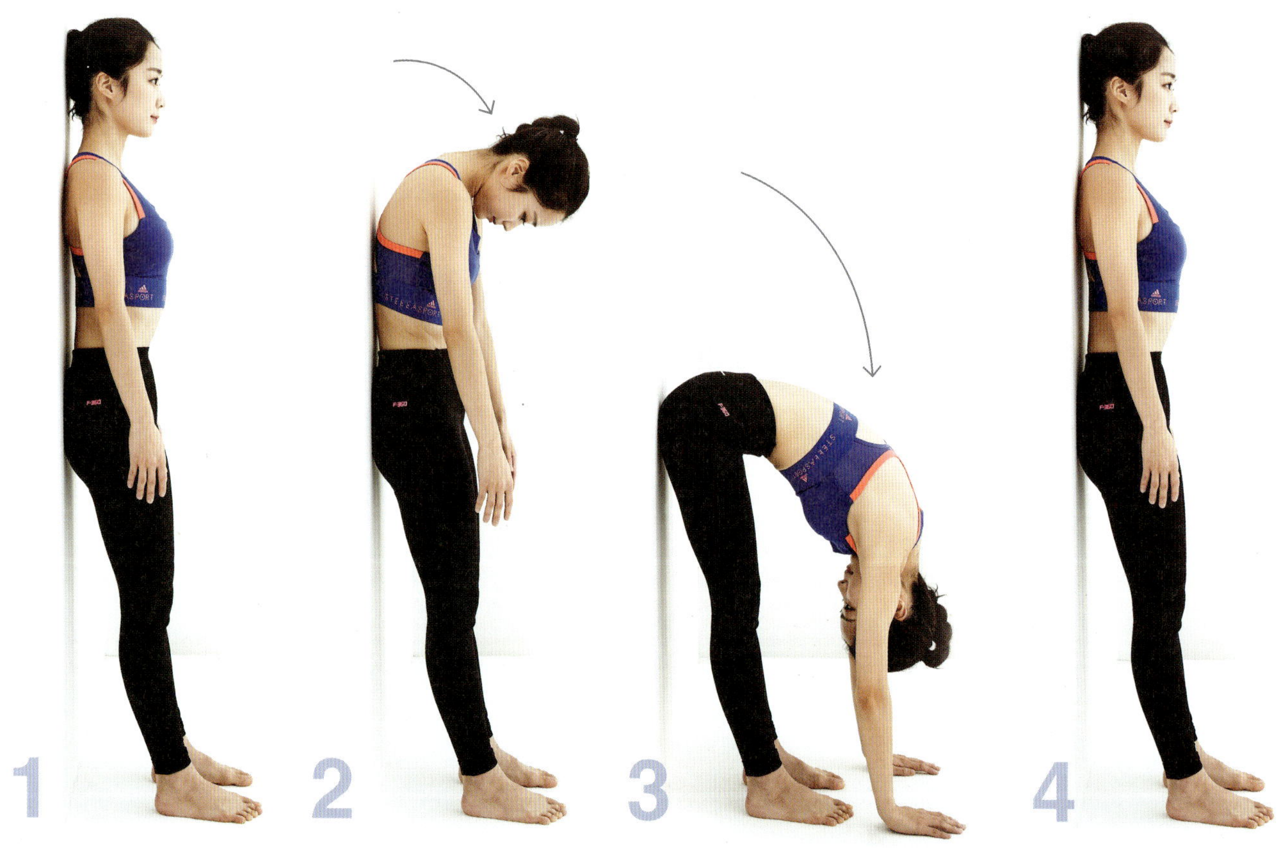



1 벽에 뒤통수, 날개 뼈 사이에 있는 흉추, 엉치뼈를 대고 발은 벽에서 살짝 떨어트립니다.

2 마시고 내쉬는 숨에 머리와 어깨를 벽에서 떨어트립니다.

3 등, 허리 순으로 하나하나 내려간 후 손으로 바닥을 짚습니다.

4 상체를 숙인 상태에서 마시고 내쉬는 숨에 등을 동그랗게 만들며 엉치뼈부터 뒤통수까지
벽에 붙이며 올라갑니다.

## POINT

최대한 관절을 하나하나 부
드럽게 움직인다는 느낌으로
스트레칭해주세요.

# 2 몸 뒷면 스트레칭

STRETCHING

다리 뒷면과 좁혀져 있는 척추 사이사이의 공간, 몸의 전체적인 뒷면의 유연성을 향상시키는 동작입니다.

서서 하는 스트레칭은 앉아서 하는 것보다 더 쉽기 때문에 앉아서 다리를 뻗는 것조차 힘든 분들에게 좋습니다.

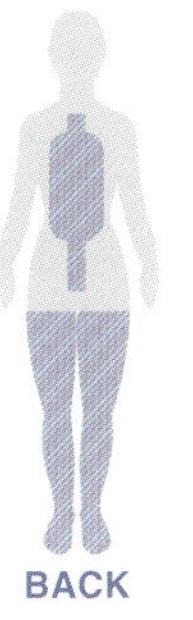


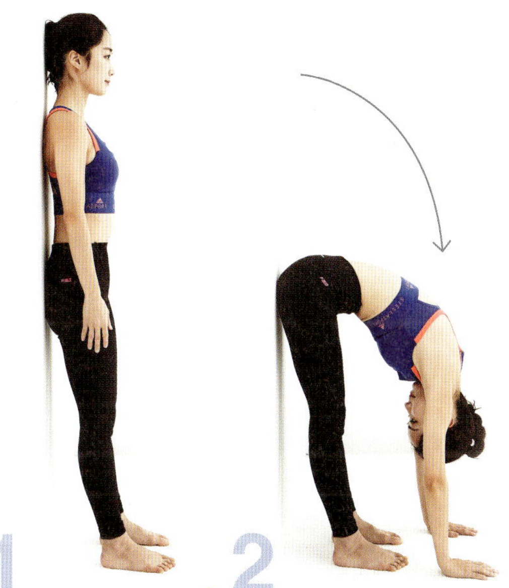

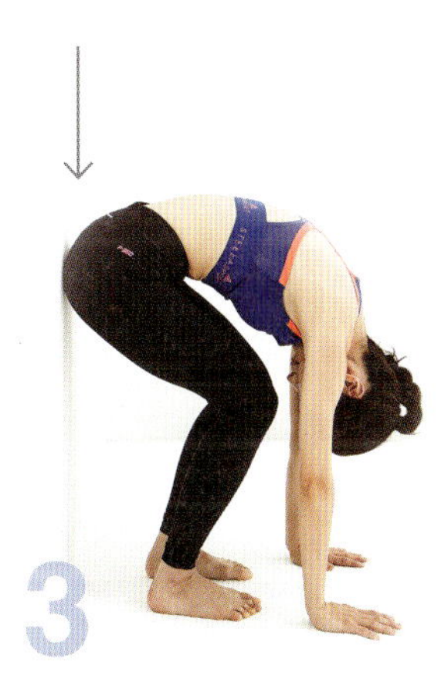

1 벽에 뒤통수, 날개 뼈 사이에 있는 흉추, 엉치뼈를 대고 발은 벽에서 살짝 떨어트립니다.

2 마시고 내쉬는 숨에 머리부터 어깨, 등, 허리를 벽에서 떨어트리며 손으로 바닥을 짚습니다.

3 마시는 숨에 무릎을 구부리며 엉덩이로 벽을 타고 내려갑니다.

4 내쉬는 숨에 엉덩이로 벽을 타고 올라가며 무릎을 폅니다.

5 여러 번 반복한 후 마시고 내쉬는 숨에 배꼽을 바라보며 몸을 동그랗게 말아 올라갑니다.

## POINT

무릎을 구부렸다 펼 때 척추 마디마디가 스트레칭될 수 있도록 배꼽을 등 뒤로 붙인다는 느낌으로 복부의 힘을 사용해 등을 더 넓게 만들어주세요.

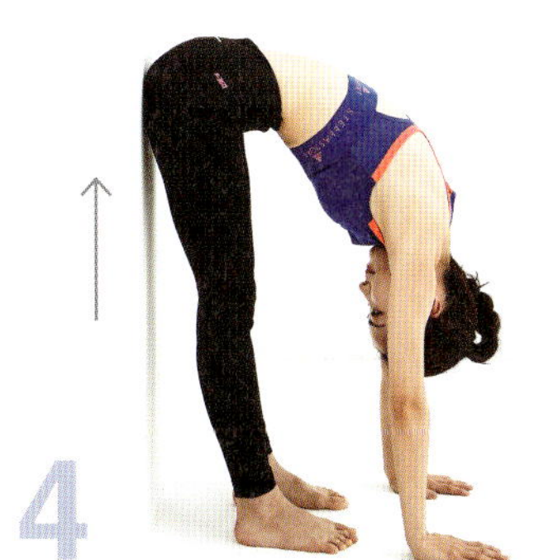

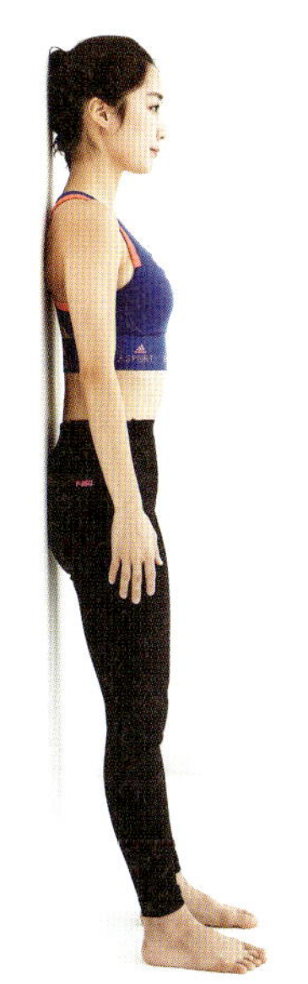

## MINUS STRETCHING

손이 바닥에 안 닿는 분들은 손을 무릎 위에 올리고 스트레칭해주세요.

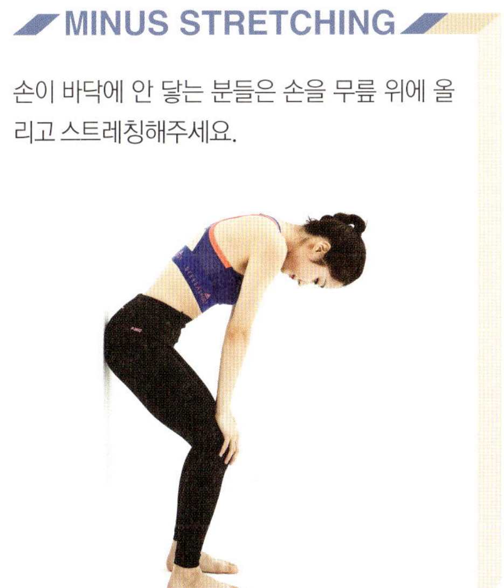

# 종아리 스트레칭

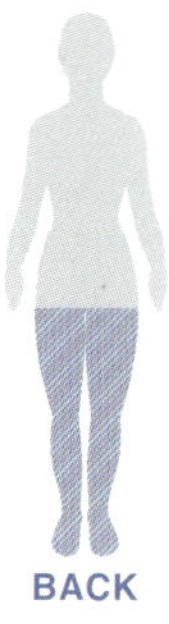


종아리 뒷면이 더 힘 있게 늘어나는 스트레칭으로 다리의 유연성을 향상시켜주는 동작입니다.
특히 평소에 하이힐을 많이 신거나, 종아리의 알이 걱정되는 분들에게 추천합니다.

**1**

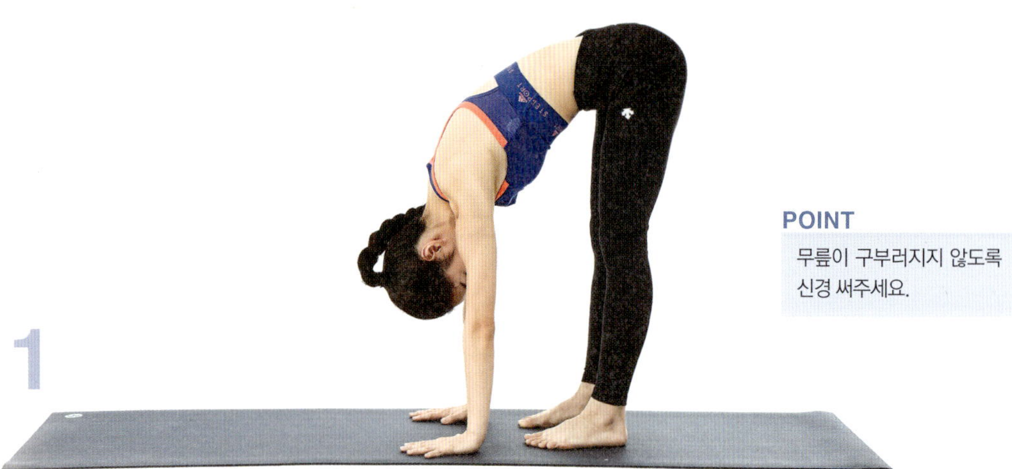

**POINT**
무릎이 구부러지지 않도록
신경 써주세요.

**2**

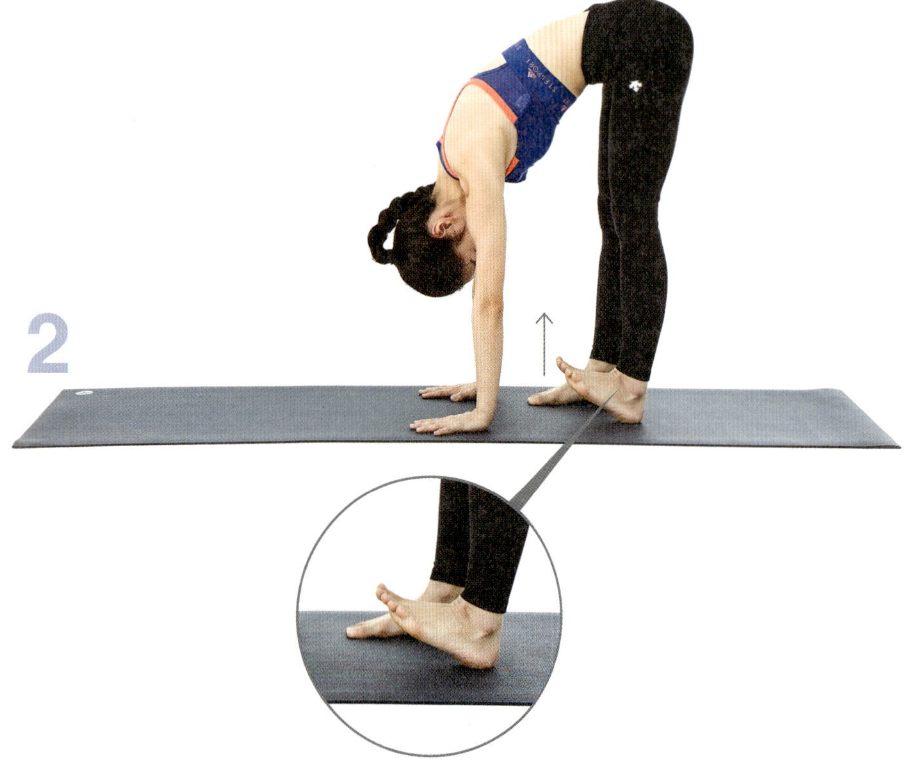

1  몸통을 앞으로 숙여 손으로 바닥을 짚은 채
   무릎을 쭉 폅니다.

2  마시고 내쉬는 숨에 뒤꿈치를 고정한 채 발
   을 위로 들어 올립니다. 충분히 스트레칭하
   고 반대쪽도 같은 방법으로 합니다.

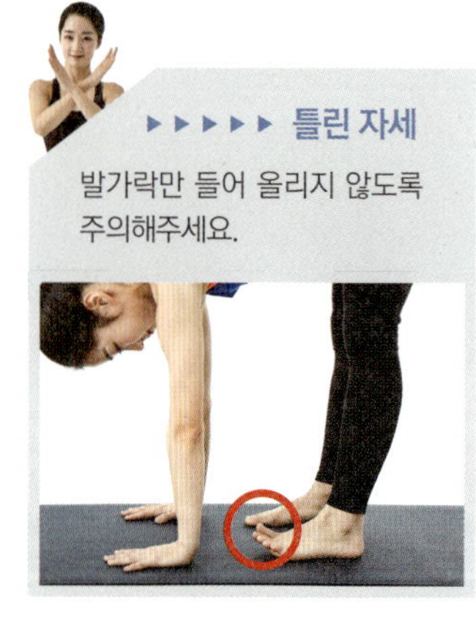

# 4 뒷구리 스트레칭

STRETCHING

평소에 몸이 자주 찌뿌둥하고, 몸의 움직임이 뻣뻣하다고 느끼는 분들에게 좋은 스트레칭입니다.

또한 러브 핸들이라고 불리는 옆구리 뒤쪽의 살들을 제거하는 데도 효과적입니다.

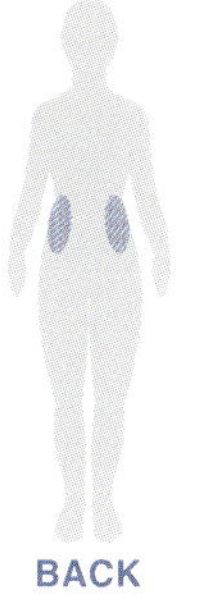


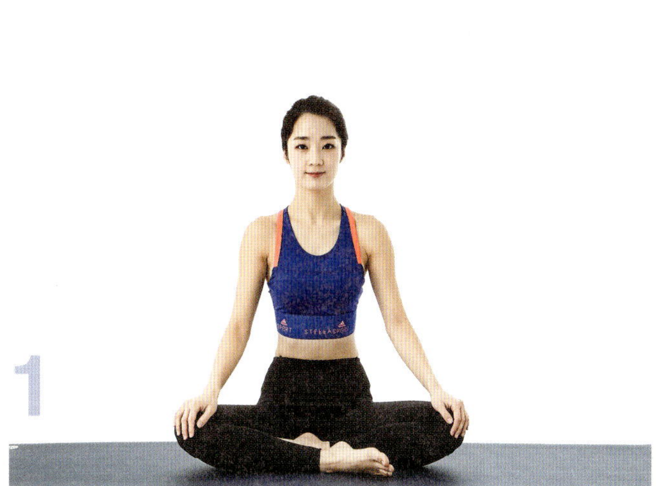

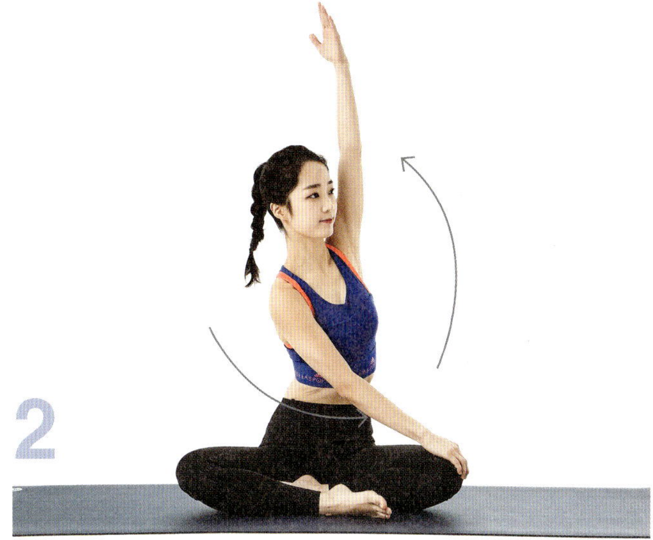

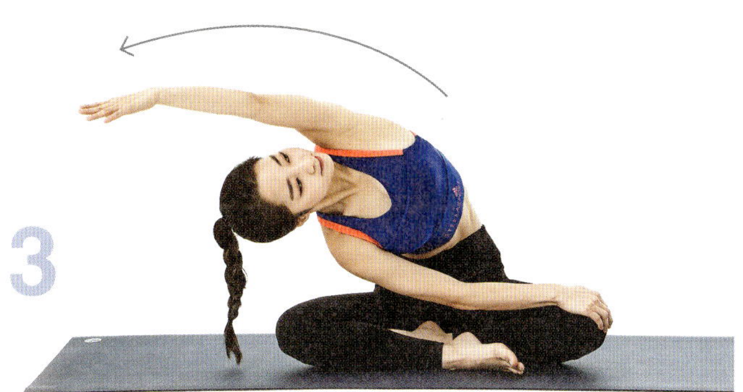

**1** 양반 다리에서 다리를 가볍게 풀어 뒤꿈치가 앞뒤로 일렬이 되도록 만듭니다.

**2** 한 손은 반대쪽 무릎을 잡고 다른 손은 귀 옆으로 뻗습니다.

**3** 마시고 내쉬는 숨에 시선은 위를 보며 옆으로 기울여 내려갑니다. 반대쪽도 같은 방법으로 합니다.

## ▶▶▶▶▶ 틀린 자세

엉덩이가 바닥에서 뜨지 않도록 주의해주세요.

## ◢ MINUS STRETCHING ◢

시선을 위로 바라보는 것이 어려운 분들은 반대쪽 무릎을 바라보며 스트레칭해주세요.

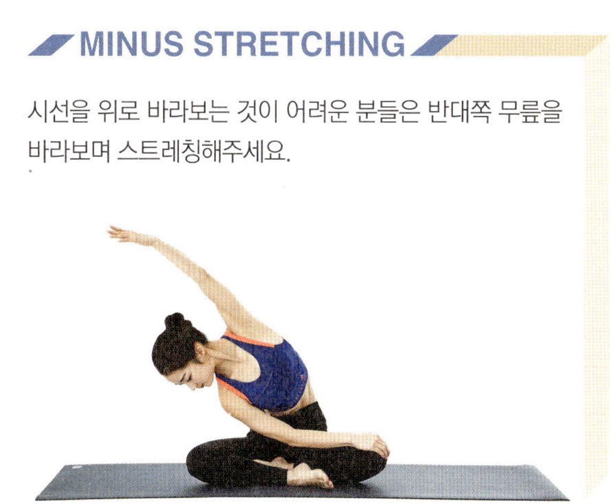

# 흉추 트위스트

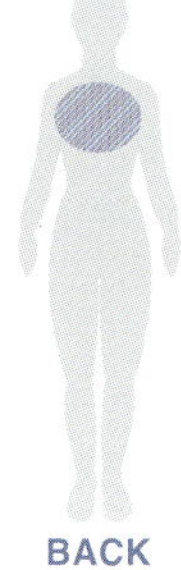


흉추란 날개 뼈 사이에 있는 가슴 부분의 척추 뼈를 말합니다.

평상시에 잘 사용하지 않는 등 근육을 스트레칭하면 몸을 더 가볍고 유연하게 움직일 수 있습니다.

또한 등이 자주 뻐근한 분들에게도 효과적입니다.

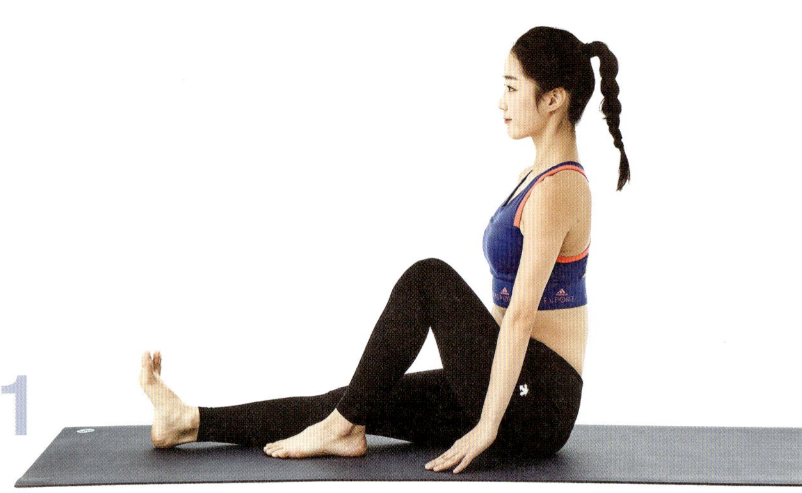

**1**  앉아서 한쪽 다리는 무릎을 세우고 반대쪽 다리는 앞으로 폅니다.

**2**  마시고 내쉬는 숨에 어깨 너머 뒤쪽을 바라보며 팔꿈치로 무릎을 밀어내고 반대쪽 손은 엉덩이 뒤를 짚습니다. 반대쪽도 같은 방법으로 합니다.

**POINT**

숨을 들이마실 때 꼬리뼈부터 정수리까지 길어진다는 상상을 하며 스트레칭을 해보세요. 척추 사이사이에 공간이 생겨 움직임이 더 수월해져요.

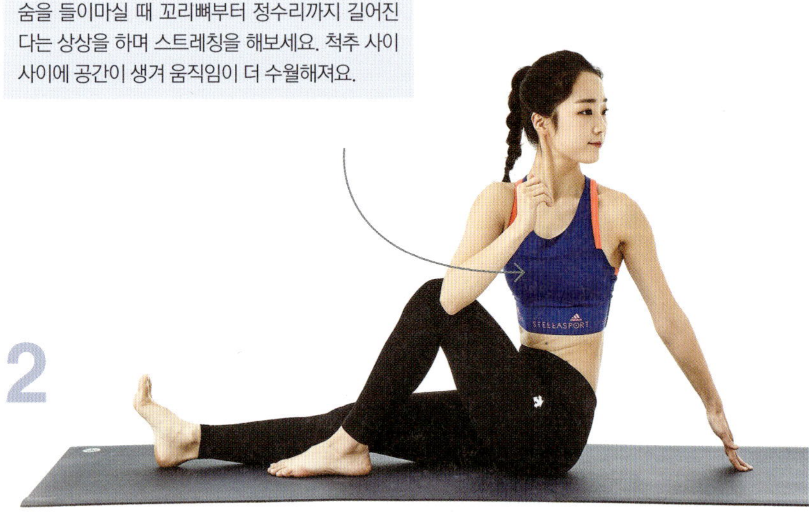

**PLUS STRETCHING**

바닥을 짚은 손과 무릎을 밀어내는 손을 하나로 모아 가슴을 더 트위스트해주세요.

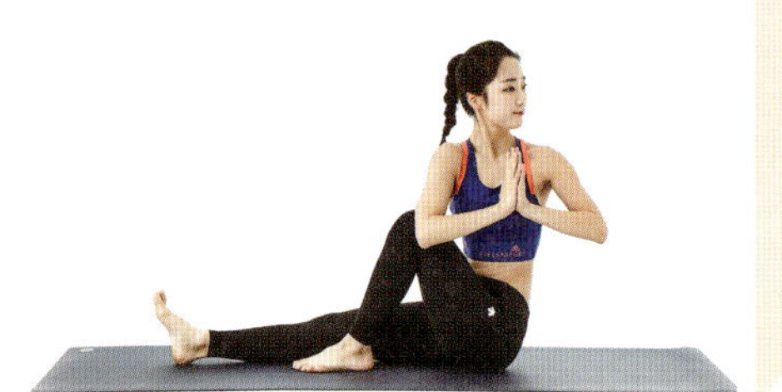

# 6 머메이드

STRETCHING

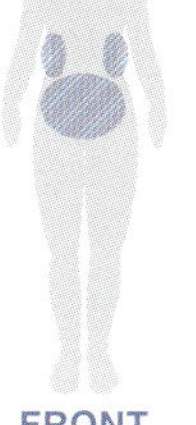
FRONT

Z자 모양으로 앉아 앞에 있는 다리로 고관절 바깥쪽의 유연성을,

옆으로 넘긴 다리로 고관절 안쪽의 유연성을 향상시키는 동작입니다.

옆구리 근육까지 활성화시켜 옆구리의 유연성과 라인을 만드는 데에도 효과적입니다.

**POINT**

앞에 있는 다리의 정강이는 매트 앞쪽과 수평이 되도록, 뒤에 있는 다리는 매트 옆쪽과 수평이 되도록 앉아주세요. 이 자세가 힘들다면 조금 느슨하게 앉아도 좋아요.

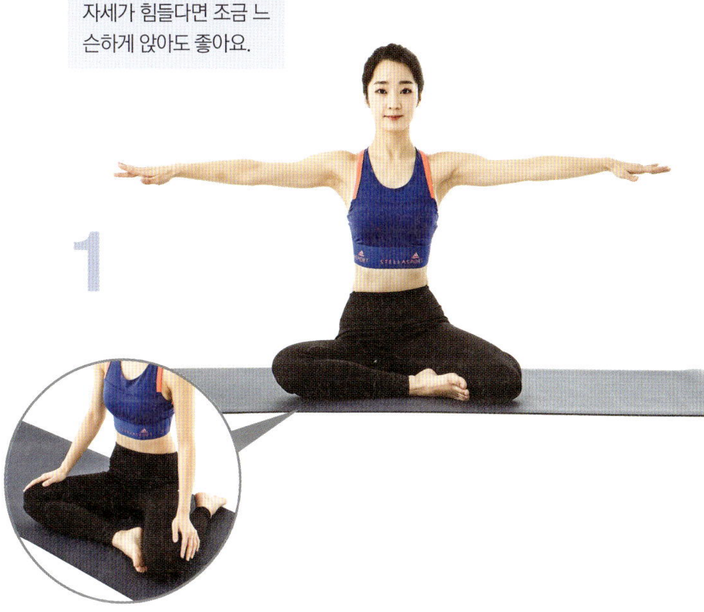

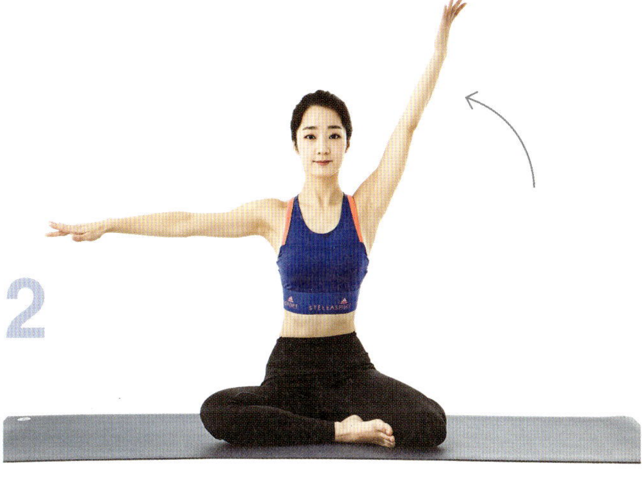

1  다리를 Z자로 만들어 앉고 양팔은 옆으로 뻗습니다.

2  마시는 숨에 한 팔을 위로 올립니다.

3  내쉬는 숨에 옆으로 기울여 내려갑니다. 반대쪽도 같은 방법으로 합니다.

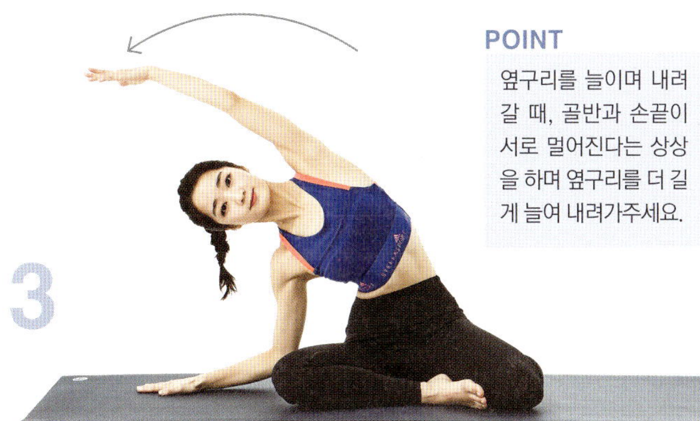

**POINT**

옆구리를 늘이며 내려갈 때, 골반과 손끝이 서로 멀어진다는 상상을 하며 옆구리를 더 길게 늘여 내려가주세요.

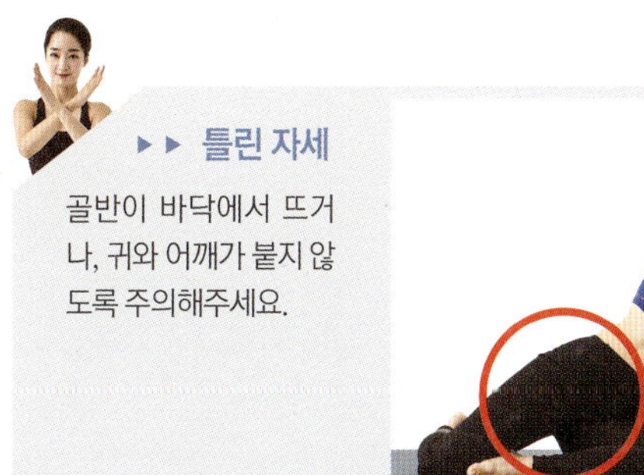


골반이 바닥에서 뜨거나, 귀와 어깨가 붙지 않도록 주의해주세요.

# 허벅지 앞면 스트레칭

허벅지 앞면의 근육을 늘여 골반부터 허벅지까지의 유연성을 향상시키는 동작입니다.

또한 골반이 앞으로 과하게 기울어져 있는 분들은 허벅지 앞면 근육이 짧아지게 되는데, 이 경우

허리 통증을 유발할 수 있습니다. 이 스트레칭으로 허벅지 앞면 근육을 늘여 허리 통증을 예방할 수 있습니다.



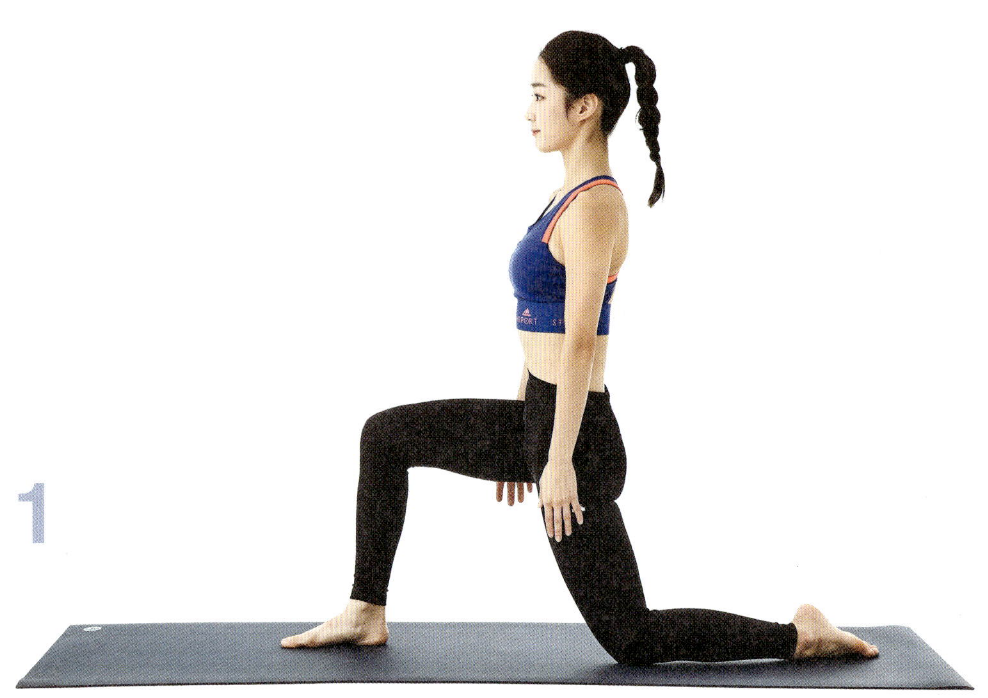

**1**

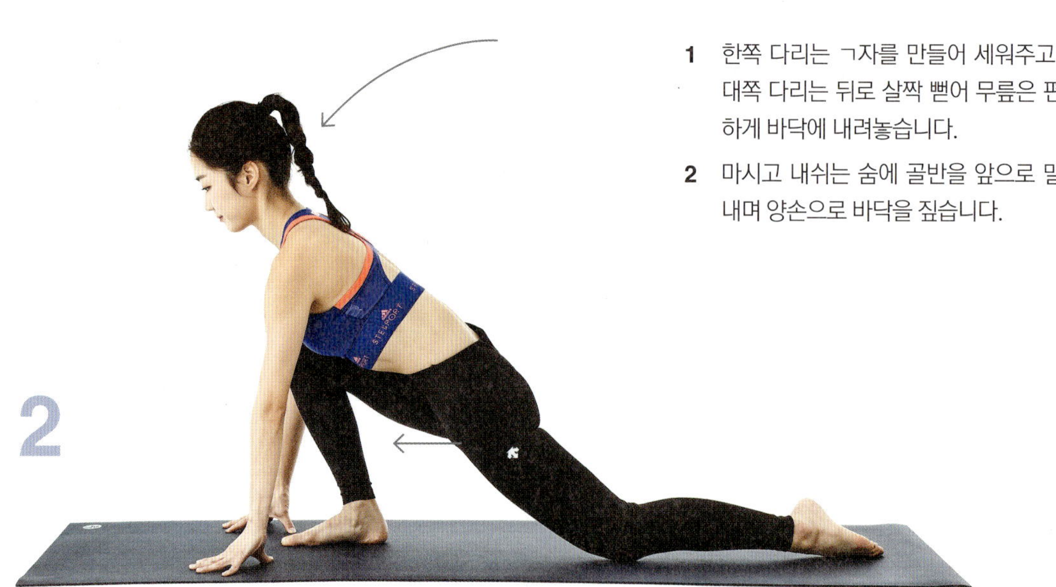

**2**

1 한쪽 다리는 ㄱ자를 만들어 세워주고 반대쪽 다리는 뒤로 살짝 뻗어 무릎은 편안하게 바닥에 내려놓습니다.

2 마시고 내쉬는 숨에 골반을 앞으로 밀어내며 양손으로 바닥을 짚습니다.

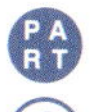

**POINT**

**1** 마시는 숨에 뒤꿈치와 엉덩이가 멀어지고, 내쉬는 숨에 가까워지도록 해주며 허벅지 안쪽이 늘어나는 것을 느껴주세요.

**2** 앞에 있는 다리의 무릎이 과하게 나가지 않도록 신경 쓰며 스트레칭해주세요.

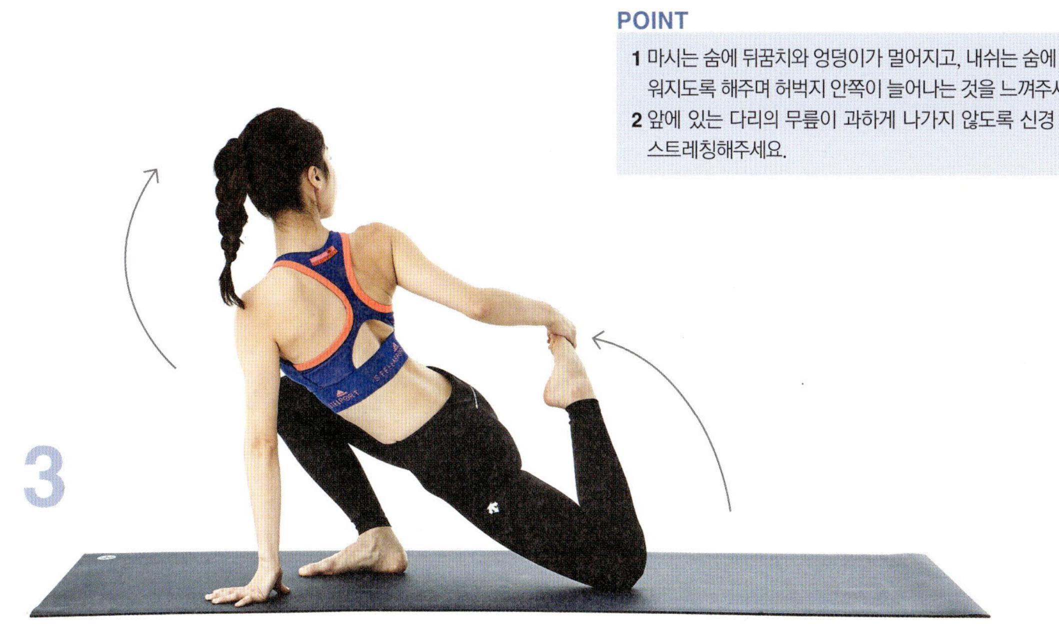

**3** 팔을 뒤로 넘겨 뒤에 있는 다리의 발등을 잡습니다. 반대쪽도 같은 방법으로 합니다.

## ◤ MINUS STRETCHING ◢

바닥에 닿는 무릎이 아프다면 매트를 두껍게 말아주거나 쿠션을 대고 스트레칭 해주세요.

뒤에 있는 발이 안 잡히는 분들은 밴드 또는 수건을 발에 걸고 잡아주세요.

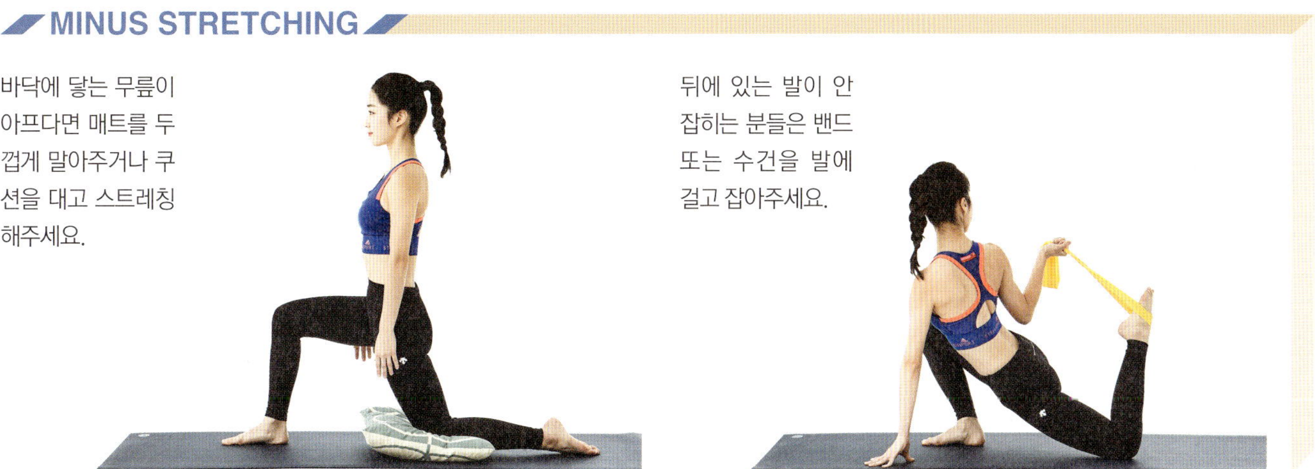

# 나비 스트레칭

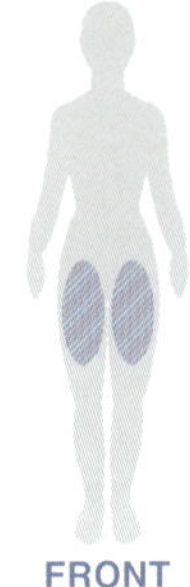


골반 안쪽의 유연성이 부족한 분들에게 추천하는 기본 동작입니다.

운동을 시작하기 전에 편하게 할 수 있는 워밍업 동작이기도 합니다.

또한 골반 주변을 스트레칭하기 때문에 하체의 혈액 순환에도 도움이 됩니다.

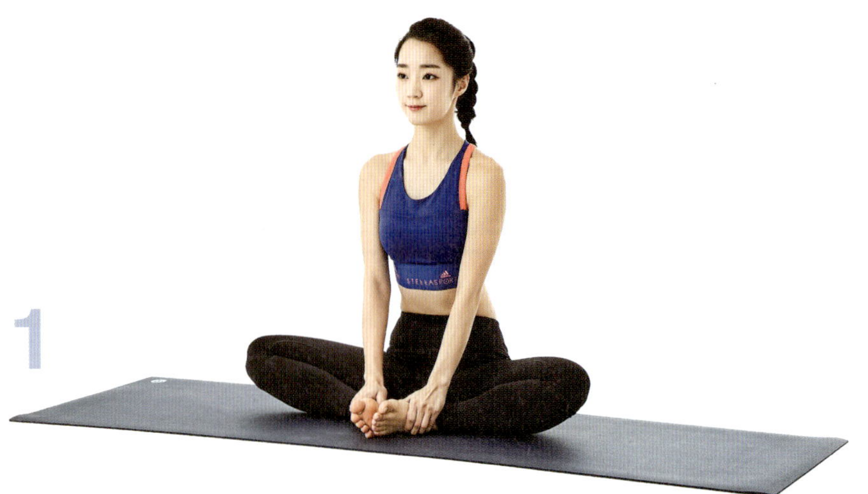

**1** 발등을 잡고 다리는 양쪽으로 벌려 앉습니다. 발바닥을 붙여도 되고, 발 날을 붙인 채 발바닥이 위를 향하도록 만들어도 좋습니다.

**2** 마시는 숨에 척추를 길게 늘였다가 내쉬는 숨에 배꼽을 뒤꿈치에 붙인다는 느낌으로 척추를 길게 뻗어 내려갑니다.

**POINT**

상체를 많이 숙이는 것이 중요하다고 생각하는 분들이 많은데 상체를 많이 숙이는 것보다 할 수 있는 범위 안에서 호흡하며 스트레칭하는 것이 중요해요.

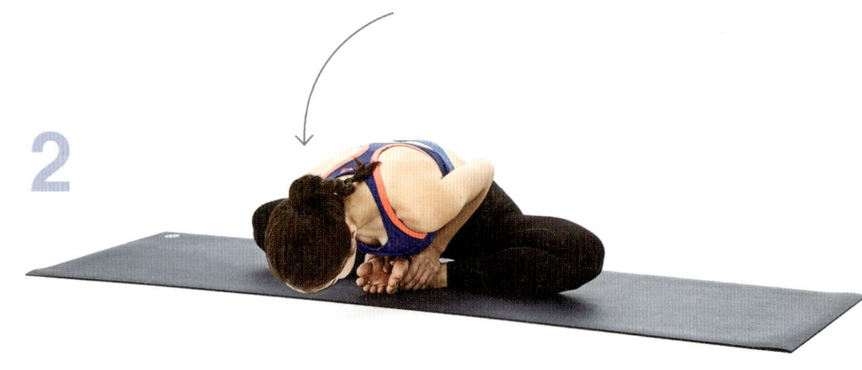

▶ ▶ ▶ ▶ ▶ **틀린 자세**

등이 말리며 어깨가 긴장이 되지 않도록 주의해주세요.

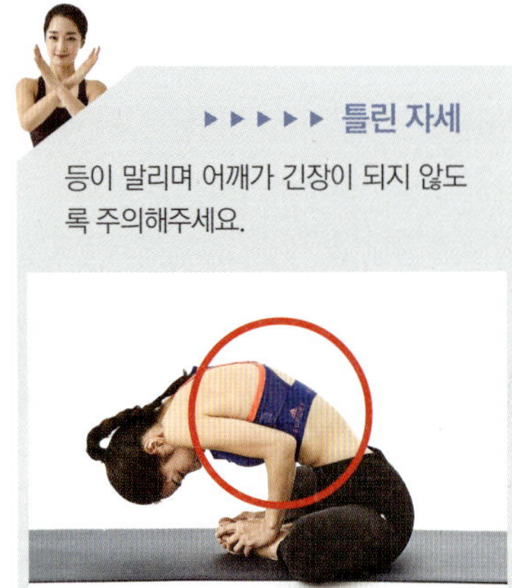

**MINUS STRETCHING**

무릎이 많이 올라오는 분들은 무릎을 손으로 누른 채 스트레칭해주세요.

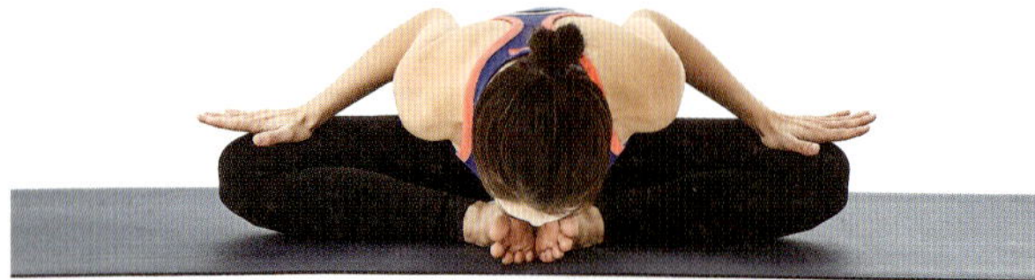

# 9 개구리 다리 스트레칭

**STRETCHING**

골반 안쪽부터 허벅지 안쪽 근육의 유연성이 향상되는 동작입니다.

엉덩이 근육의 힘을 잘 사용하기 위해서는 허벅지 안쪽 근육의 유연성이 필요한데

특히 엉덩이 옆의 근육인 중둔근 운동을 할 때 힘이 잘 안 들어간다면 이 동작을 추천합니다.

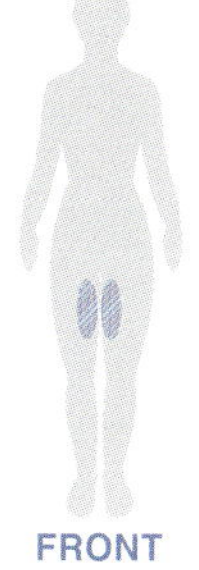



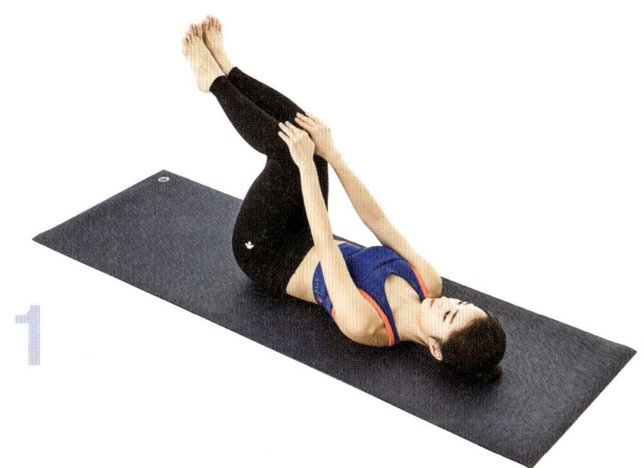

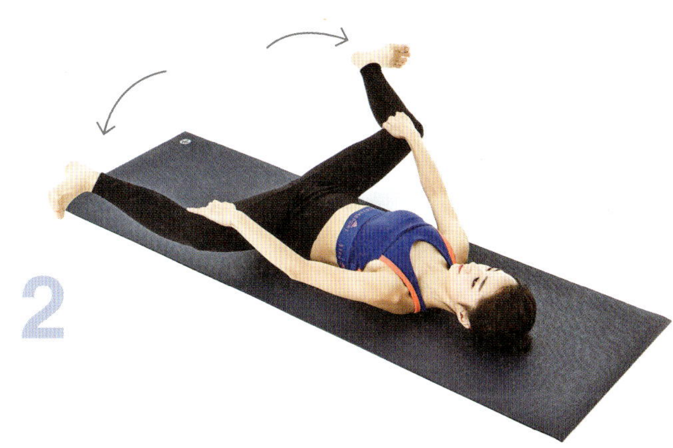

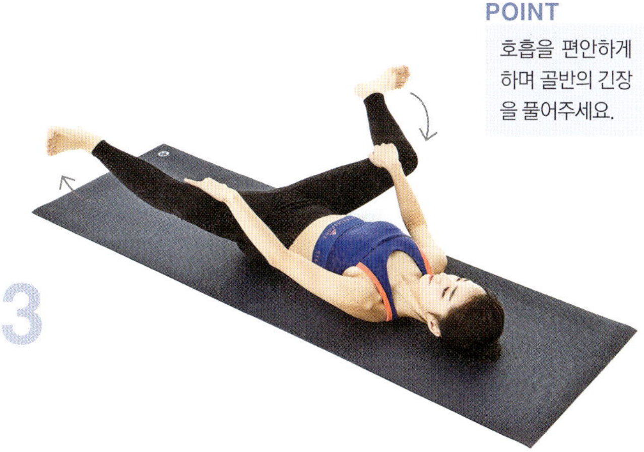

**POINT**

호흡을 편안하게 하며 골반의 긴장을 풀어주세요.

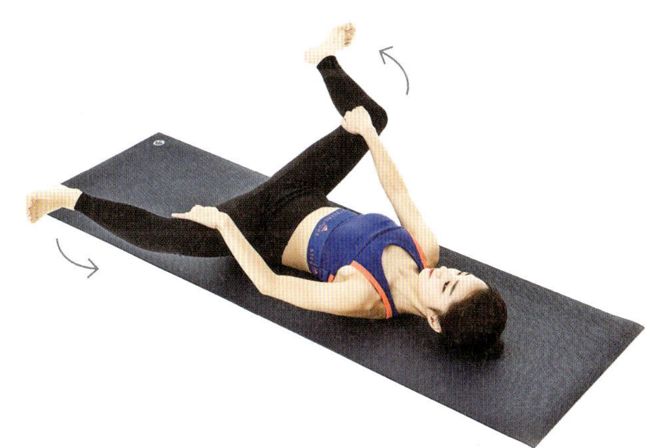

1 누워서 다리를 ㄱ자로 만든 후 양손을 무릎 위에 올립니다.

2 마시고 내쉬는 숨에 무릎을 양쪽으로 벌리고 무릎 안쪽에 손을 올려 놓습니다.

3 손으로 무릎을 누르며 좌우로 움직입니다.

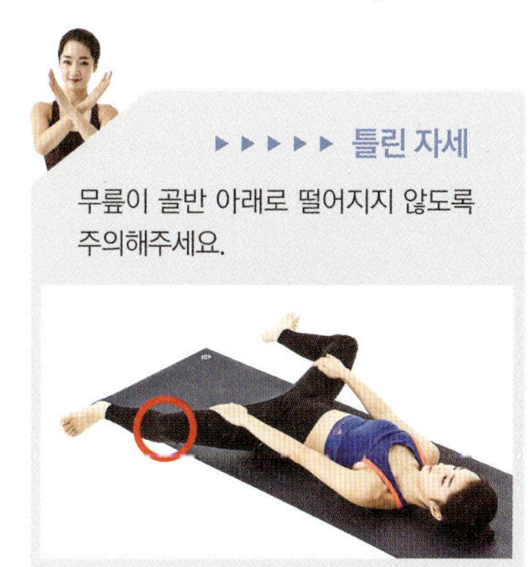



무릎이 골반 아래로 떨어지지 않도록 주의해주세요.

# 폼롤러 다리 찢기 준비 스트레칭

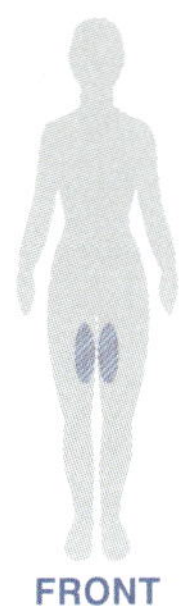



다리 찢기를 과하게 할 필요는 전혀 없지만 다리 안쪽 근육을 조금 더 유연하게 만들고 싶은 분들에게 추천하는 동작입니다. 무리하지 않고 천천히 연습할 수 있는 동작 중 하나로, 부종 제거에도 좋고 혈액 순환에도 효과적입니다.

**POINT**
다리를 옆으로 뻗을 때는 살짝 앞쪽으로 뻗어야 내려갈 때 엉덩이가 바닥에서 뜨지 않아요.

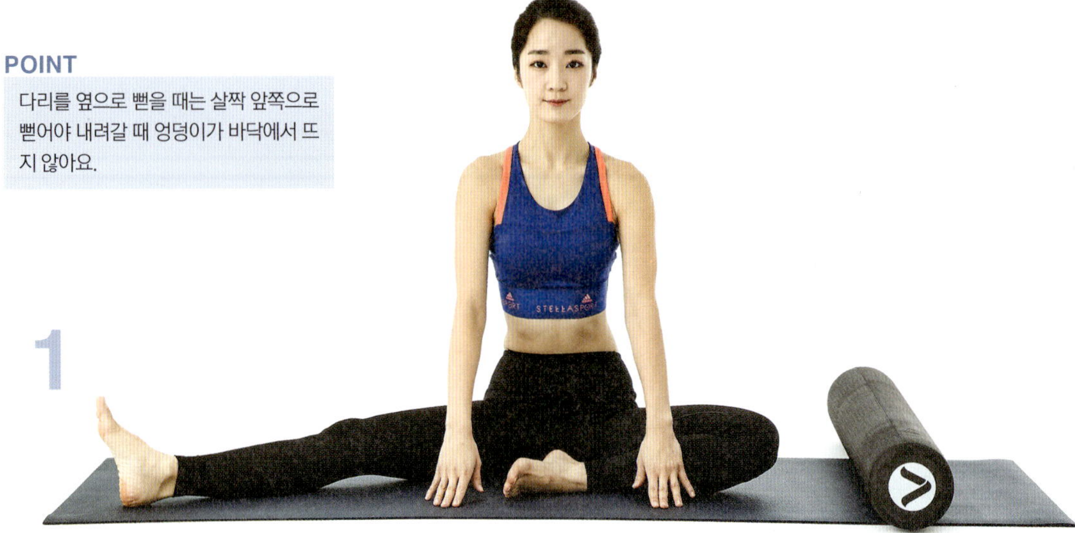

**1**

**POINT**
등이 과하게 말리지 않게 스트레칭해주세요.

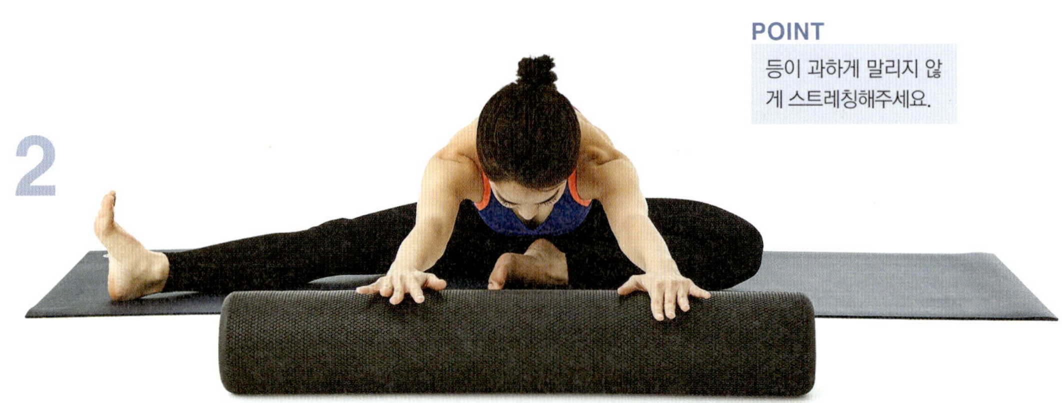

**2**

1 한쪽 다리는 펴고 반대쪽 다리는 구부린 나비 자세를 한 채 폼롤러 위에 양손을 올립니다.
2 마시고 내쉬는 숨에 폼롤러를 앞으로 밀며 내려갑니다. 반대쪽도 같은 방법으로 합니다.

# 11 폼롤러 다리 찢기

**STRETCHING**

무리해서 다리를 찢으면 근육이 다칠 수 있기 때문에 절대 무리하면 안 되는 동작입니다.
다리 안쪽의 근육을 더 유연하게 만들어줍니다.

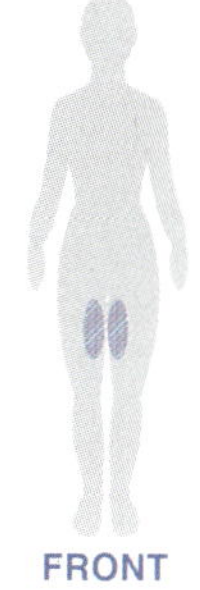

FRONT

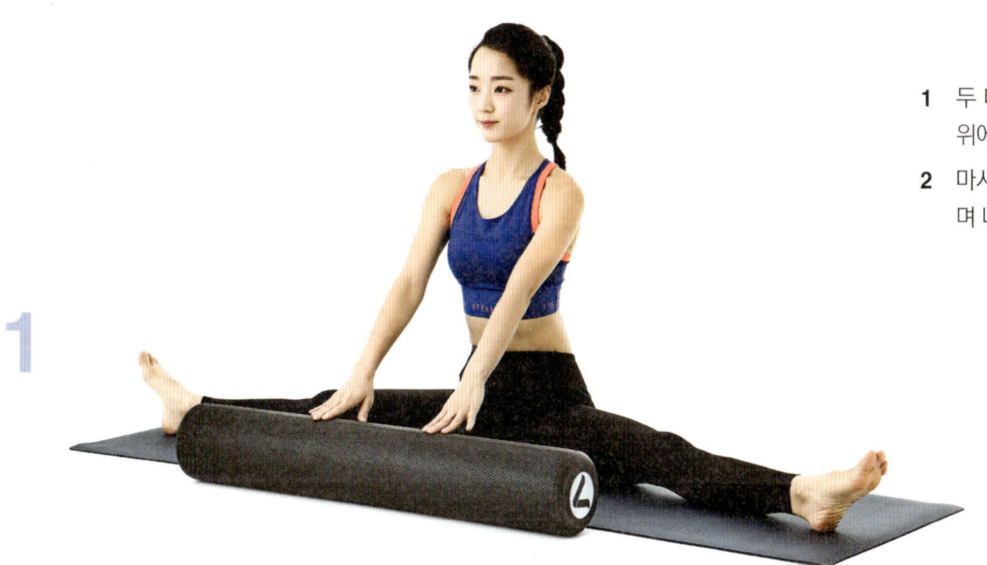

**1**

1 두 다리를 옆으로 벌린 채 양손을 폼롤러 위에 올립니다.

2 마시고 내쉬는 숨에 폼롤러를 앞으로 밀며 내려갑니다.

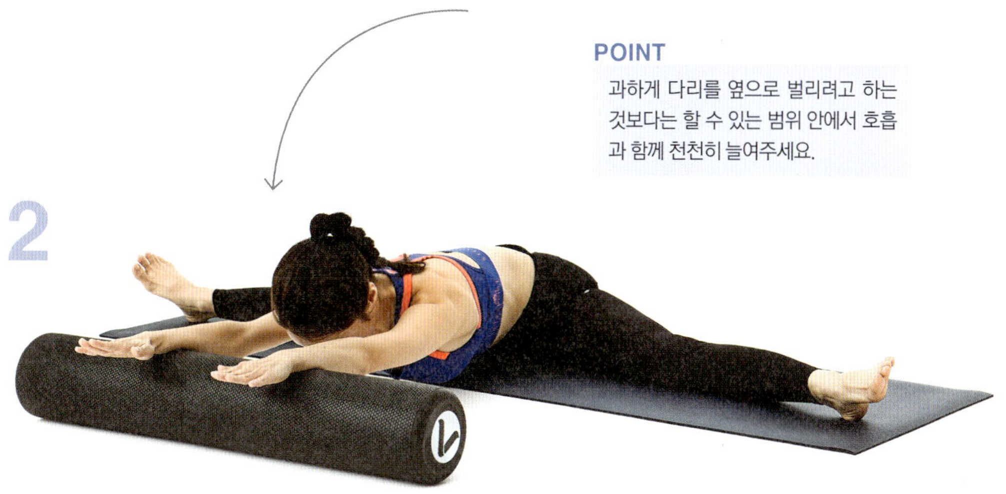

**2**

**POINT**

과하게 다리를 옆으로 벌리려고 하는 것보다는 할 수 있는 범위 안에서 호흡과 함께 천천히 늘여주세요.

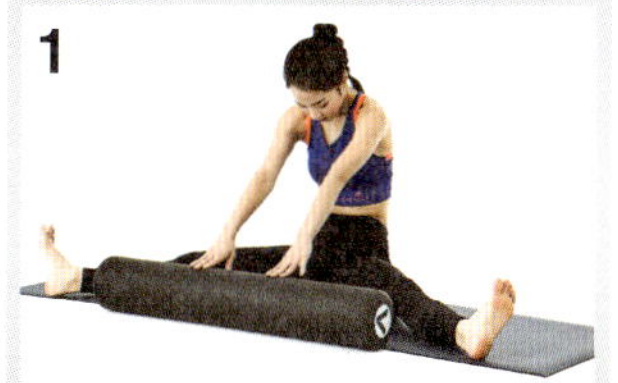


1 골반을 세우지 못해 뒤로 밀려 나지 않도록 주의해주세요.

2 발이 바닥으로 힘없이 툭 떨어지지 않도록 주의해주세요. 발가락과 무릎은 위를 향하도록 해주세요.

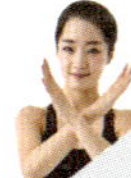

# 밴드 척추 스트레칭

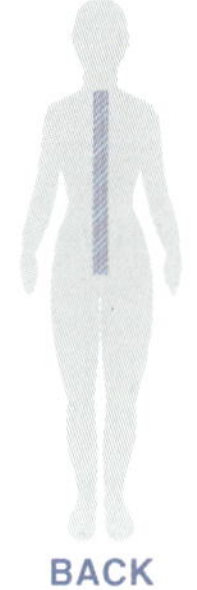



벽에 기대고 서서 하는 척추 스트레칭보다 복부 힘을 더 필요로 하는 동작이지만

밴드의 도움을 받기 때문에 복부에 힘이 없어도 어렵지 않게 할 수 있습니다.

척추의 유연성을 향상시킬 수 있는 동작으로 평소에 허리의 유연성이 떨어지는 분들에게 추천합니다.

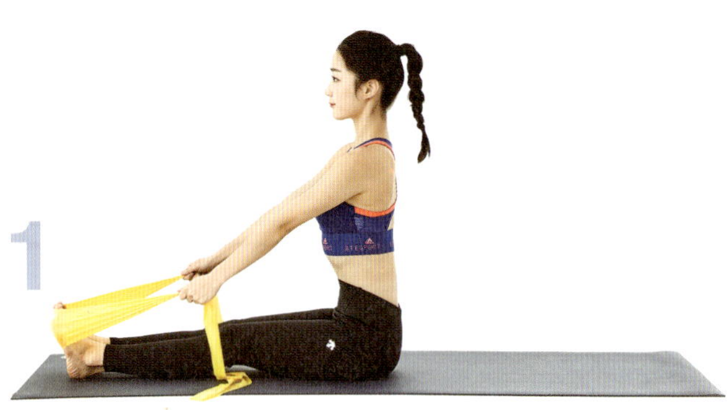

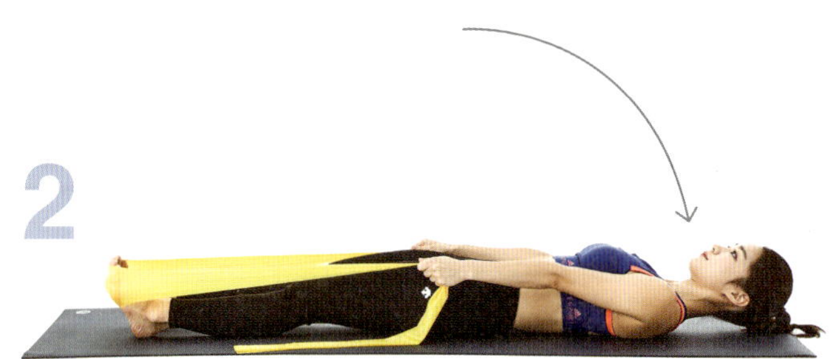

**POINT**

밴드를 잡고 있기 때문에 완전한 복부 힘이 아닌 밴드의 도움을 받을 수 있어요. 척추의 분절에 집중하며 스트레칭해주세요.

**POINT**

배를 치는 반동으로 올라오지 않도록 해주세요.

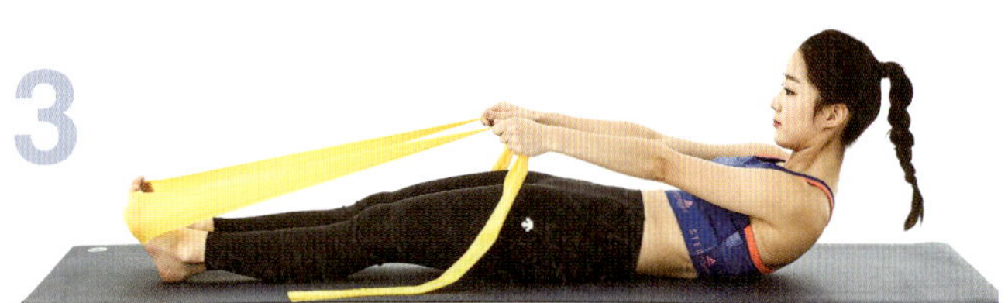

1. 다리를 쭉 뻗고 앉아서 발에 밴드를 걸고 양손으로 밴드를 탄탄하게 잡습니다.

2. 마시고 내쉬는 숨에 골반부터 뒤로 보내 꼬리뼈부터 척추를 바닥에 붙이며 내려갑니다.

3. 다시 마시고 내쉬는 숨에 밴드를 잡은 양손을 앞으로 밀면서 머리부터 천천히 올라갑니다.

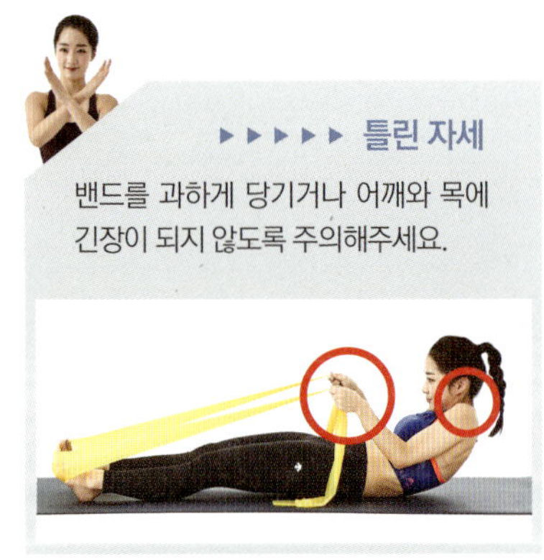

# 13 밴드 다리 스트레칭

**STRETCHING**

밴드를 이용한 스트레칭으로 다리의 유연성이 떨어져 맨손으로 스트레칭하기
어려운 분들에게 추천하는 동작입니다. 밴드는 수건으로 대체할 수 있습니다.

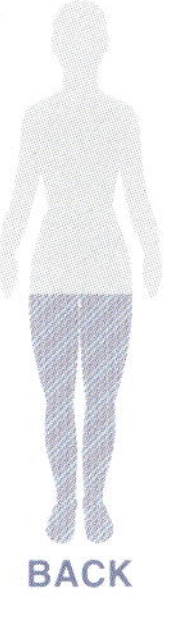


**1**

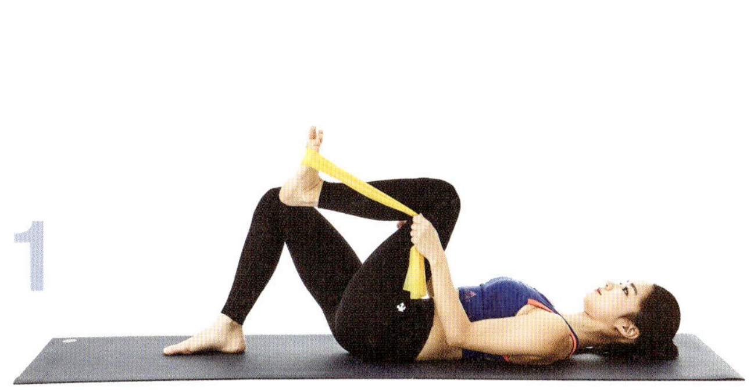

**2**

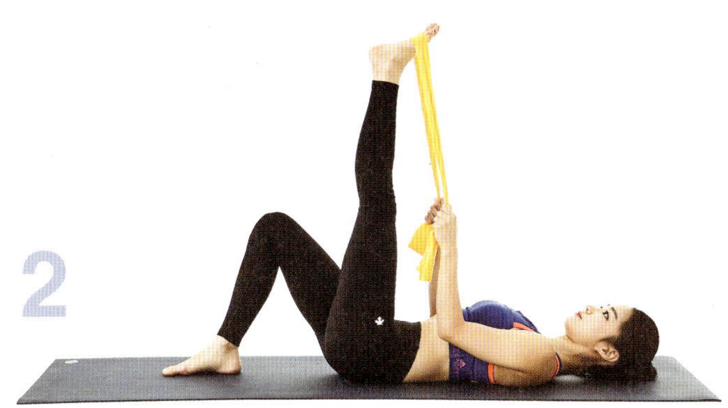

**3**

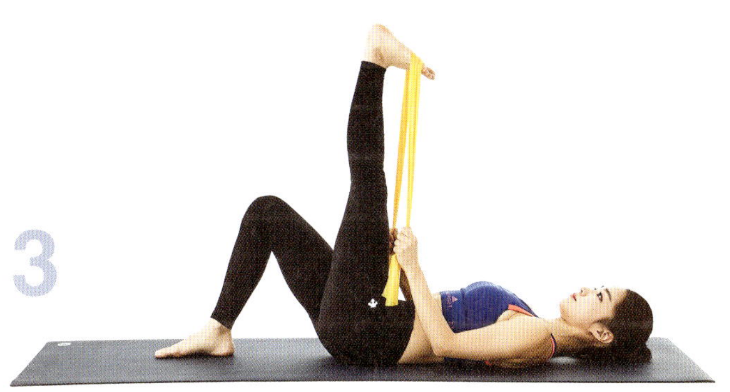

1 등을 대고 누워서 무릎을 세우고 한쪽 발에 밴드를 걸어
　양손으로 잡습니다.

2 마시고 내쉬는 숨에 무릎을 천천히 폅니다.

3 밴드를 살짝 잡아당겨 뒤꿈치를 위로 향하게 만듭니다.

▶ ▶ ▶ ▶ ▶ **틀린 자세**

스트레칭하고 있는 다리의 엉덩이가 바닥에서 들리거나
어깨가 위로 올라가지 않도록 주의해주세요.

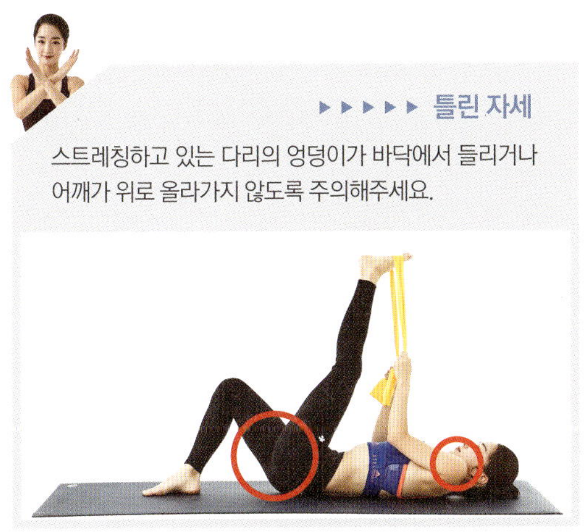

**PLUS STRETCHING**

무릎을 세운 다리를 내려서 길게 쭉 뻗어주세요.

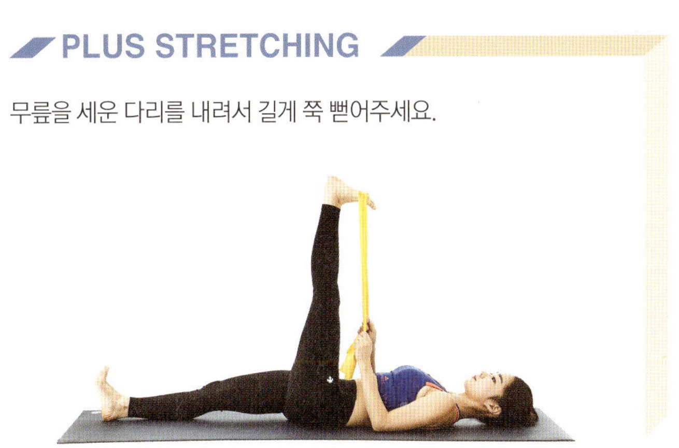

# 14 타이 스트레칭

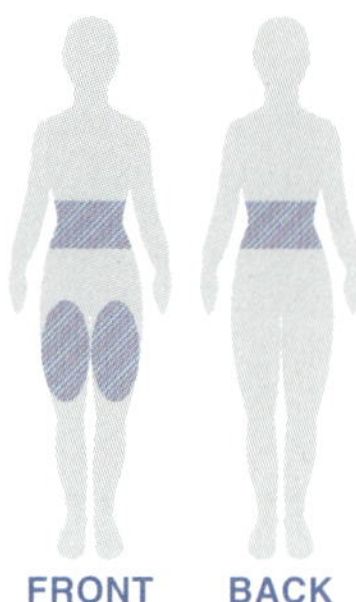


굳은 허벅지 앞면 근육을 늘여주며 복부와 허리, 엉덩이 근육에도
충분한 힘이 들어가는 동작이기 때문에 힘과 유연성을 향상시키기에 좋은 동작입니다.
허벅지 앞면의 라인을 슬림하게 만드는 효과도 있습니다.

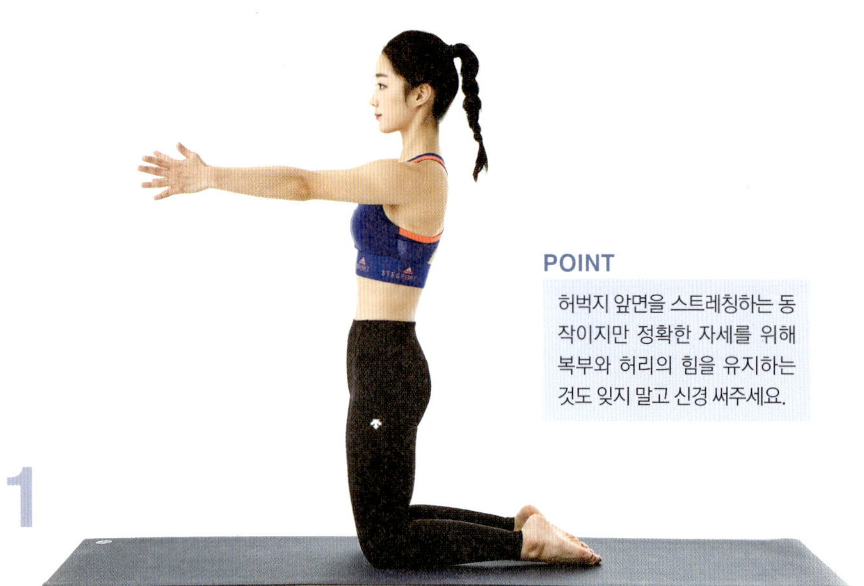

**1** 무릎을 꿇고 엉덩이를 든 채로 양팔을 앞으로 뻗습니다.

**2** 마시고 내쉬는 숨에 무릎과 머리를 일직선으로 유지하며 뒷무릎을 접어 45도로 기댑니다.

## POINT

허벅지 앞면을 스트레칭하는 동작이지만 정확한 자세를 위해 복부와 허리의 힘을 유지하는 것도 잊지 말고 신경 써주세요.

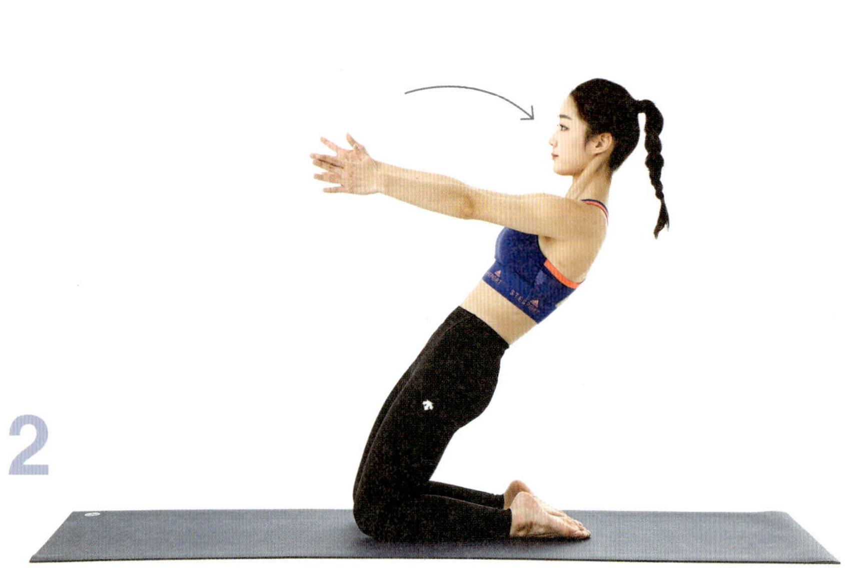

## MINUS STRETCHING

뒤로 기울이기 어려운 분들은 앉았다 일어나며 스트레칭해주세요.

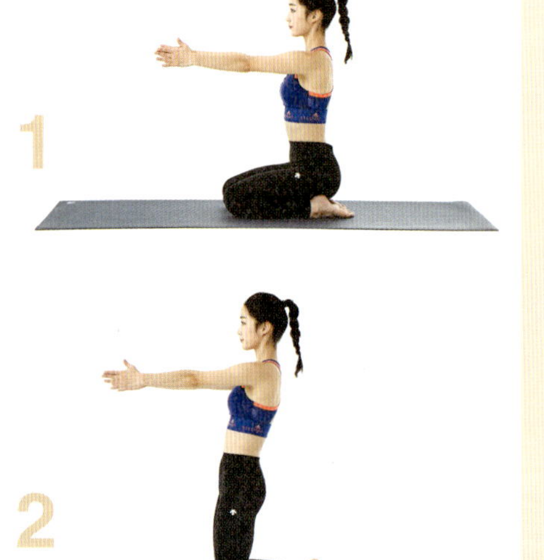

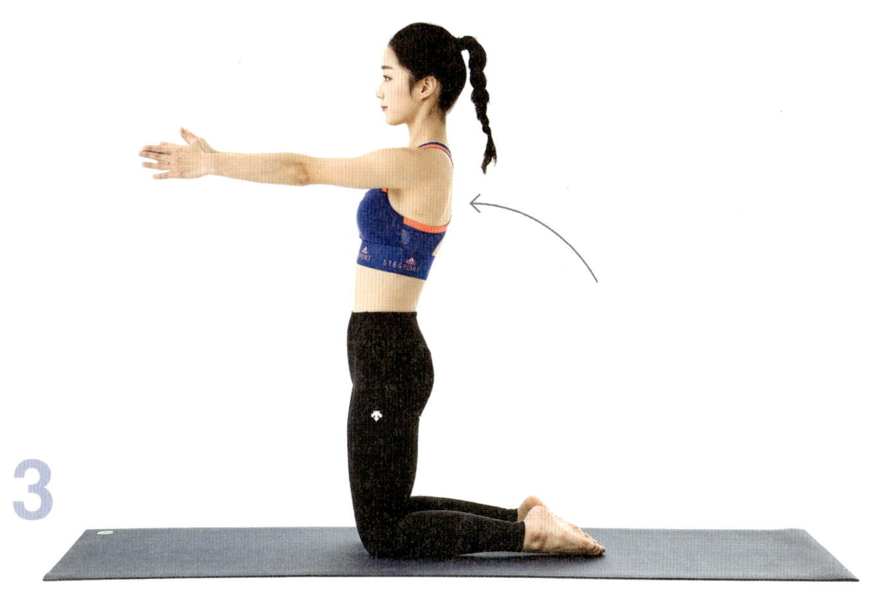

**3**

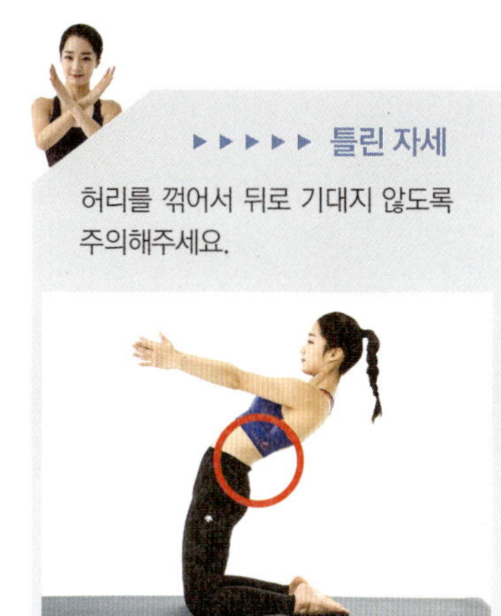


허리를 꺾어서 뒤로 기대지 않도록
주의해주세요.

3   다시 마시고 내쉬는 숨에 올라갑니다.

## ◢ PLUS STRETCHING ◢

뒤로 기댄 상태에서 엉덩이만 뒤꿈치 위로 앉았다가 다시 엉덩이를 앞으로 밀어내기를 반복해주세요.

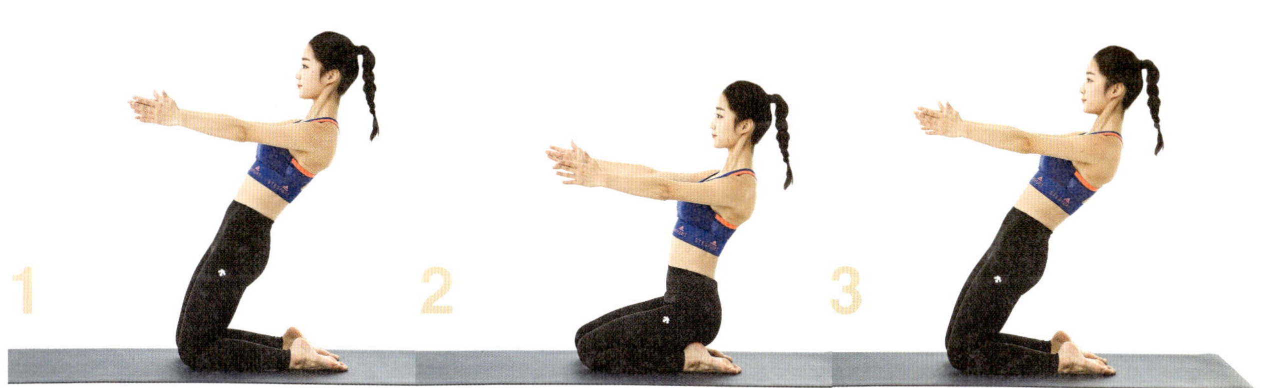

팔을 옆으로 보내며 가슴을 트위스트하는 동작을 추가해주세요.

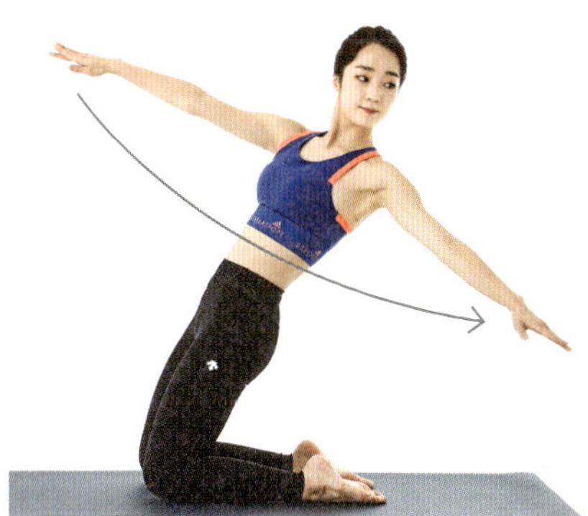

# 로우 런지 고관절 스트레칭

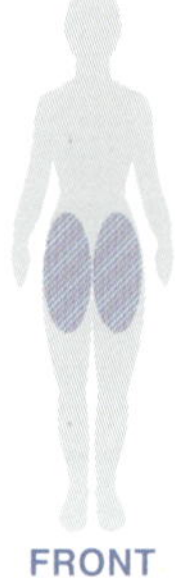


한 자세로 오래 앉아있는 분들, 항상 다리가 부어있고 무겁게 느껴지시는 분들이
가볍게 하기 좋은 동작입니다. 고관절 앞쪽의 다리를 굴곡시켜주는 근육들을 부드럽고 가볍게 만들어
하체의 혈액 순환에 도움이 되는 스트레칭입니다.

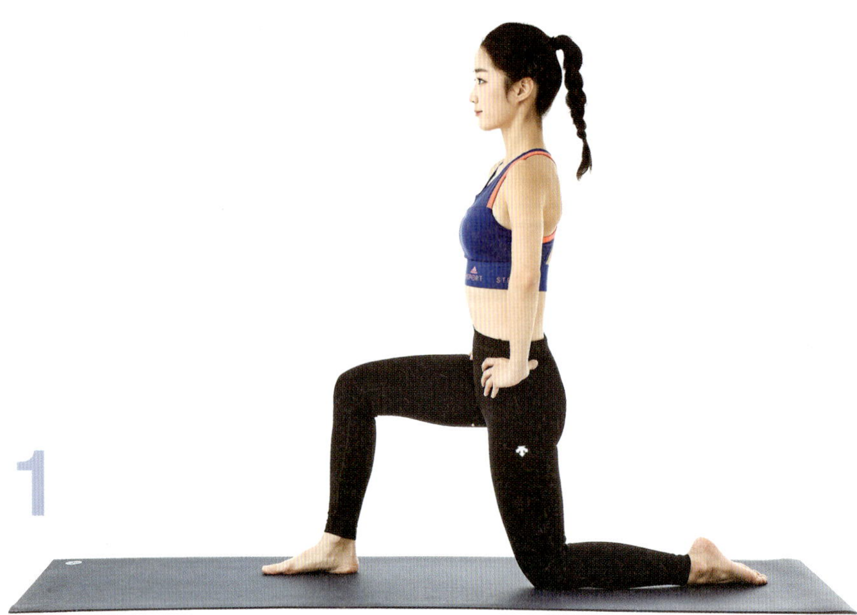

**1** 골반 위에 손을 올리고 한쪽 다리는 앞으로 ㄱ자
로 만들고 반대쪽 다리는 뒤로 ㄴ자를 만듭니다.

**2** 마시는 숨에 골반을 뒤로 밀어 살짝 오리 엉덩이
를 만듭니다.

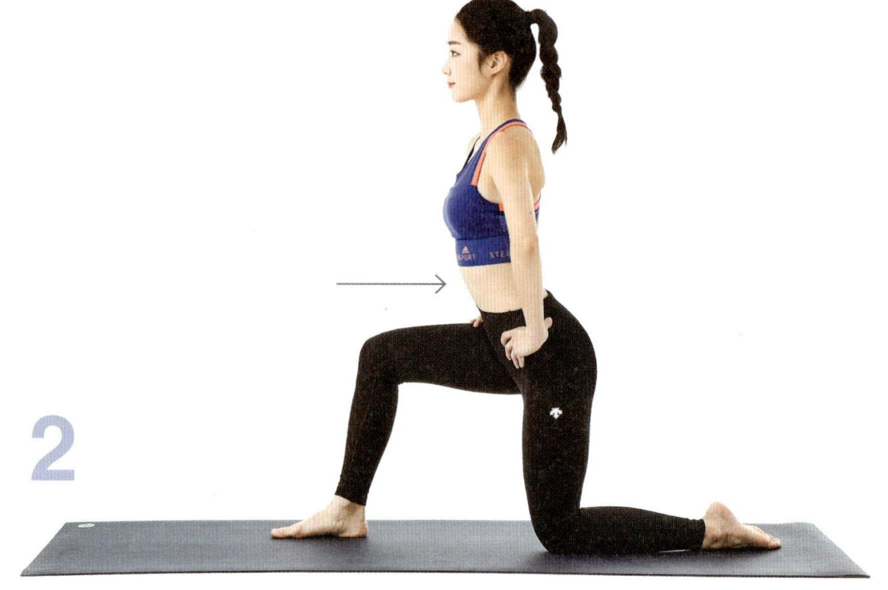

**틀린 자세**

1 골반이 좌우로 틀어지지 않도록 주의해주세요.
2 골반의 무게 중심이 가운데에서 앞으로 가며 고관절 앞부분이 늘어나야 하는데 허리를 꺾어서 앞으로 밀어내거나, 앞에 있는 다리의 무릎이 과하게 밀려나가지 않도록 주의해주세요.

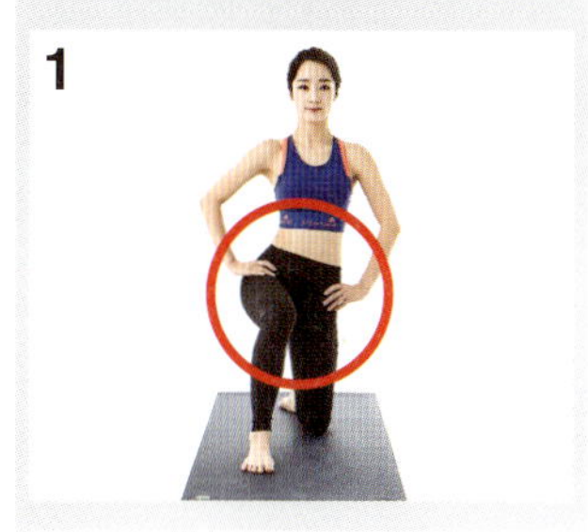

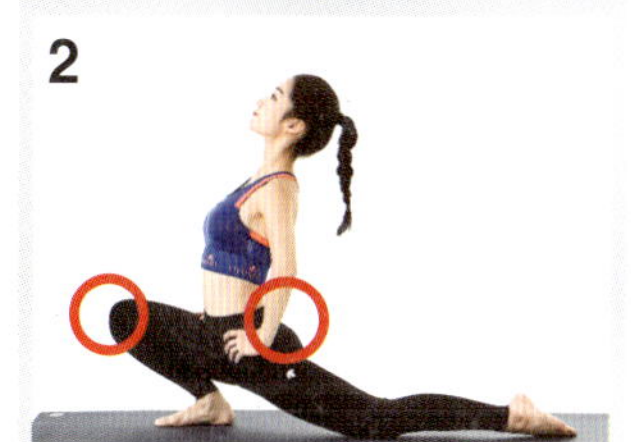

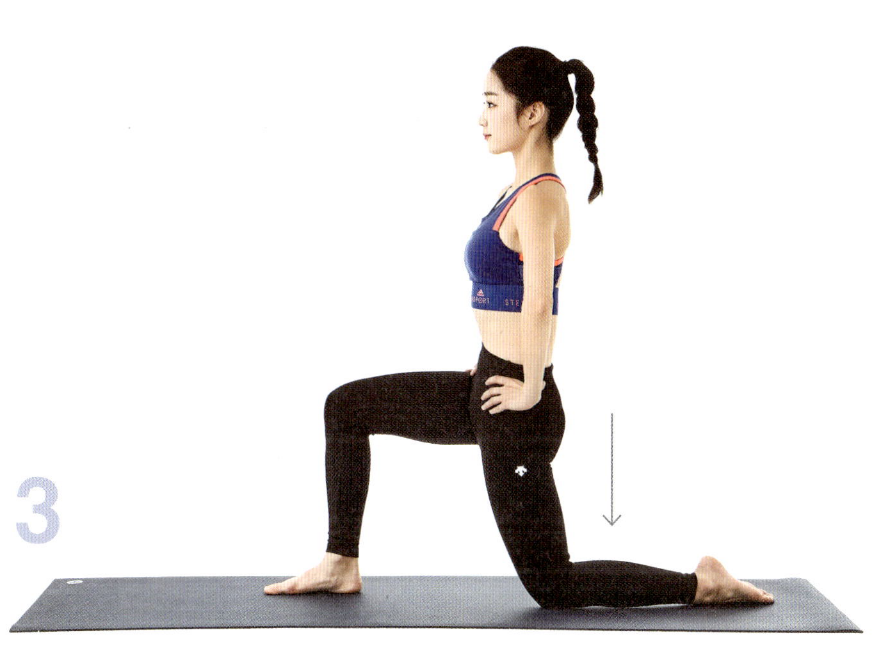

**3** 내쉬는 숨에 엉덩이를 밑으로 내립니다.

**4** 다시 마시는 숨에 골반을 앞으로 움직입니다.
반대쪽도 같은 방법으로 합니다.

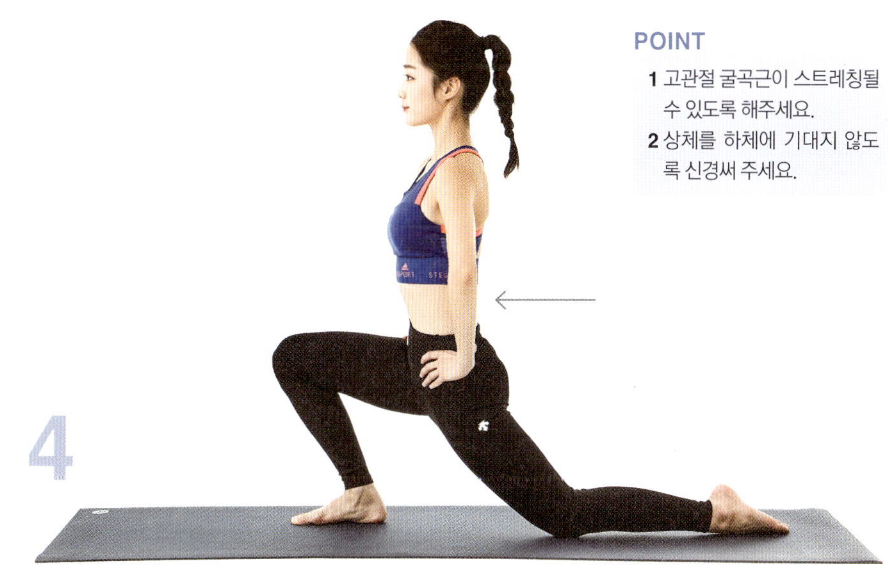

**POINT**

1 고관절 굴곡근이 스트레칭될 수 있도록 해주세요.
2 상체를 하체에 기대지 않도록 신경써 주세요.

# 로우 런지 장요근 스트레칭

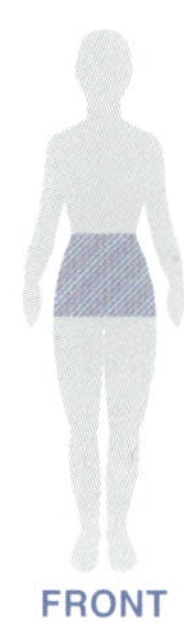



고관절 스트레칭에서 복부 안쪽에 붙어있는 장요근까지 조금 더 깊게 스트레칭되는 동작입니다.
장요근은 허리 근육의 안정화에 많은 영향을 끼치는 근육 중 하나이기 때문에 이 근육이 짧아져서
평소 과하게 꺾인 허리 때문에 허리 통증을 느끼시는 분들에게도 추천하는 스트레칭입니다.

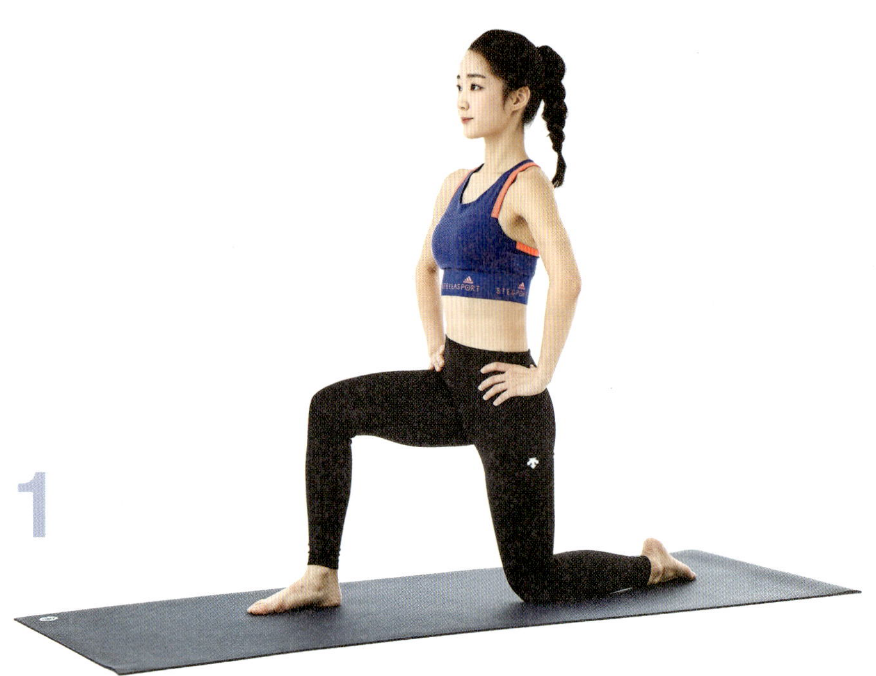

1 다리를 앞뒤로 ㄱ, ㄴ 자로 만든 채 골반
위에 손을 올려놓습니다.

2 마시고 내쉬는 숨에 골반을 앞으로 움직
입니다.

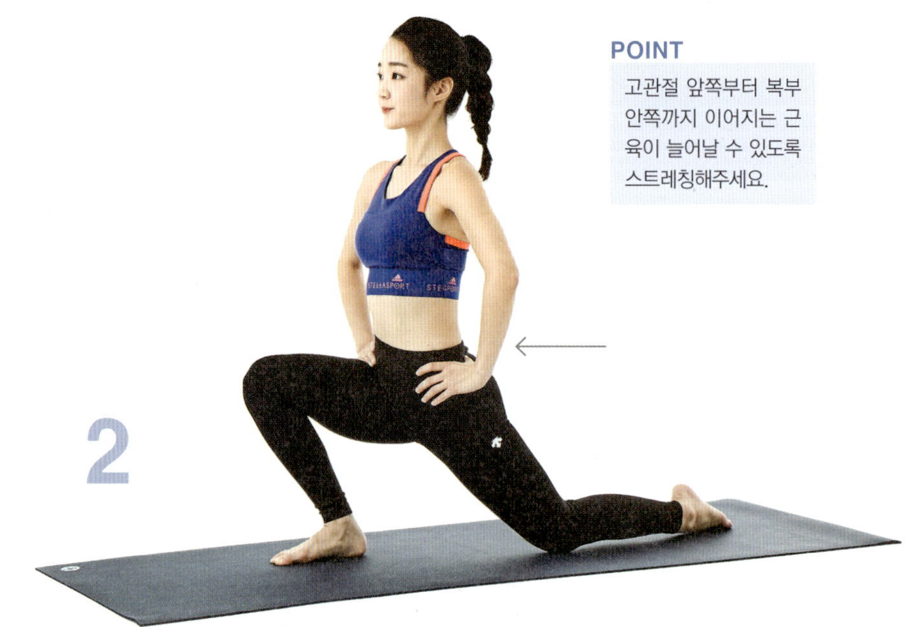

**POINT**

고관절 앞쪽부터 복부
안쪽까지 이어지는 근
육이 늘어날 수 있도록
스트레칭해주세요.

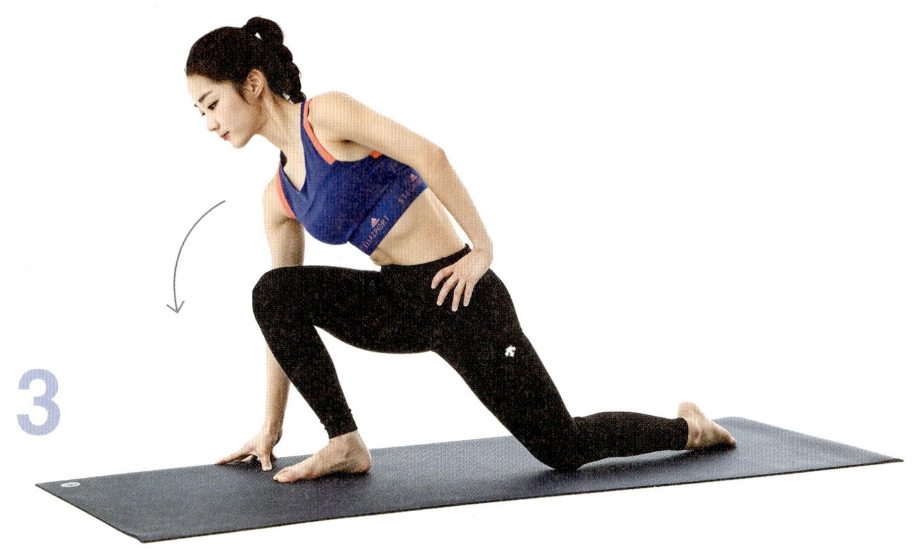

**3**

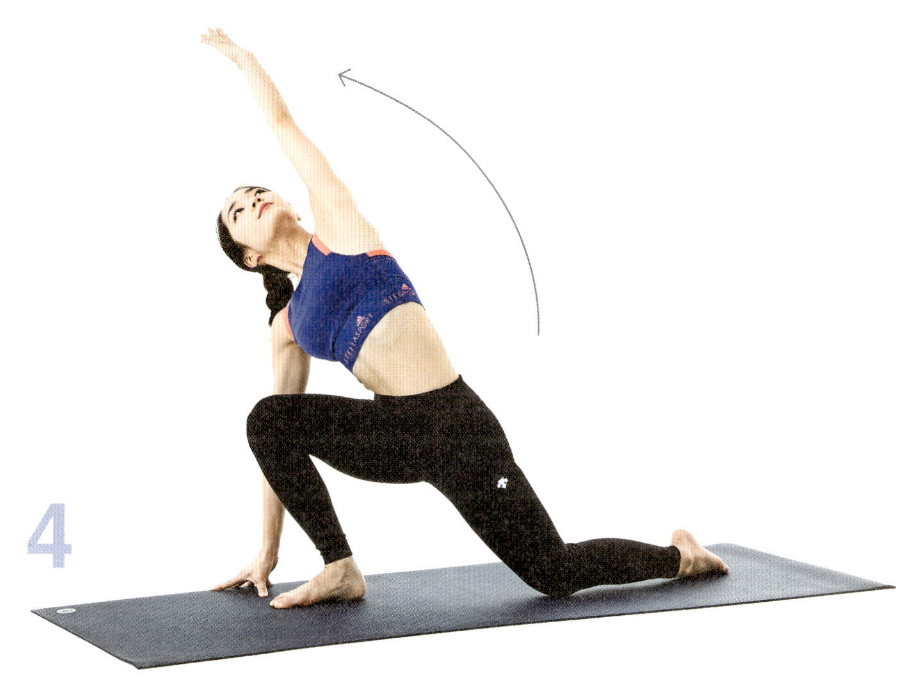

**4**

3 앞에 있는 다리와 같은 쪽 손으로 발 옆
의 바닥을 짚습니다.

4 마시고 내쉬는 숨에 반대쪽 팔을 귀 옆
으로 길게 뻗습니다. 반대쪽도 같은 방
법으로 합니다.

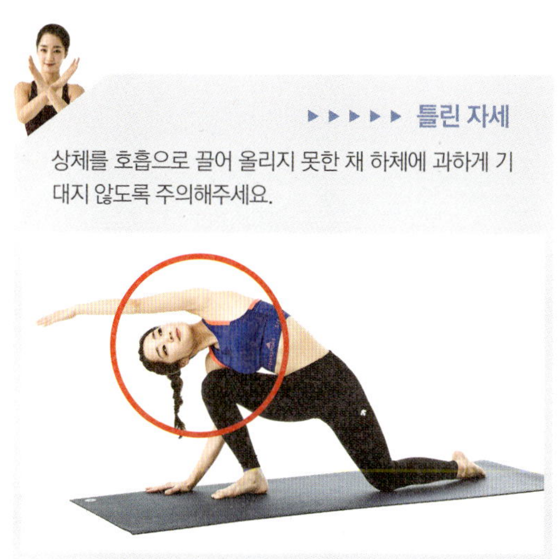


상체를 호흡으로 끌어 올리지 못한 채 하체에 과하게 기
대지 않도록 주의해주세요.

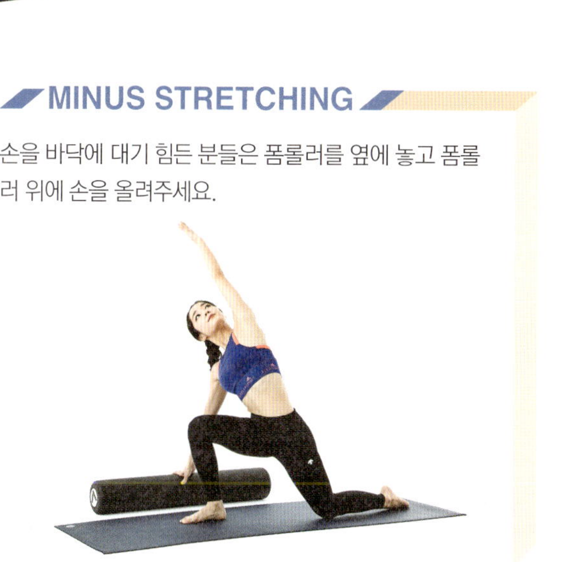


손을 바닥에 대기 힘든 분들은 폼롤러를 옆에 놓고 폼롤
러 위에 손을 올려주세요.

# 17



## 테이블 자세 종아리 스트레칭

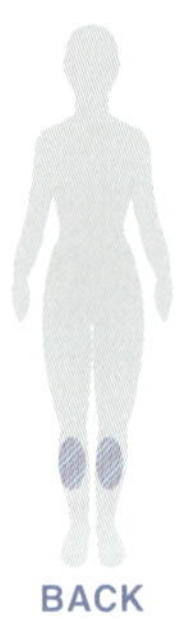


종아리 근육에 고민이 많거나 아킬레스건이 짧은 분들, 발목이 평소에 약해서 자주 삐긋하는 분들에게 추천하는 동작입니다. 다운독 종아리 스트레칭이 힘든 분들은 처음에 이 동작으로 스트레칭을 하면 훨씬 수월하게 하실 수 있습니다.

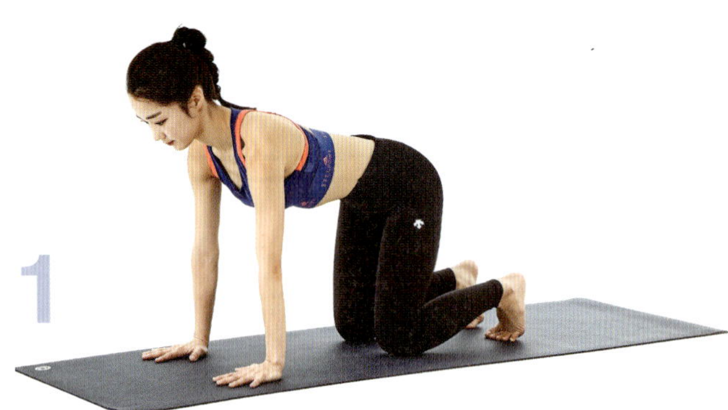


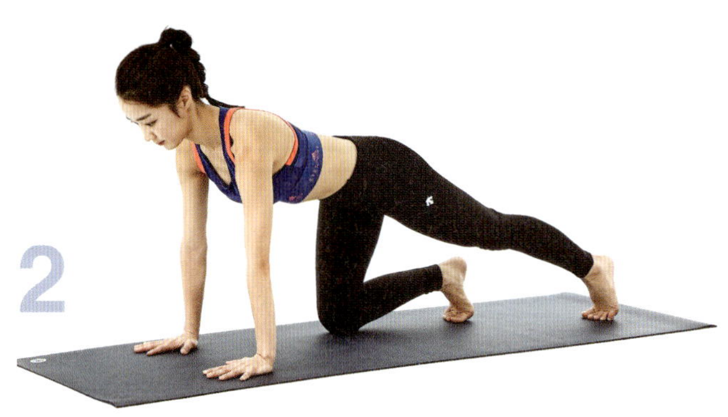


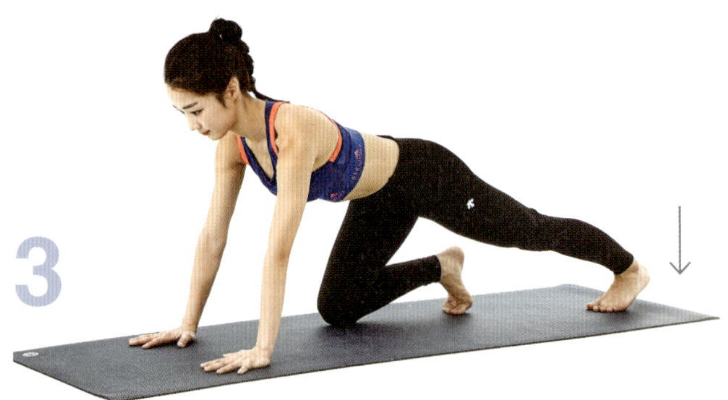


### POINT

**1** 발목만 움직이는 것이 아니라 몸의 무게 중심을 앞뒤로 이동하며 스트레칭할 수 있도록 신경써 주세요.

**2** 아킬레스건과 종아리 뒷면 근육이 스트레칭되는 것을 느껴주세요.

**1** 무릎 위에 골반, 손목 위에 어깨가 위치한 테이블 자세를 만듭니다.

**2** 한쪽 다리를 뒤로 뻗어 발가락을 세워 뒤꿈치를 높이 듭니다.

**3** 마시고 내쉬는 숨에 몸의 무게 중심을 뒤로 보내 며 뒤꿈치를 바닥으로 지긋이 눌러 내립니다. 반 대쪽도 같은 방법으로 합니다.

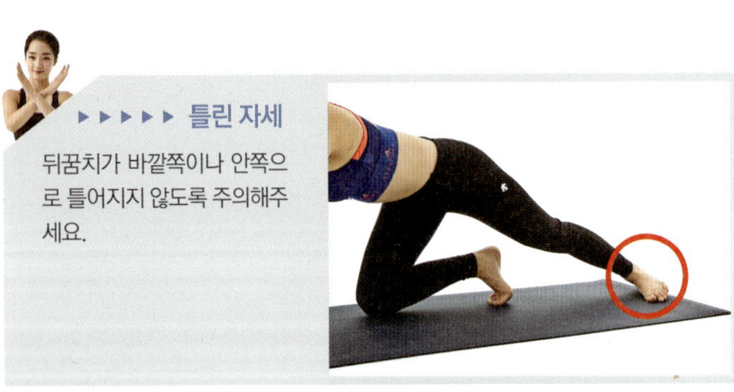


뒤꿈치가 바깥쪽이나 안쪽으로 틀어지지 않도록 주의해주세요.

# 18



# 다운독 종아리 스트레칭

종아리 뒷면부터 허벅지 뒷면까지 시원하게 늘어나면서 어깨와 가슴까지 열리는
동작으로 전신의 유연성을 향상시키는 동작입니다.

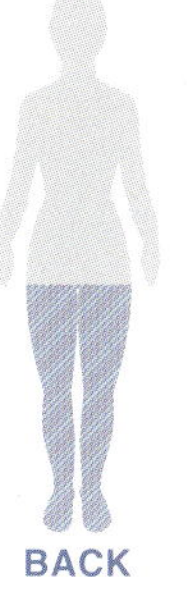
BACK

**POINT**

**1** 상체와 하체를 V 자를 거꾸로 한 모양으로 만든다고
생각하며 스트레칭해주세요.
**2** 손바닥과 발바닥으로 바닥을 무겁게 누르는 느낌으
로 스트레칭해주세요.
**3** 시선은 머리가 너무 떨어지지 않도록 손과 손 사이
를 바라봐주세요.

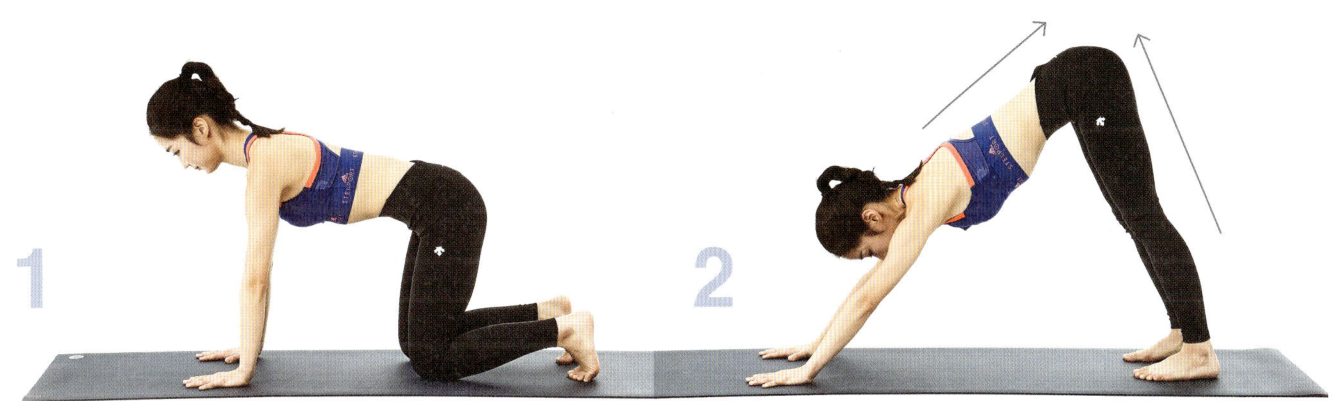

**1** 무릎 위에 골반, 손목 위에 어깨가 위치한 테이블 자세를 만듭니다.

**2** 마시고 내쉬는 숨에 무릎을 들고 엉덩이를 위로 올립니다. 꼬리뼈가
천장으로 뻗어가는 느낌을 유지합니다.

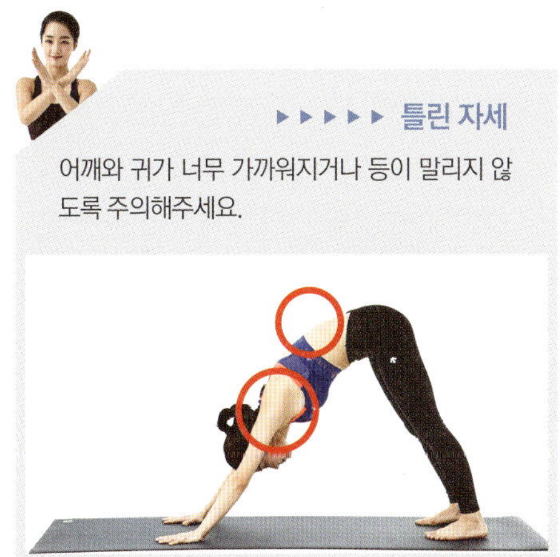

▶ ▶ ▶ ▶ ▶ **틀린 자세**

어깨와 귀가 너무 가까워지거나 등이 말리지 않
도록 주의해주세요.

**◢ MINUS STRETCHING ◢**

뒤꿈치가 바닥에 닿지 않는 분들은 한 다리는 무릎을 접고
반대쪽 다리만 뒤꿈치로 바닥을 눌러서 스트레칭해주세요.

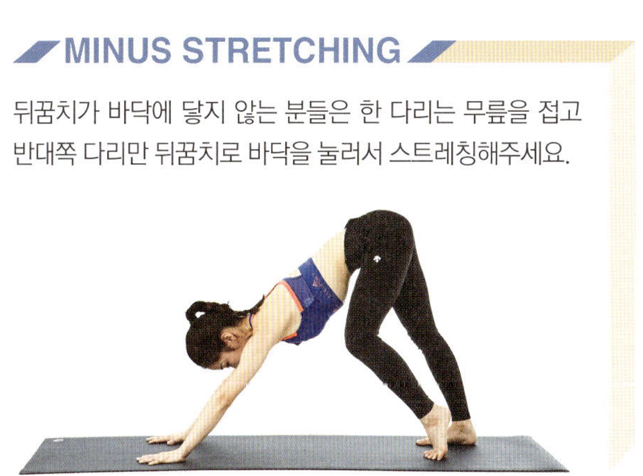

# 19 와일드싱

몸의 면을 여는 전신 스트레칭으로 하루를 시작할 때 또는 움츠러든 몸을
시원하게 펴고 싶을 때 하면 좋습니다. 몸의 뒷면과 어깨 근육도 강화되기 때문에
근력 강화에도 효과가 있습니다.

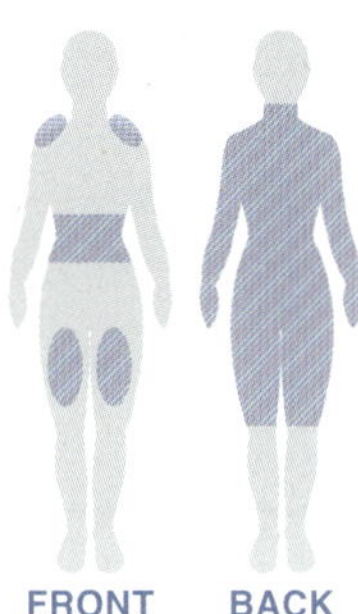


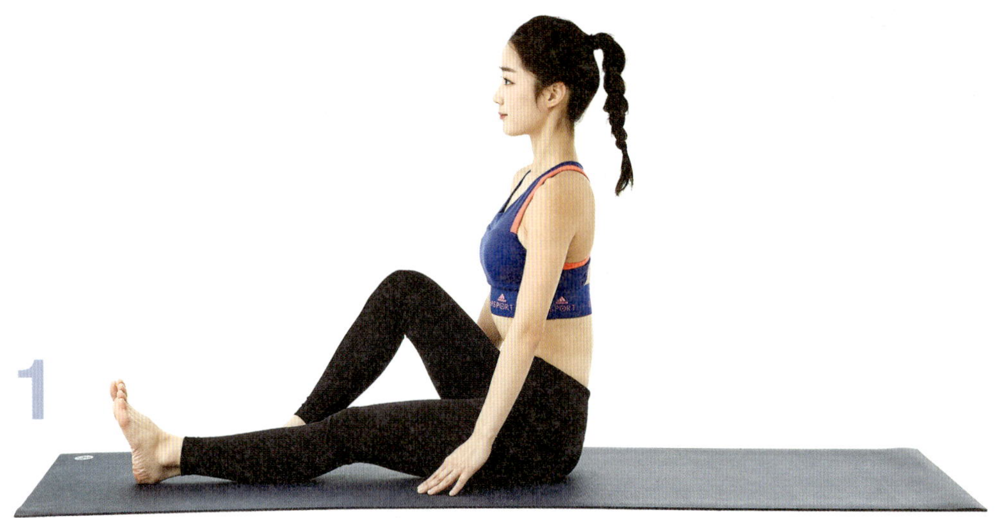

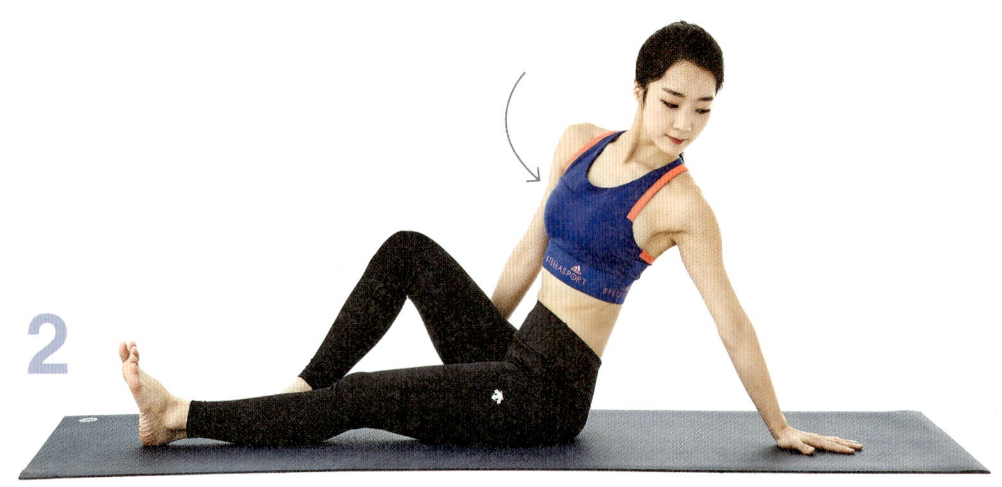

1 한쪽 다리는 앞으로 뻗고 반대쪽 다리의 무릎은 세웁니다.
2 뻗은 쪽 다리의 엉덩이 뒤쪽 바닥을 짚습니다.

**POINT**

1 골반을 더 앞으로 움직여 골반부터 허벅지 앞면을 전체적으로 스트레칭해주세요.
2 하체뿐만 아니라 가슴도 더 위로 끌어 올려 가슴 앞쪽을 활짝 열어주세요.

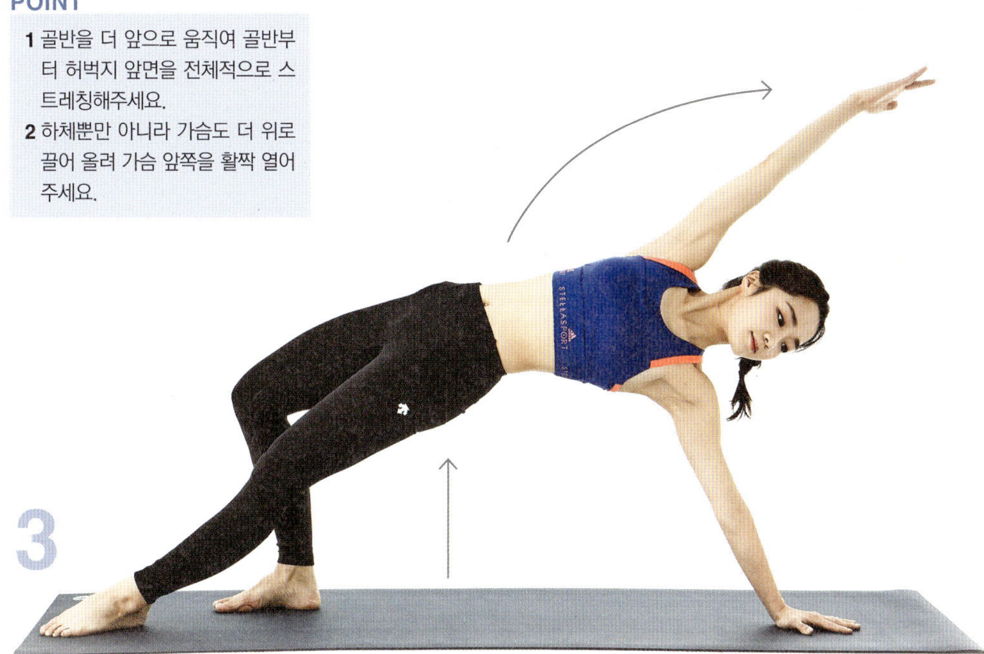

**3**    마시고 내쉬는 숨에 손으로 바닥을 밀어내고, 뒤에 있는 팔을 귀 옆으로 뻗으며 골반을 위로 들어 올립니다. 반대쪽도 같은 방법으로 합니다.

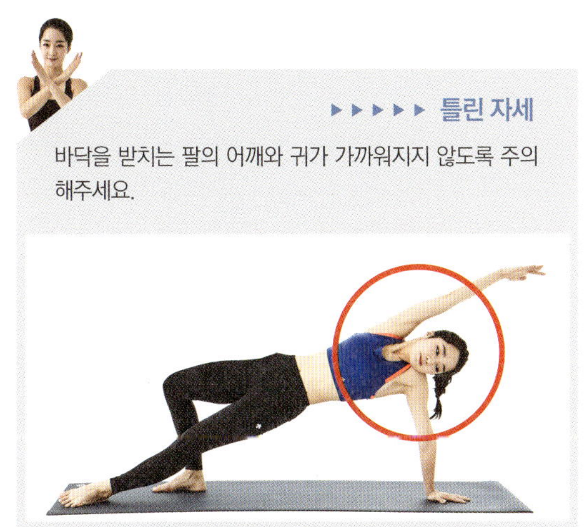



바닥을 받치는 팔의 어깨와 귀가 가까워지지 않도록 주의해주세요.

**◢ MINUS STRETCHING ◣**

손목이 아픈 분들은 팔꿈치를 대고 스트레칭해주세요.

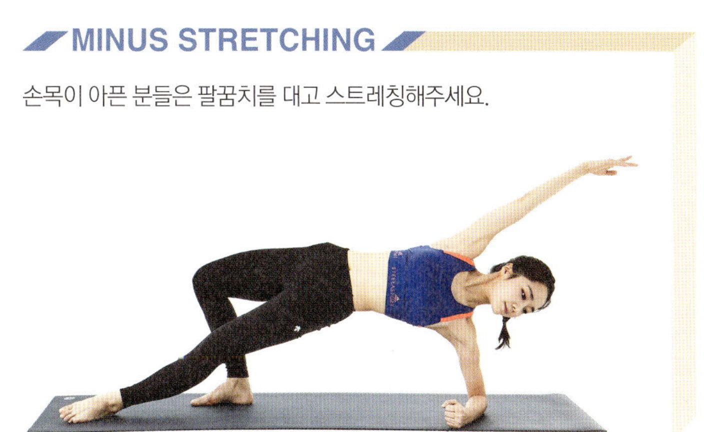

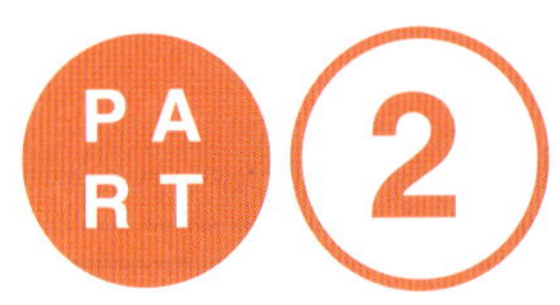

# PART ② 증상 개선

몸에 문제가 생겨 몸이 이상 신호를 보낸다면 이것을 빨리 느끼고 해결해야

나중에 더 큰 문제가 생기지 않습니다. 이런 증상을 개선하기 위한

가장 쉽고 간단한 방법 중 하나가 바로 스트레칭입니다.

현대인들이 흔히 겪고 있는 증상들을 해결할 수 있는 스트레칭을 모았습니다.

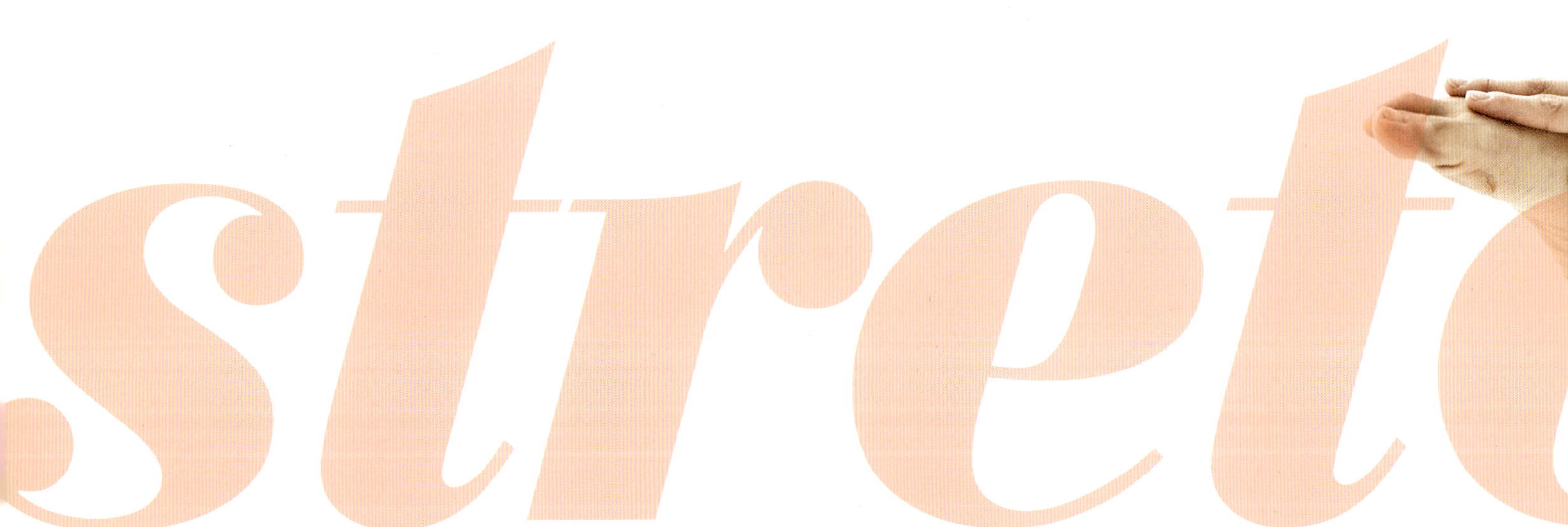

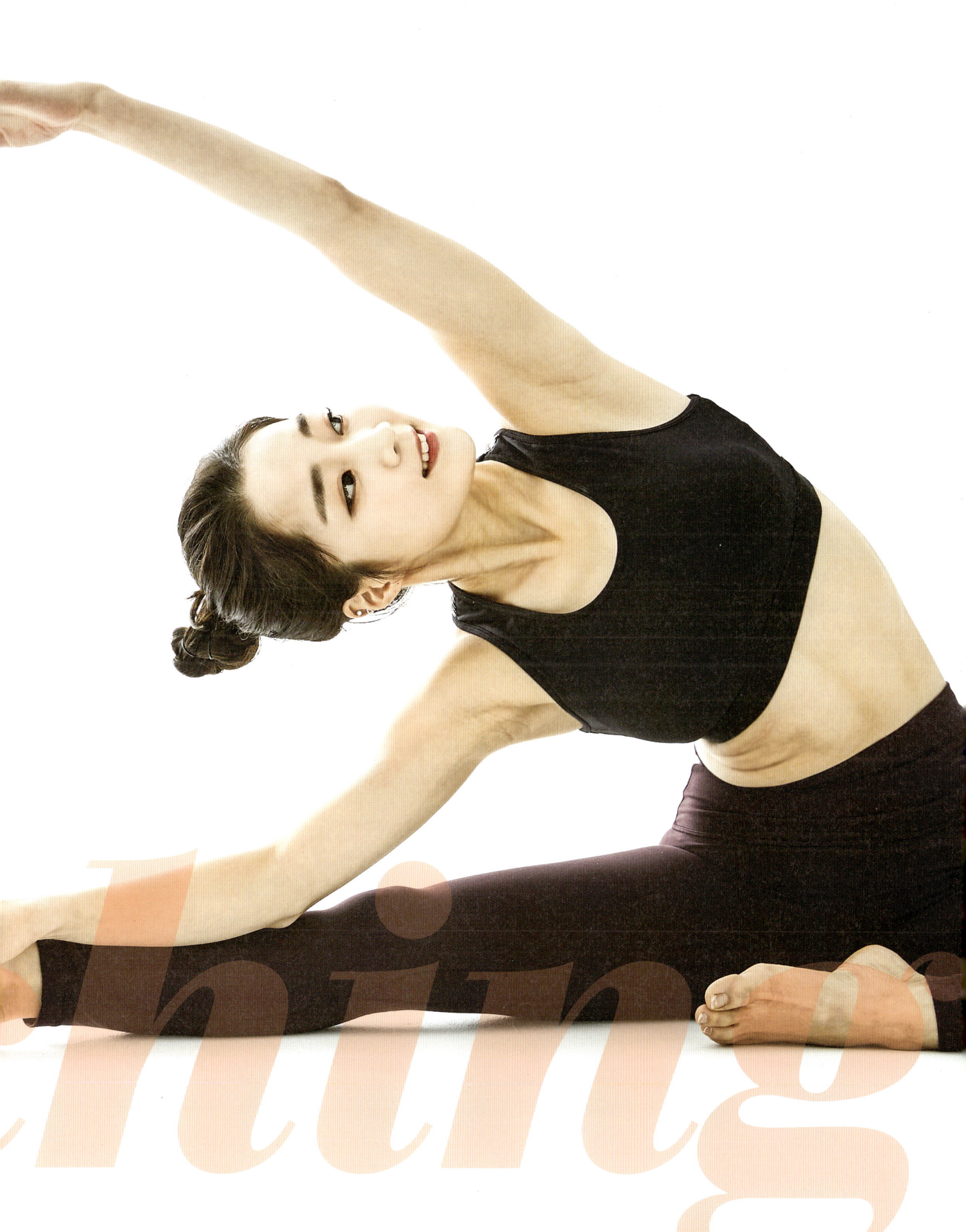

# 두통이 있을 때

두통이 있을 때 목 뒤에 있는 근육을 손으로 가볍게 마사지하면서 스트레칭을 하면 근육이 이완되면서 시원함을 느낄 수 있어 간단하게 두통을 해소할 수 있습니다.

## 1 후두하근 스트레칭

**STRETCHING**

후두하근은 머리의 움직임을 담당하는 근육으로, 시신경과도 연관되어 있기 때문에 눈의 문제로도 이어질 수 있는 근육입니다. 이 근육을 틈틈이 눌러 자극하며 스트레칭한다면 두통이 완화될 뿐만 아니라 눈의 피로감도 해소될 수 있습니다.

**BACK**

**POINT**

겉만 누르는 것이 아닌 속까지 자극될 수 있도록 깊게 꾹 눌러주세요.

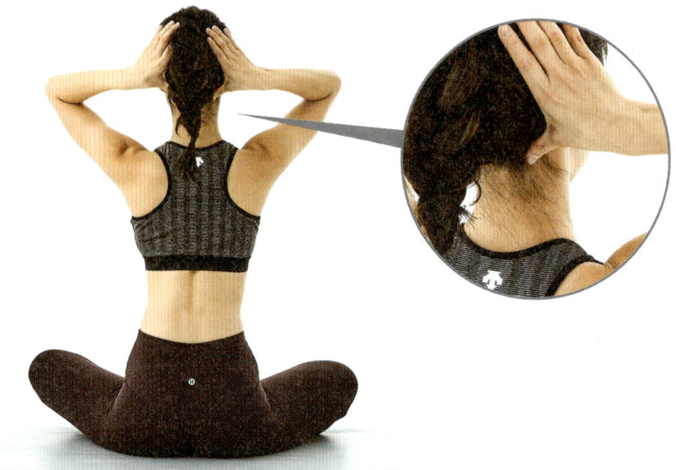

**1**

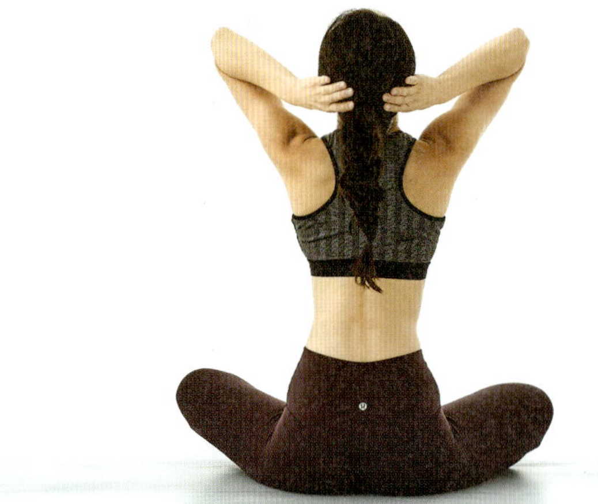

**2**

1 귀 뒤에 안으로 쑥 들어가는 공간에 엄지손가락을 대고 나머지 손가락으로 뒤통수를 살짝 감쌉니다.

2 엄지손가락으로 천천히 아래에서 위로 끌어 올리며 마시고 내쉬는 숨에 머리를 뒤로 젖힙니다.

# 2 뒷목 스트레칭

**STRETCHING**

몸의 무게감을 이용해 목 뒤쪽 전체를 이완시키는 동작입니다.
아침에 눈을 떴을 때나 자기 전에 편안한 마음으로 스트레칭을 한다면
두통 없는 좋은 컨디션으로 하루를 시작하고 마무리할 수 있습니다.

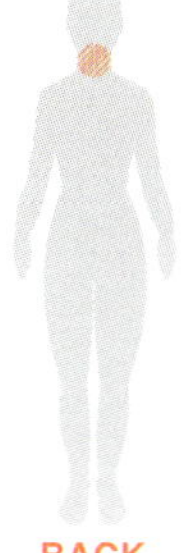

BACK

**1**

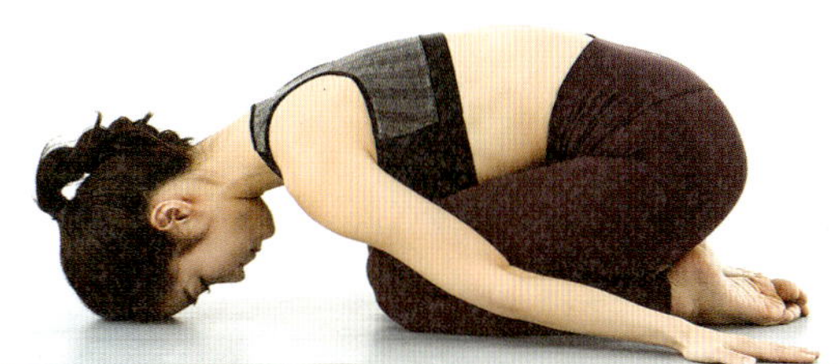

**주의사항**

너무 중심을 강하게 옮기면 목이 다칠
수 있으니 조심해주세요. 목 디스크가
있는 분들은 의사 선생님과 상담 후에
스트레칭해주세요.

**2**

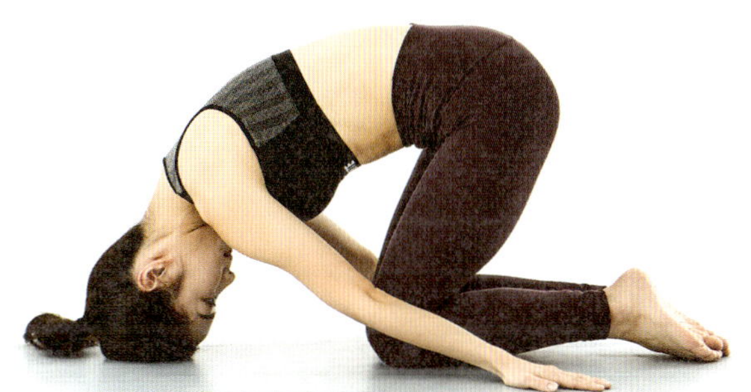

**POINT**

자신의 목이 허용할 수 있는 만
큼만 스트레칭해주세요.

**POINT**

손바닥으로 바닥을 누르듯이
힘을 줘 중심을 잡아주세요.

**3**

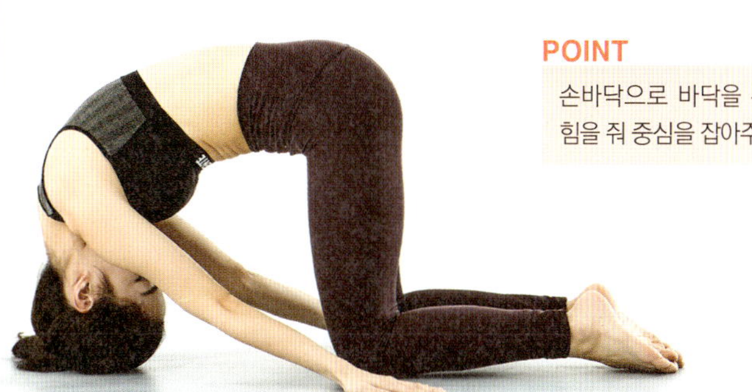

**1** 상체를 바닥을 향해 엎드린 아기 자세를 한 뒤에 손바닥을 뒤로 보냅니다. 무릎은 어깨너비로
벌린 채 상체를 숙이고 팔은 엉덩이 옆에 내려놓습니다.

**2** 마시고 내쉬는 숨에 시선은 무릎 사이를 바라보며 엉덩이를 살짝 들어 올립니다.

**3** 이마 위쪽부터 정수리까지 바닥으로 굴리듯 움직입니다.

# 폼롤러 뒷목 스트레칭

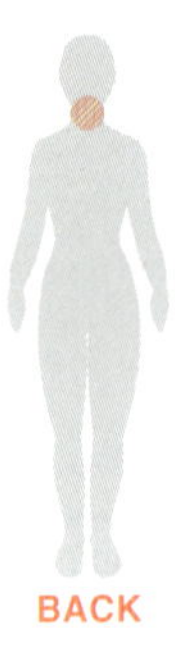


혼자서는 자극을 주기 힘든 목 부위를 폼롤러를 이용해 조금 더 쉽게 스트레칭할 수 있는 동작입니다.

두통이 완화되면서 동시에 승모근 주위를 마사지하는 효과를 얻을 수 있습니다.

특히 숙면이 필요한 분들이 자기 전에 하면 좋은 스트레칭입니다.

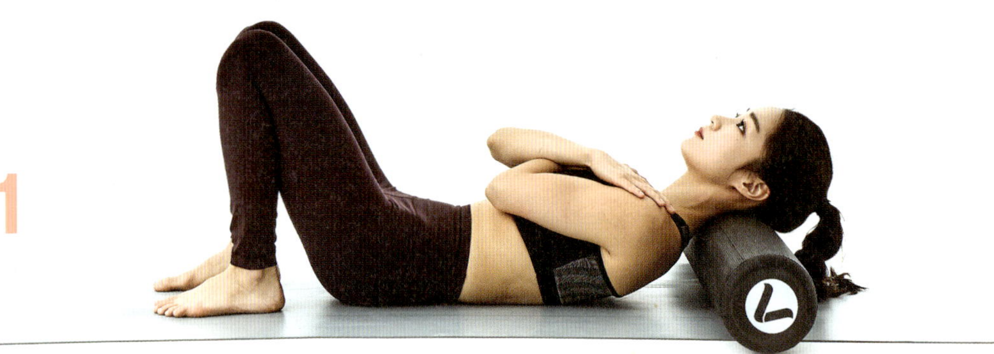

**POINT**
무게를 폼롤러에 확실히
실어주세요.

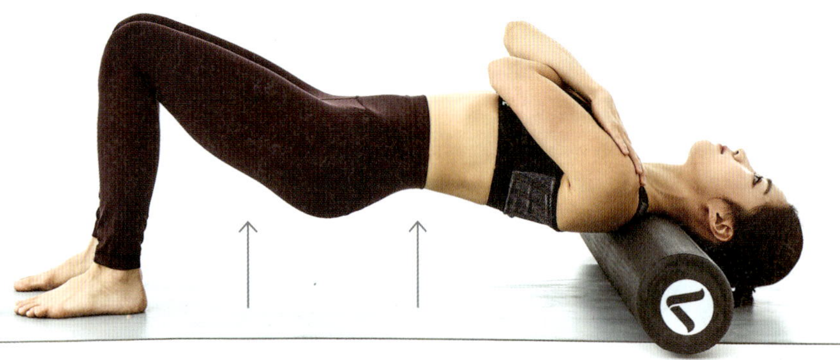

1   폼롤러 위에 목을 댄 채 무릎을 세우고 누워서 양손은 크로스해 어깨 위에 올립니다.

2   마시고 내쉬는 숨에 시선은 뒤를 바라보며 엉덩이를 살짝 들고 머리를 뒤로 젖힙니다.

# CASE ② 어깨가 뻐근할 때

많은 사람이 평소 팔은 많이 사용하지만 의외로 어깨는 많이 사용하지 않습니다.
어깨의 움직임이 줄어들면 어깨의 근육이 뭉쳐져 뻐근함을 느끼게 되는데 간단한 스트레칭으로
어깨 근육을 움직인다면 어깨의 뻐근함이 해소되면서 훨씬 편안해집니다.

## 1 어깨 스트레칭

**STRETCHING**

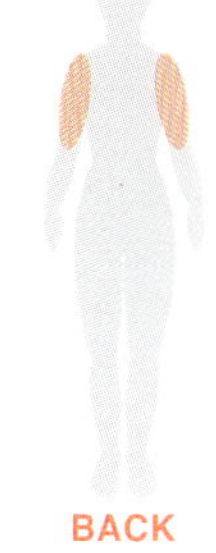

BACK

어깨의 뒷면부터 승모근, 등 뒷면까지 유연하게 만들어주는 스트레칭입니다.
어깨가 자주 뭉치고 결릴 뿐만 아니라 팔 전체의 뻐근한 느낌을 자주 겪는 분들에게 추천하는 동작입니다.

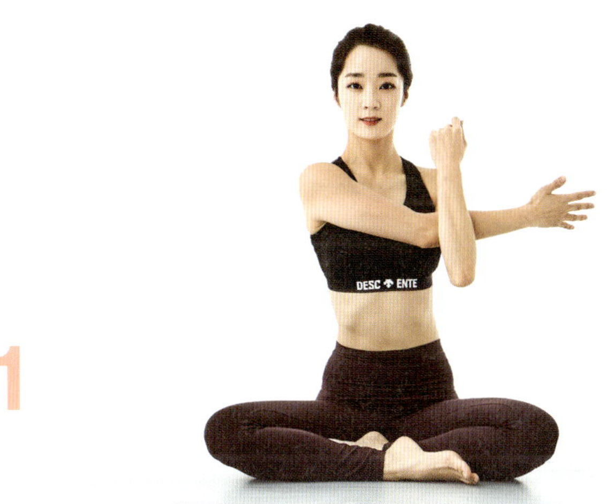

**1**

1. 앉아서 한 팔을 옆으로 뻗는 후 다른 팔로 뻗은 팔을 고정합니다.

2. 마시고 내쉬는 숨에 뻗은 팔의 반대쪽을 바라보며 팔을 당깁니다. 반대쪽도 같은 방법으로 합니다.

**POINT**

팔을 최대한 깊게 걸어서 어깨부터 팔뚝이 늘어나는 것을 느껴주세요.

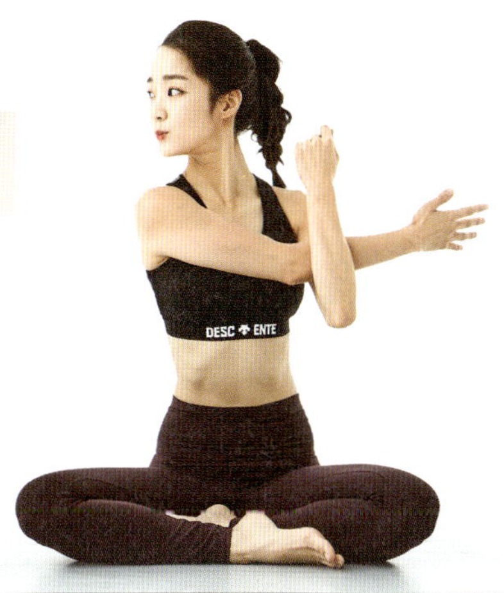

**2**

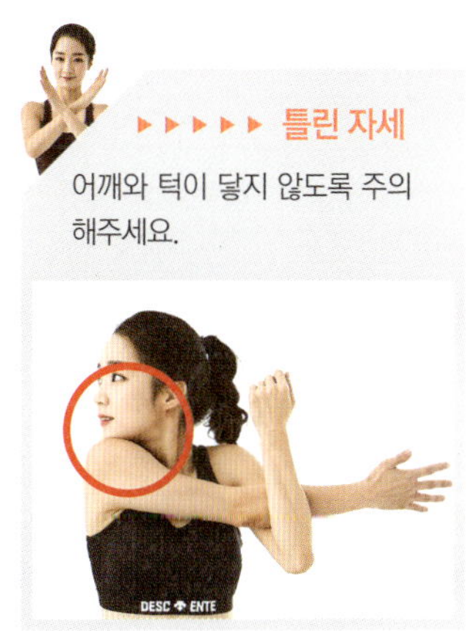


어깨와 턱이 닿지 않도록 주의해주세요.

# **2** 북 오프닝

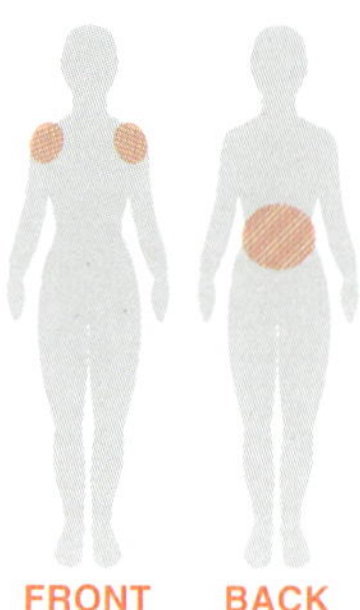


상체를 트위스트함으로써 어깨의 앞면을 유연하게 해주고, 굳어있는 상체 근육을
유연하게 만들어주는 동작입니다. 상체가 답답하게 느껴지는 분들에게 효과적인 스트레칭입니다.

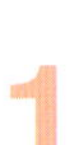

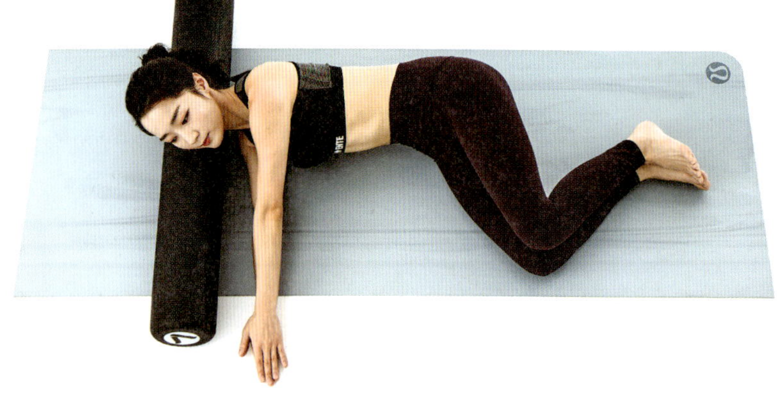

**1**  폼롤러에 머리를 대고 무릎을 접은 채 옆으로 눕고 팔은 한쪽으로 뻗어서 포갭니다.

**2**  마시는 숨에 위에 있는 팔을 책을 펴듯 위로 듭니다.

**3**  내쉬는 숨에 위로 든 팔을 시선과 함께 반대쪽으로 보냅니다. 반대쪽도 같은 방법으로 합니다.

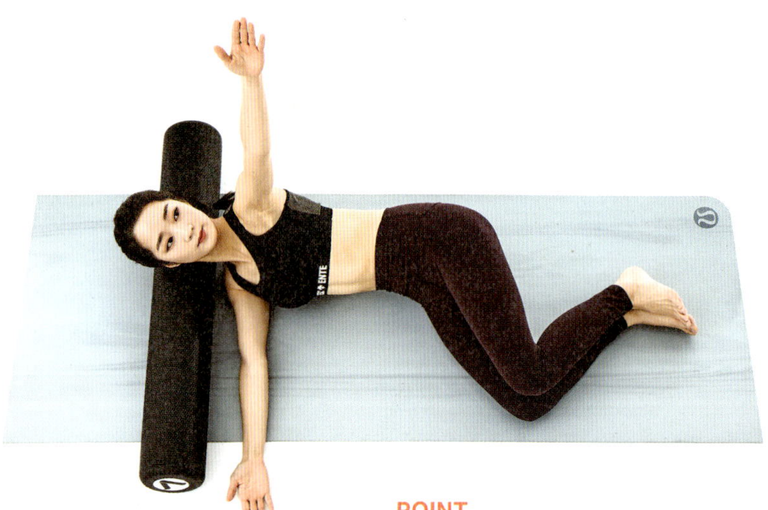

**POINT**

1 움직이는 팔의 어깨 앞면이 늘어나는 것을 느껴주세요.

2 손등이 최대한 바닥에 가까이 붙는 것이 좋지만 처음에는 무리하지 않고 천천히 해보세요.

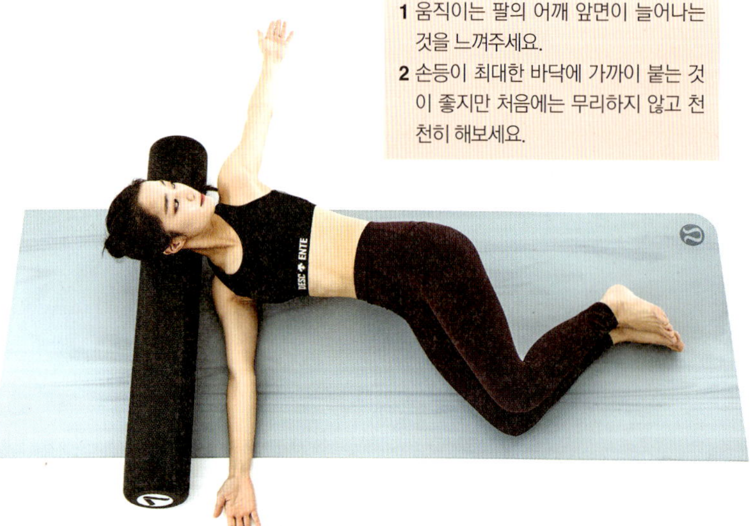

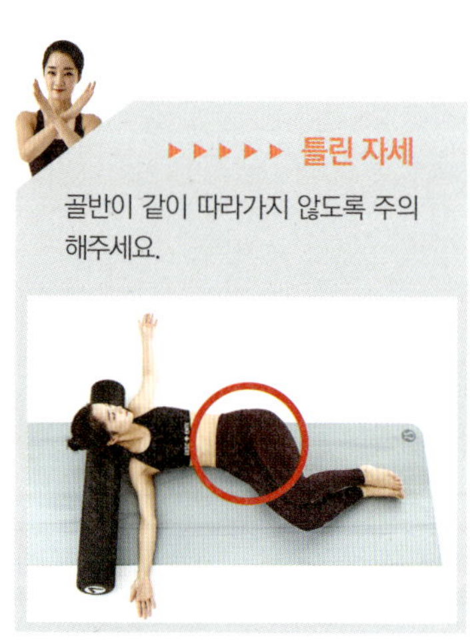


골반이 같이 따라가지 않도록 주의해주세요.

# 3 아기 자세 어깨 스트레칭

STRETCHING

척추를 트위스트해 등 근육의 힘을 사용하는 스트레칭으로 어깨 근육을 시원하게 만들어줄 뿐만 아니라 등 근육도 강화시켜주는 동작입니다.

FRONT BACK

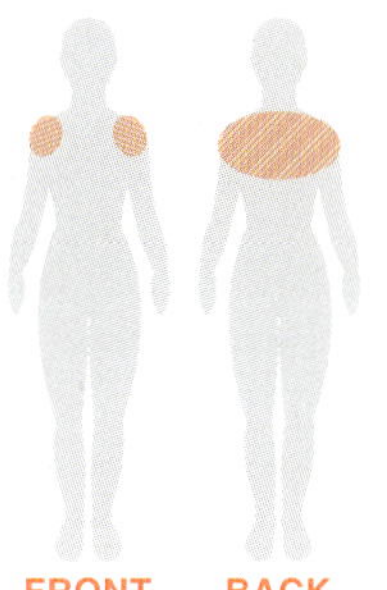

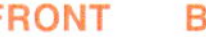

1 무릎을 꿇고 상체를 바닥으로 숙인 아기 자세에서 엉덩이를 듭니다.

2 한쪽 팔을 반대쪽 겨드랑이 밑으로 통과시켜 넣습니다.

3 반대쪽 팔을 시선과 함께 위로 올립니다.

4 마시고 내쉬는 숨에 위로 올린 팔을 뒤로 돌려 골반 옆에 손등을 대 척추를 트위스트합니다. 반대쪽도 같은 방법으로 합니다.

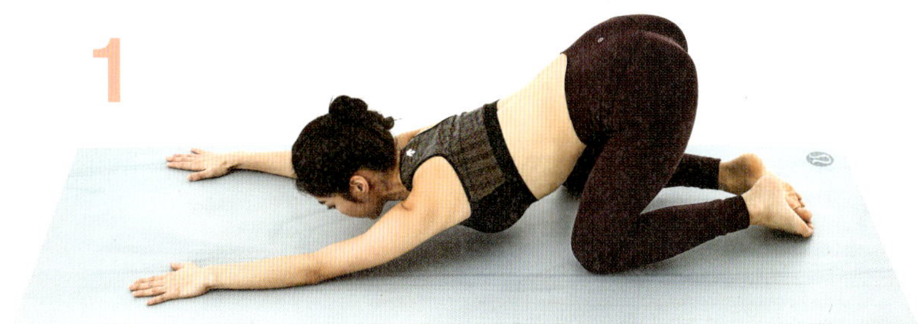

1

2

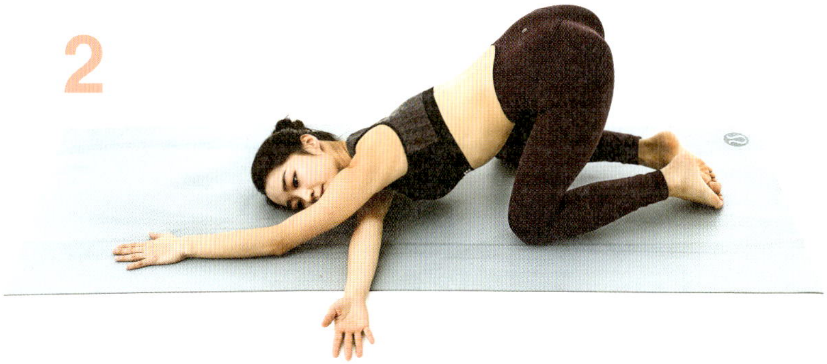

**POINT**

시선은 움직이는 손끝을 따라가주세요.

3

4

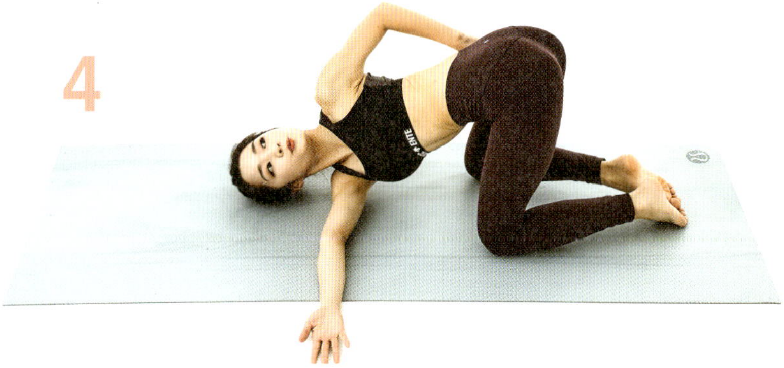

**POINT**

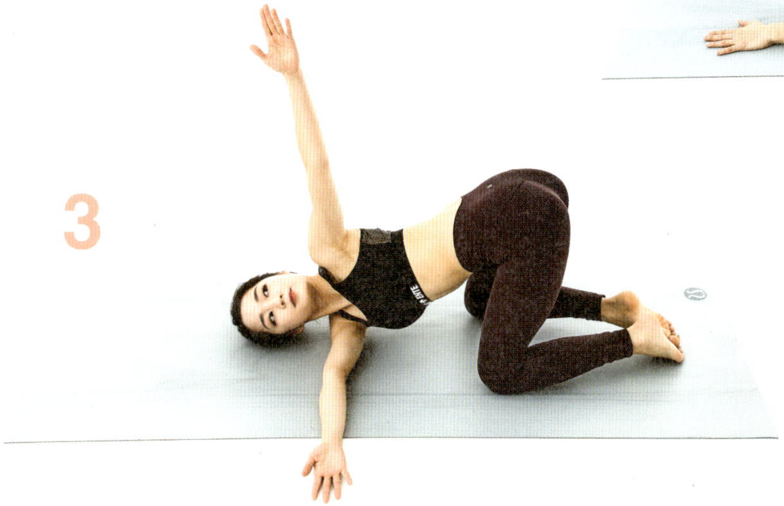

트위스트할 때 바닥에 있는 팔의 손등으로 바닥을 밀듯이 힘을 주고, 이깨 앞면을 충분히 열어주세요.

# 폼롤러 어깨 스트레칭

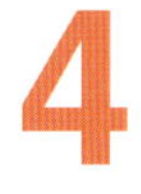

폼롤러 위에서 균형을 잡으며 어깨 앞면을 스트레칭하는 동작으로,

폼롤러 위에서 떨어지지 않기 위해 움직임으로써 자연스럽게 근육들을 활성화시킬 수 있습니다.

근육 밸런스 향상에도 도움을 주는 스트레칭입니다.

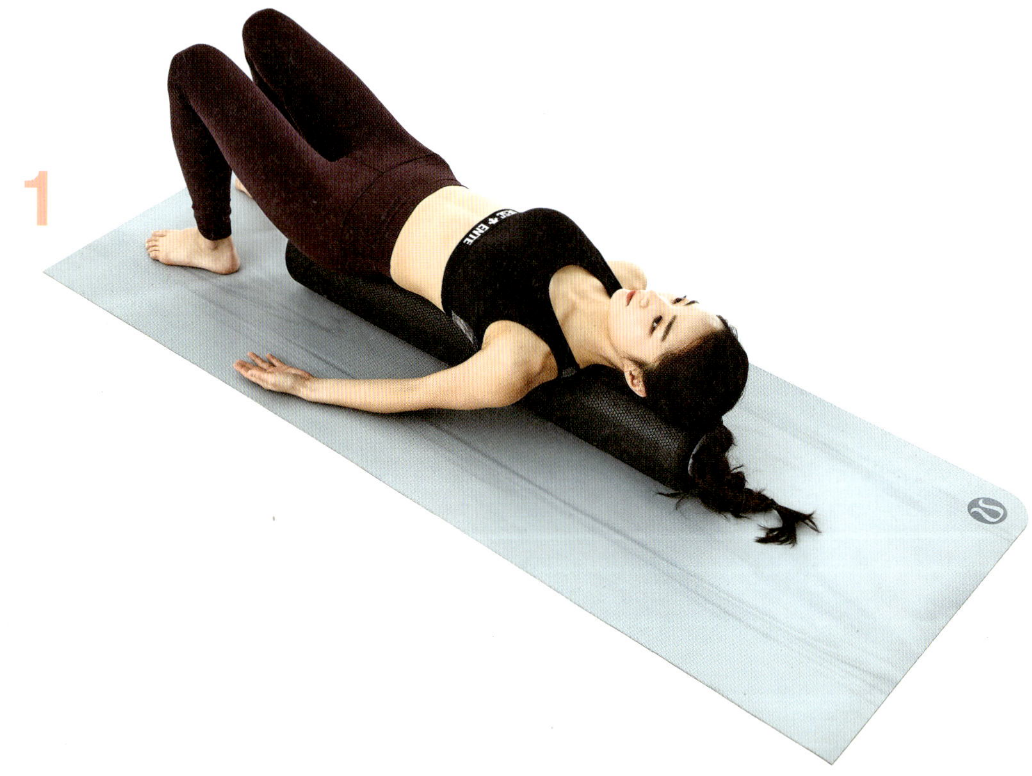

**1**　폼롤러 위에 엉덩이부터 뒤통수까지 닿게 누워서 중심을 잡습니다.

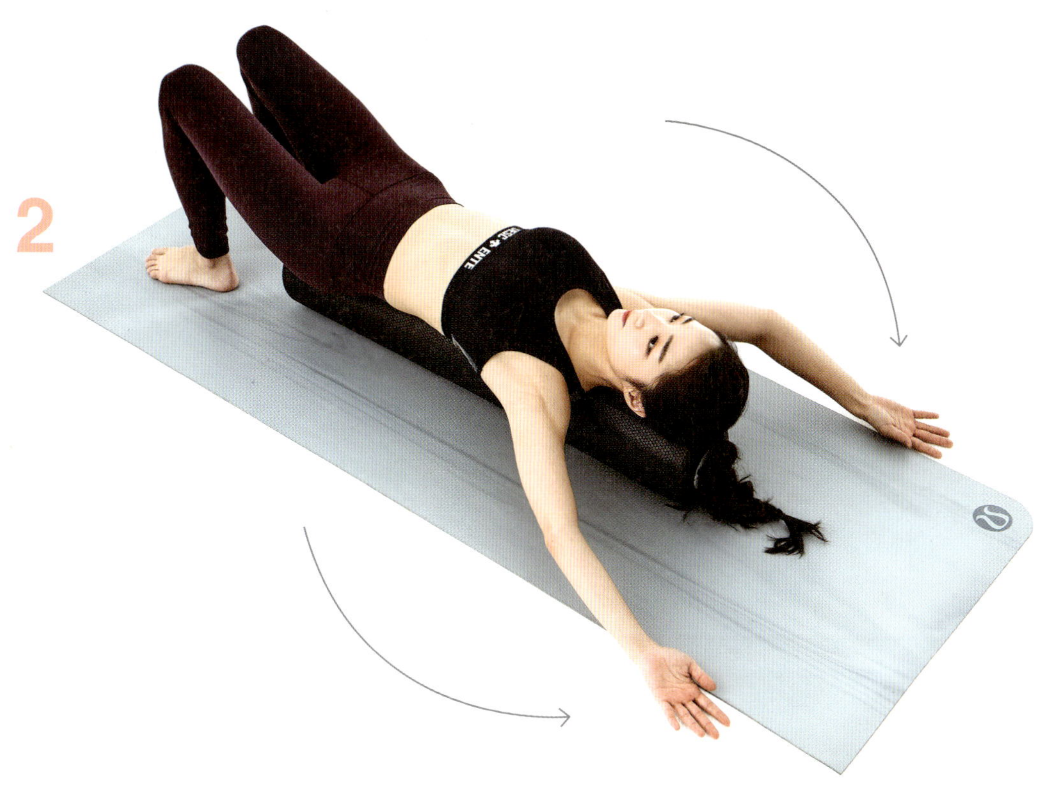

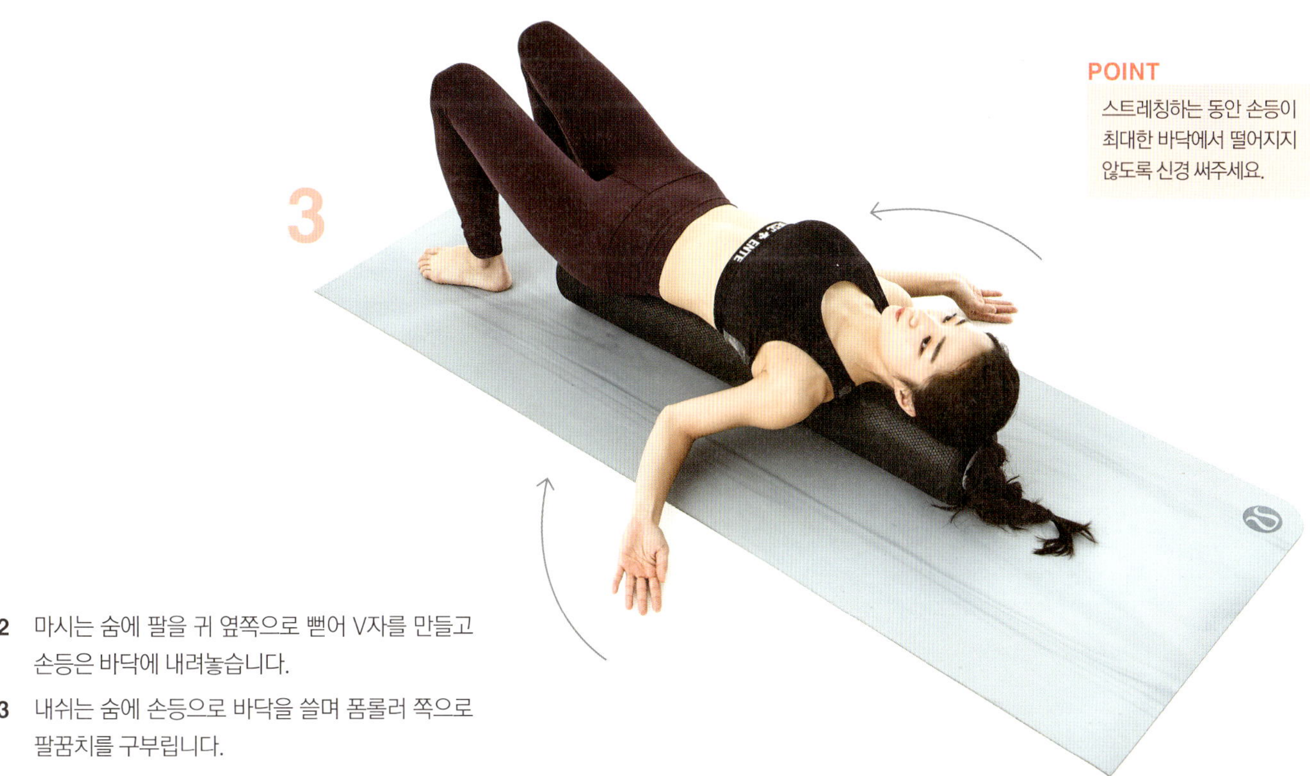

**POINT**
스트레칭하는 동안 손등이
최대한 바닥에서 떨어지지
않도록 신경 써주세요.

**2** 마시는 숨에 팔을 귀 옆쪽으로 뻗어 V자를 만들고
손등은 바닥에 내려놓습니다.

**3** 내쉬는 숨에 손등으로 바닥을 쓸며 폼롤러 쪽으로
팔꿈치를 구부립니다.

평소 오랜 시간 컴퓨터로 업무를 하거나 손을 자주 사용하는 경우, 출산 등의 다양한 요인으로
손목이 시큰거릴 수 있습니다. 이 경우 손뿐 아니라 겨드랑이 안쪽부터 손끝까지 스트레칭해주면
팔 전체의 혈액이 순환되면서 손목의 통증을 개선할 수 있습니다.

# 1

**STRETCHING**

## 테이블 자세 손목 스트레칭

자신의 무게를 이용해 굳어있는 손목 주변의 근육들을 부드럽게
이완시키는 동작으로 손목의 통증을 개선할 수 있습니다.

FRONT

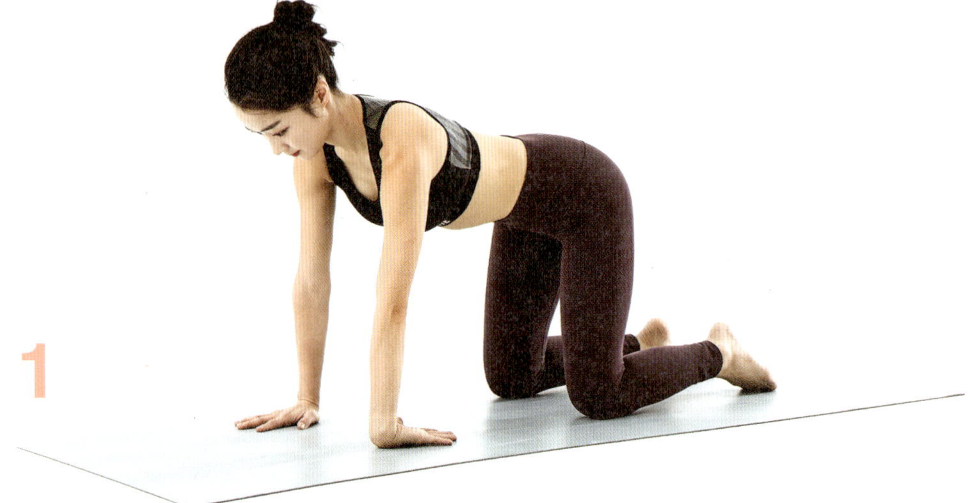

1 무릎 위에 골반, 손목 위에 어깨가 위치한
테이블 자세에서 한쪽 손의 손등을 바닥에
대고 무릎 방향으로 돌립니다.

2 마시고 내쉬는 숨에 몸의 무게 중심을 앞
뒤로 옮기며 손목 앞쪽을 스트레칭합니다.
반대쪽도 같은 방법으로 합니다.

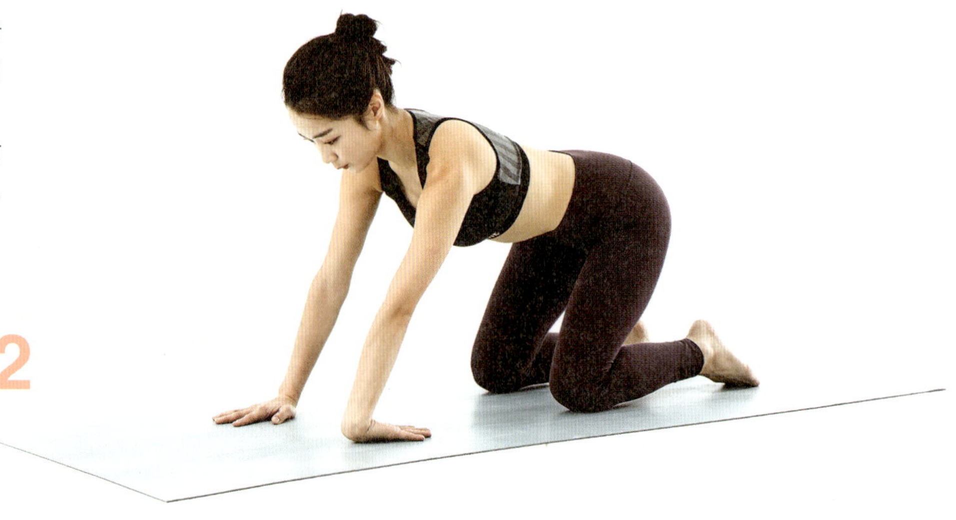

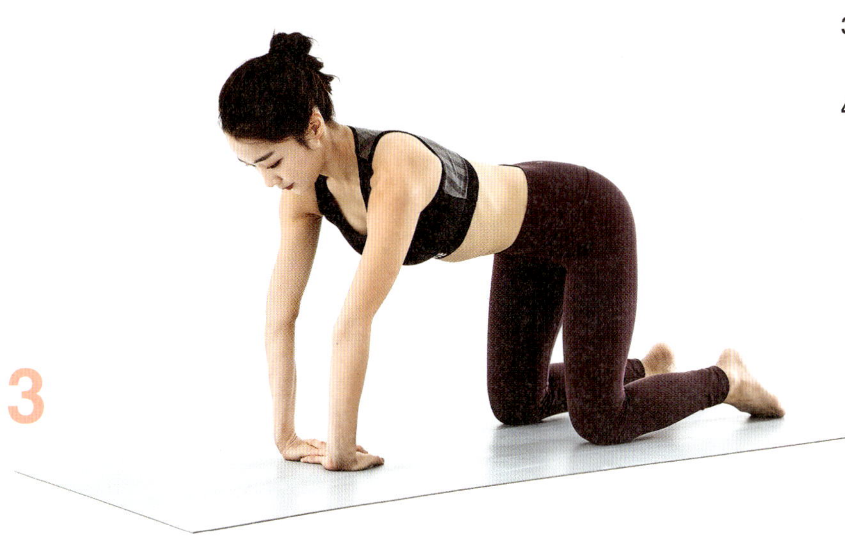

3  양손을 깍지 낀 채 손바닥을 뒤집어서 바닥에
   내려놓습니다.

4  마시고 내쉬는 숨에 몸의 무게 중심을 앞뒤로
   옮기며 손목 안쪽을 스트레칭합니다.

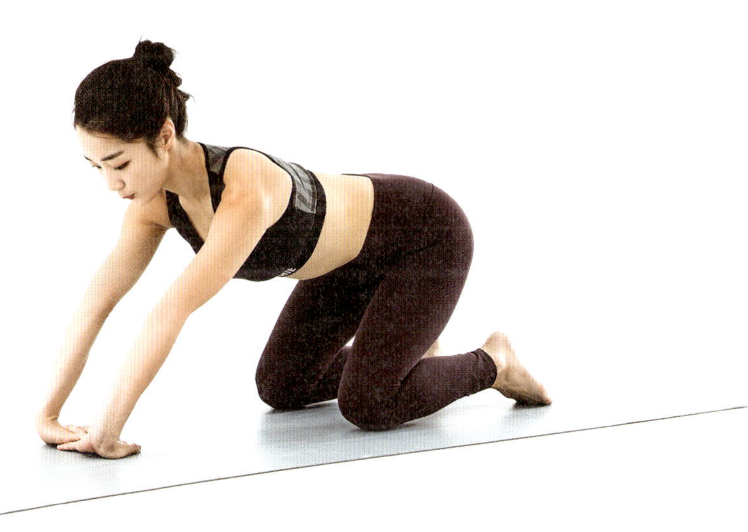

**POINT**
호흡과 함께 지긋이 눌러주세요.

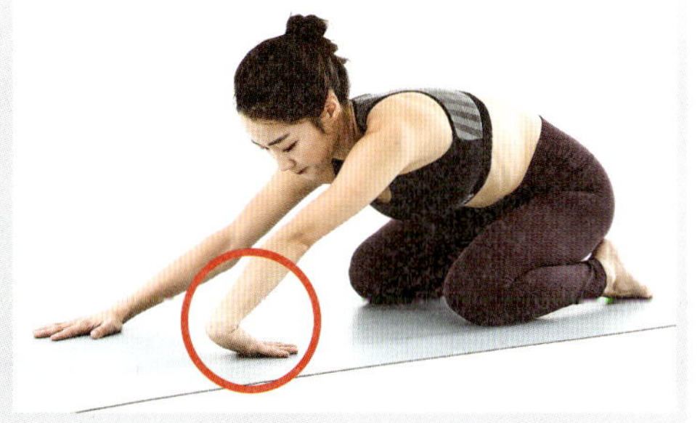


너무 과하게 손목을 꺾지 않
도록 주의해주세요.

# 손목 스트레칭

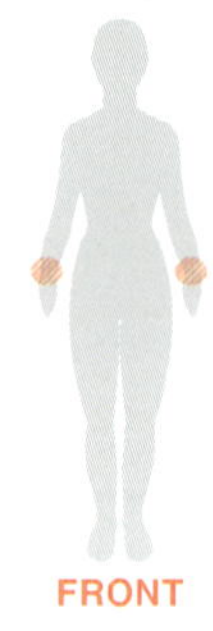


편히 앉아서 할 수 있기 때문에 언제 어디서나 가능한 손목 스트레칭입니다.

다양한 방향으로 손목을 움직여 평소 단순한 손목의 움직임으로 인해 생길 수 있는

여러 손목 질환을 예방할 수 있습니다.

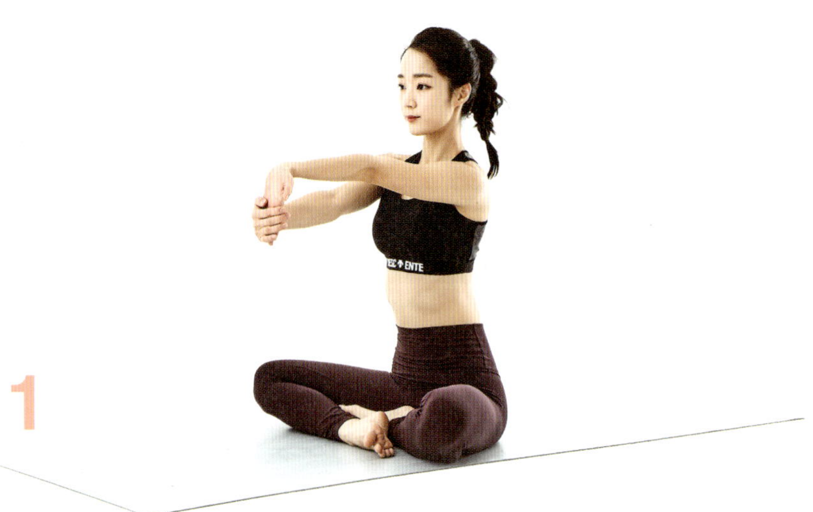

**1**

1. 앉아서 한쪽 팔을 앞으로 쭉 뻗은 후 손등이 바깥쪽을 향하도록 돌리고, 다른 손으로 뻗은 손의 손가락을 잡습니다.

2. 마시고 내쉬는 숨에 손가락을 잡고 몸 쪽으로 당깁니다. 반대쪽도 같은 방법으로 합니다.

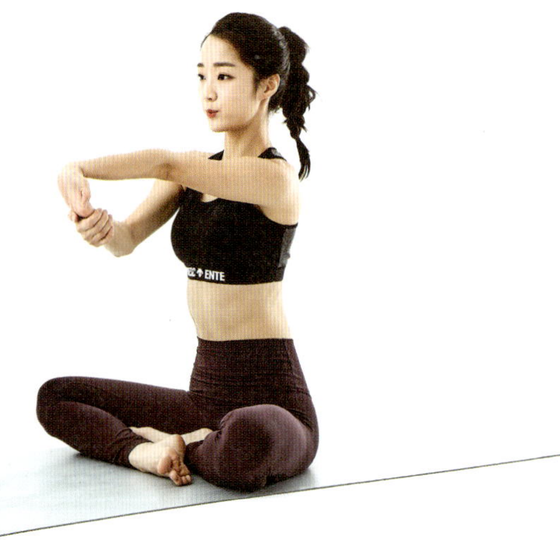

**2**

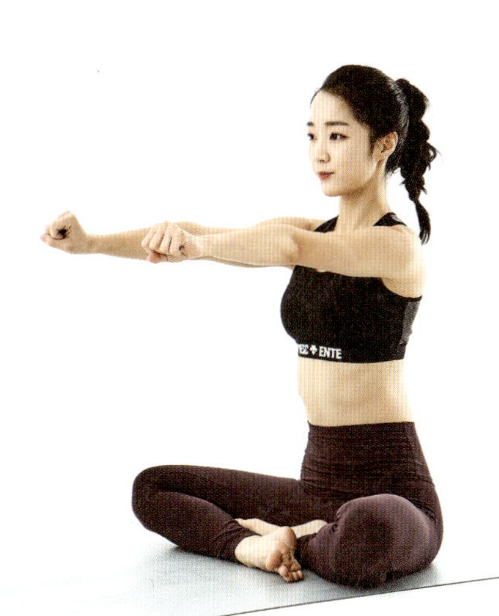

**3** 주먹을 쥐고 원을 그리며 손목을 돌립니다.

3

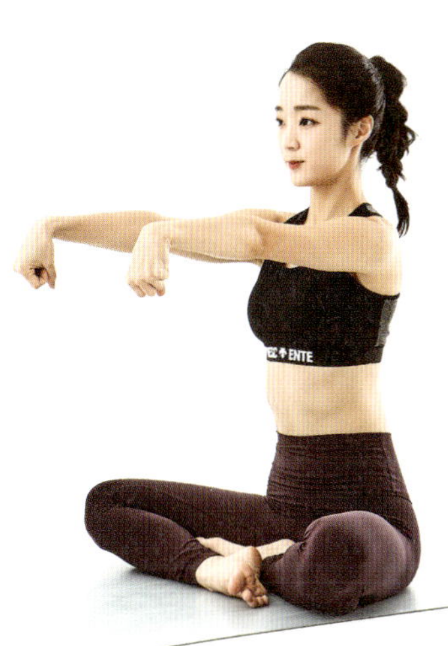

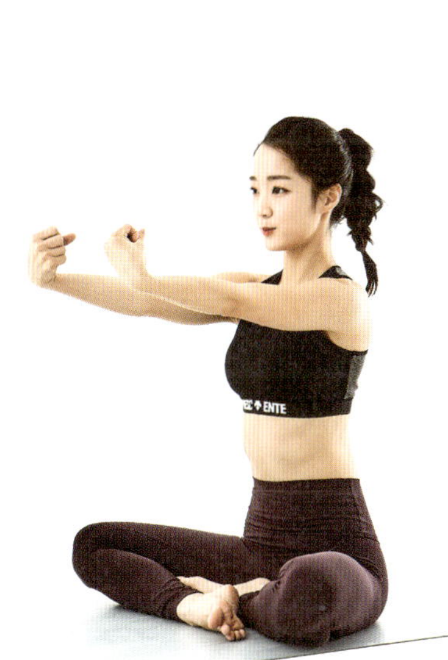

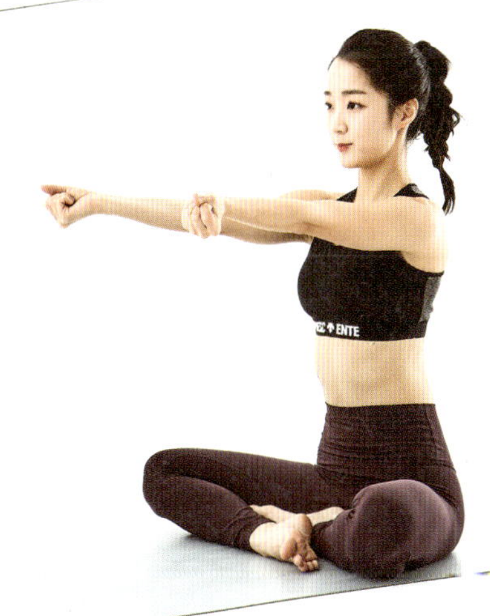

# 겨드랑이 스트레칭

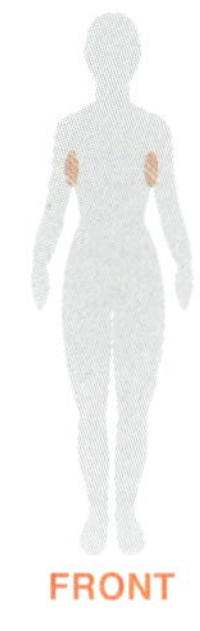



평소에 팔의 움직임이 부족해 혈액 순환이 되지 않아 손목이 저리거나 통증을 느끼는 경우
팔 전체를 스트레칭해 혈액을 순환시켜줘야 합니다. 이 동작은 겨드랑이부터 팔 전체를 자극해
혈액이 순환되어 팔과 손목을 시원하게 해주는 스트레칭입니다.

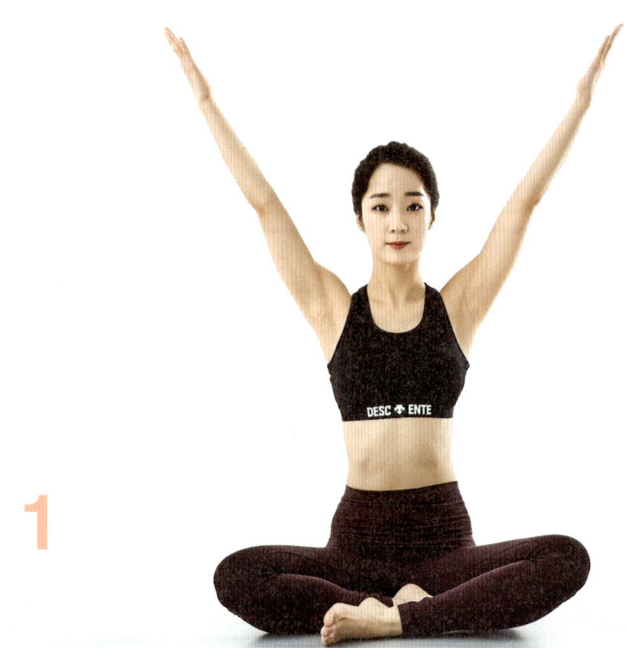

**1**

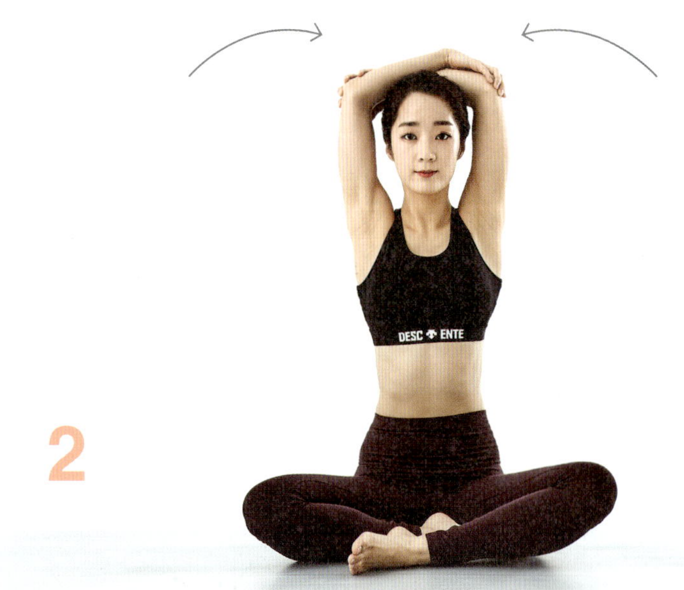

**2**

1  앉아서 마시는 숨에 양팔을 기지개 켜듯
   머리 위로 올립니다.
2  내쉬는 숨에 양쪽 팔꿈치를 잡습니다.

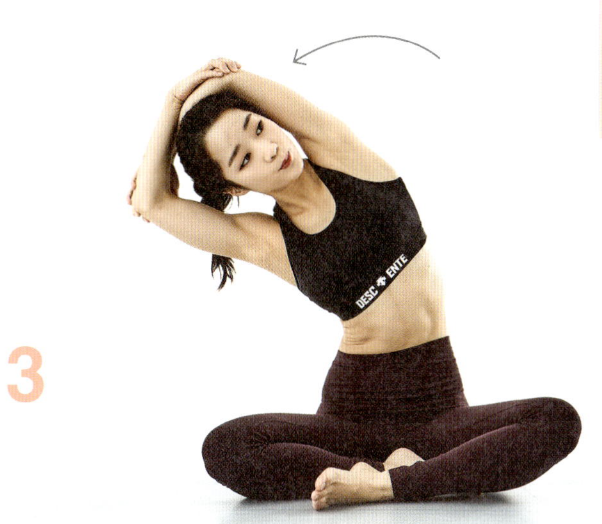

**POINT**
1 승모근이 과하게 긴장되지 않도록 주의해주세요.
2 시선은 살짝 위쪽을 바라봐주세요.
3 몸 뒤에 벽이 있다고 상상하며 벽에 몸을 기대듯이 중심
  을 잡으며 스트레칭해주세요.

**3**　다시 한번 마시고 내쉬는 숨에 옆으로 기울여
　　내려갑니다. 반대쪽도 같은 방법으로 합니다.

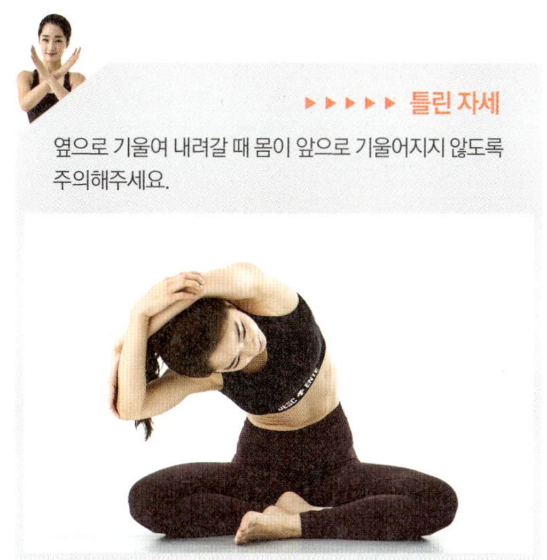

▶ ▶ ▶ ▶ ▶ **틀린 자세**

옆으로 기울여 내려갈 때 몸이 앞으로 기울어지지 않도록
주의해주세요.

# 겨드랑이 벽 스트레칭

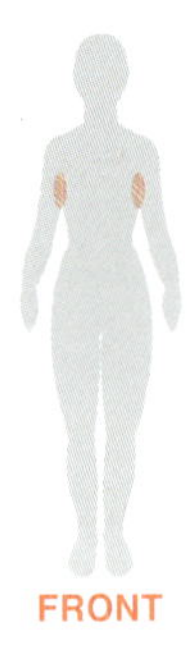


겨드랑이 안쪽 근육부터 손목까지 혈액 순환을 시켜주는 스트레칭입니다.

팔 전체 안쪽 근육을 이완시킬 뿐만 아니라 어깨의 유연성 향상에도 효과적인 동작이라

어깨에 생길 수 있는 여러 가지 질병을 예방할 수 있습니다.

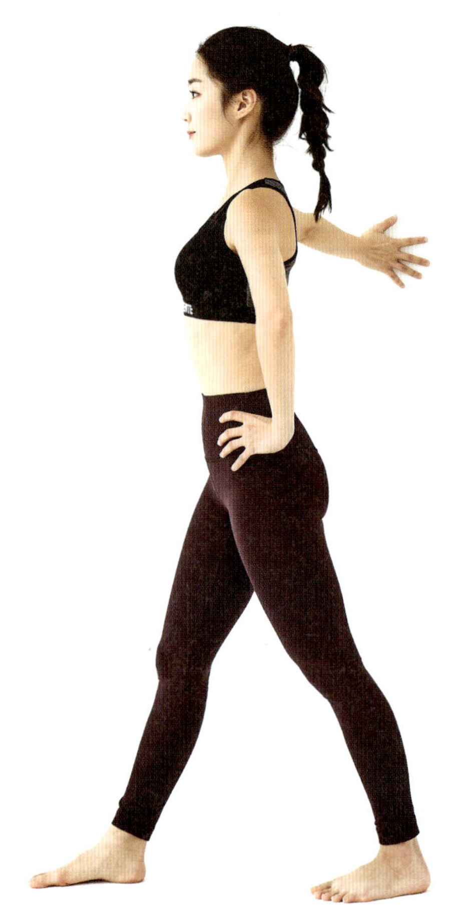

**POINT**

손바닥이 벽에서 미끄러지지 않도록
손바닥으로 벽을 살짝 움켜쥐는 느낌
으로 대주세요.

**1** 벽을 옆에 두고 적당한 거리로 다리를 벌린 채 손가락
이 몸 뒤쪽을 향하게 벽에 손을 댑니다.

**2** 마시고 내쉬는 숨에 앞에 있는 다리의 무릎을 접으며
벽의 반대 방향으로 몸을 살짝 돌려 중심을 이동합니
다. 반대쪽도 같은 방법으로 합니다.

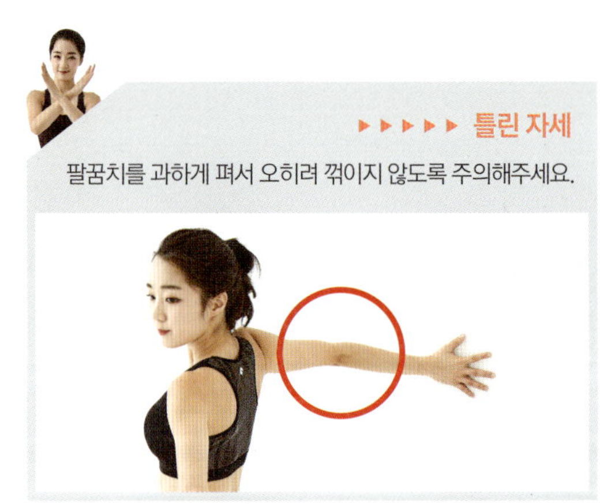

# CASE ④ 허리가 아플 때

허리의 건강을 위해서는 평소 바른 자세로 생활하는 것이 가장 좋지만, 기존의 좋지 않은 자세로 인해
허리가 불편하고 뻐근한 경우 간단한 허리 스트레칭을 통해 통증을 해소할 수 있습니다.
추간판탈출증(디스크) 같은 특별한 질환이 있는 경우 허리 스트레칭을 할 때
통증이 있다면 의사와 상담 후 스트레칭하는 것을 권합니다.

## 1 고양이 등 스트레칭

STRETCHING

고양이가 화났을 때 등을 말아 올리는 것과 같은 이 자세는 목 뒤쪽부터 등 뒤쪽 전체가
이완되는 스트레칭입니다. 좁아져 있는 척추 사이사이의 공간을 넓혀주기 때문에
척추협착증을 가지고 있는 분들에게도 효과적입니다.

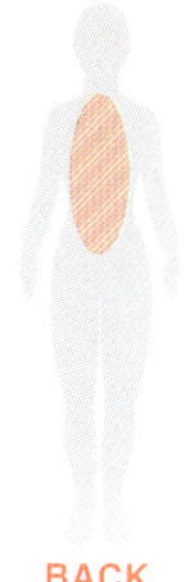
BACK

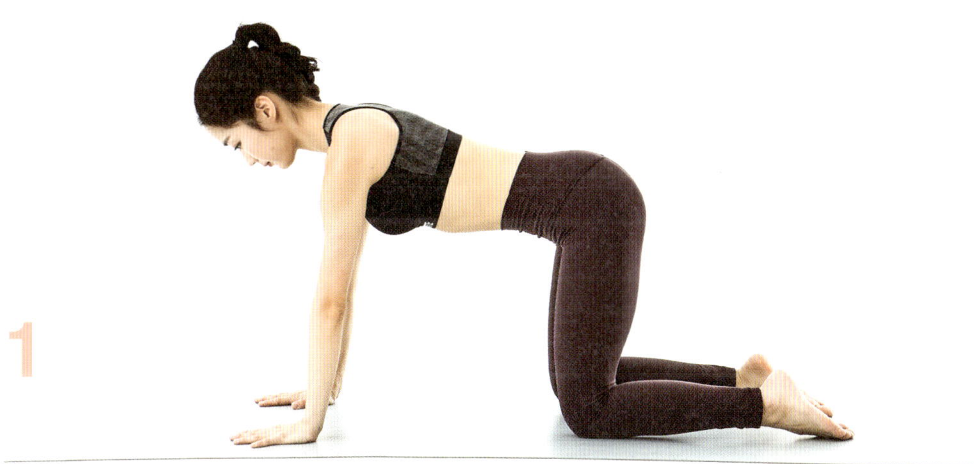

**POINT**

등을 말아 올릴 때 어깨와
귀가 가까워지지 않도록
신경 써주세요.

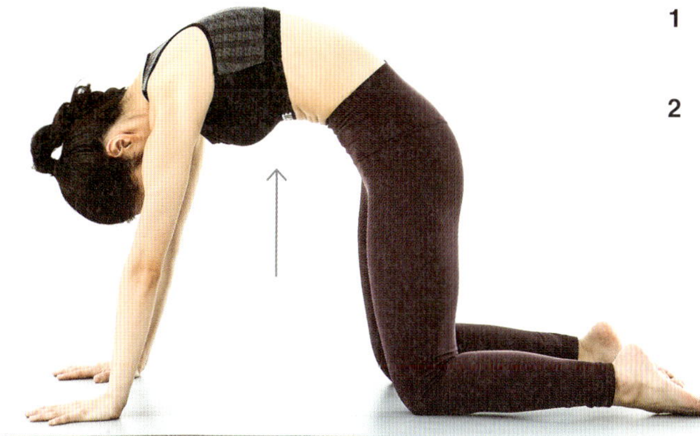

1 무릎 위에 골반, 손목 위에 어깨가 위
치한 테이블 자세를 만듭니다.

2 마시고 내쉬는 숨에 허리와 등을 동그
랗게 말아 올리며 시선은 배꼽을 바라
봅니다.

# 2 폼롤러 천골 스트레칭

허리에 통증이 있는 경우 천골 주변의 근육이 뭉쳐있는 경우가 많습니다.

이 경우 폼롤러 위에서 좁아져 있는 천골과 요추 주변을 스트레칭하면 허리의 통증을 완화시킬 수 있습니다.

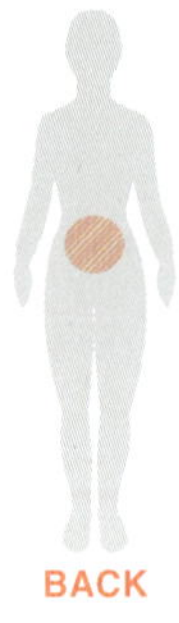



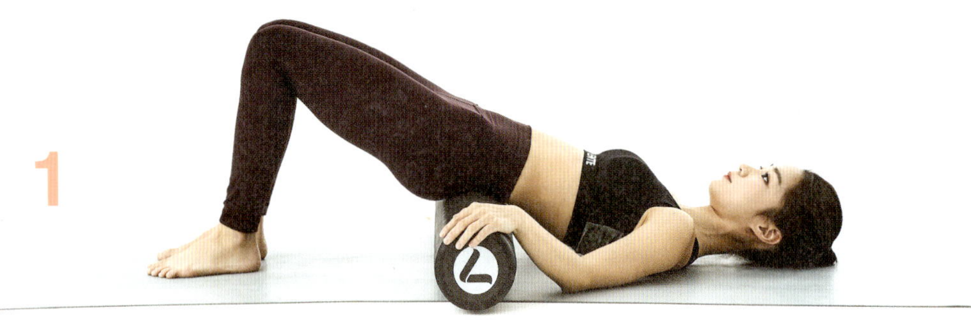



**POINT**

다리를 들 때는 한 다리씩 들어서 허리에 무리가 가지 않도록 신경 써주세요.

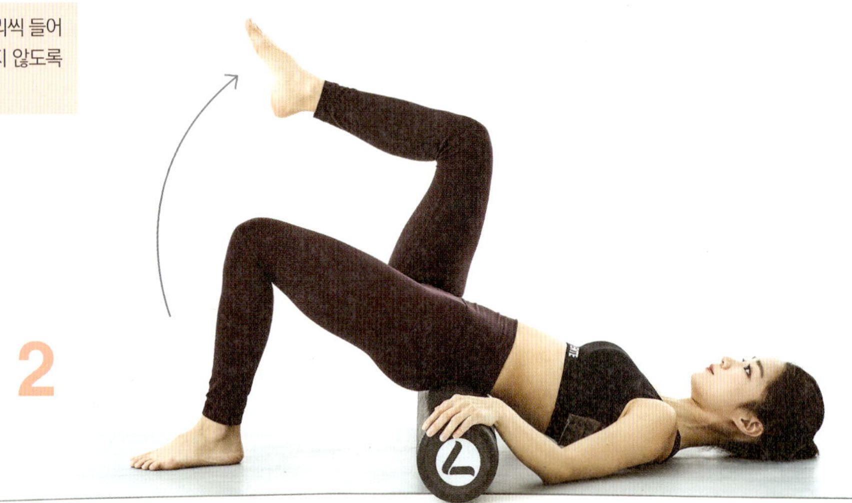



1  엉덩이를 살짝 든 채 무릎을 세우고 누운 후 폼롤러를 천골 밑에 댑니다.

2  먼저 한쪽 다리를 위로 올립니다.

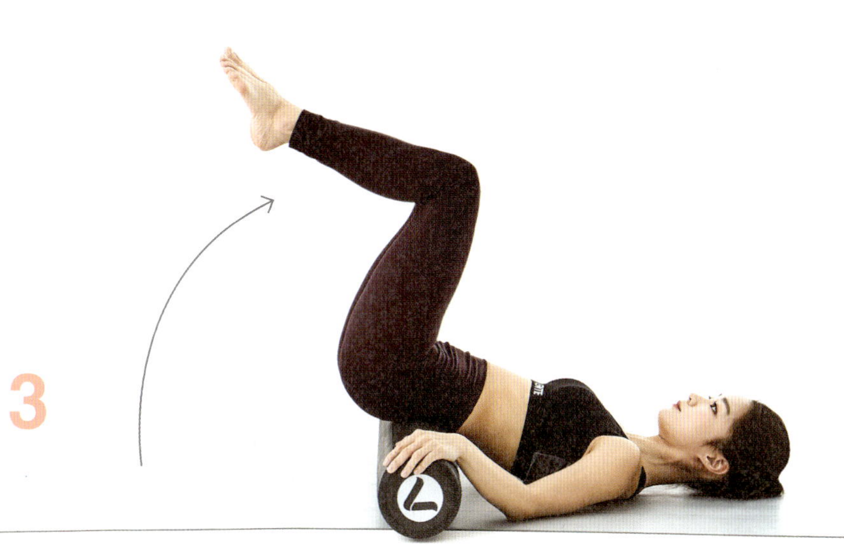

**3**

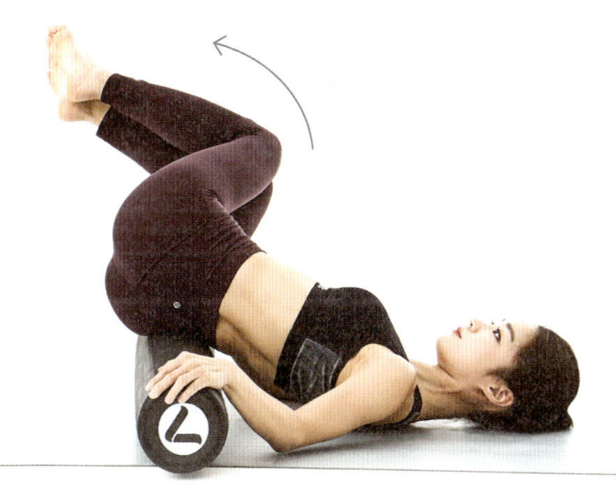

**4**

3 반대쪽 다리도 위로 올려 양쪽 다리
를 붙입니다.

4 편안하게 호흡하며 천골을 좌우로
왔다 갔다 하며 움직입니다.

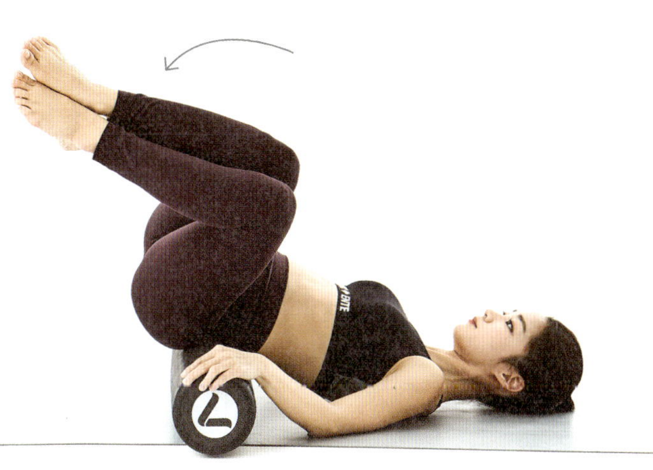

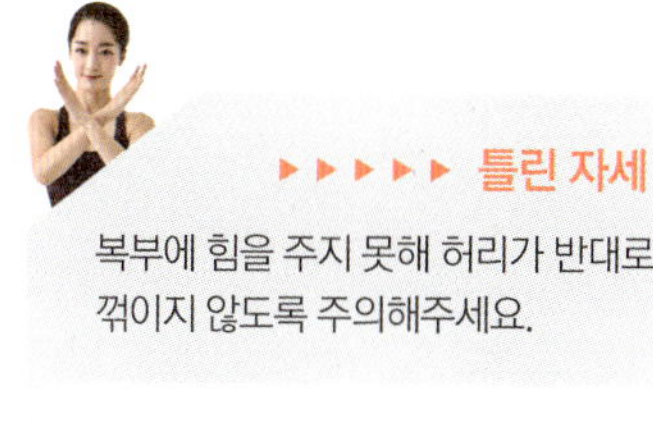


복부에 힘을 주지 못해 허리가 반대로
꺾이지 않도록 주의해주세요.

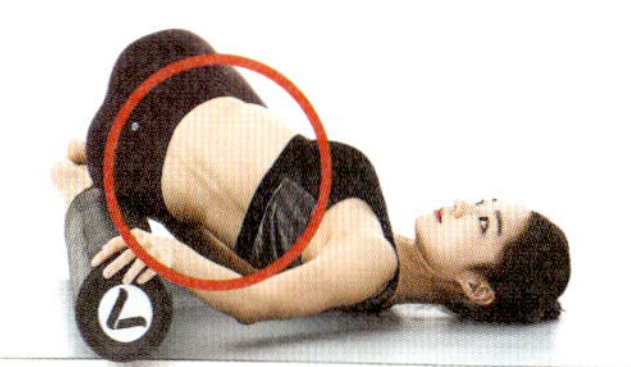

# 3 폼롤러 장요근 스트레칭

**STRETCHING**

장요근은 장골근과 대요근을 합쳐서 부르는 이름입니다.

척추의 안정성에 중요한 역할을 하는 근육이기 때문에 장요근을 스트레칭하면

척추가 안정되어 허리의 통증을 완화시킬 수 있습니다.

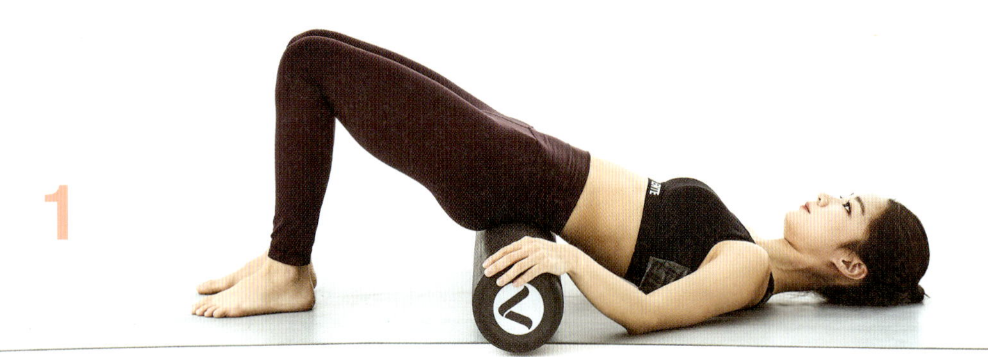

**1**

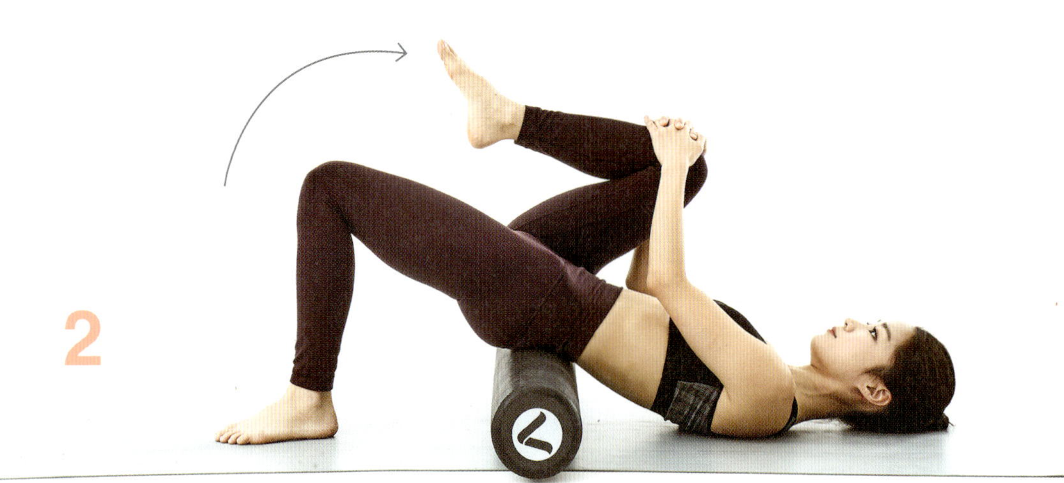

**2**

1. 엉덩이를 살짝 든 채 무릎을 세우고 누운 후 폼롤러를 천골 밑에 댑니다.
2. 한쪽 다리의 무릎을 끌고 와 깍지 낀 손으로 잡습니다.

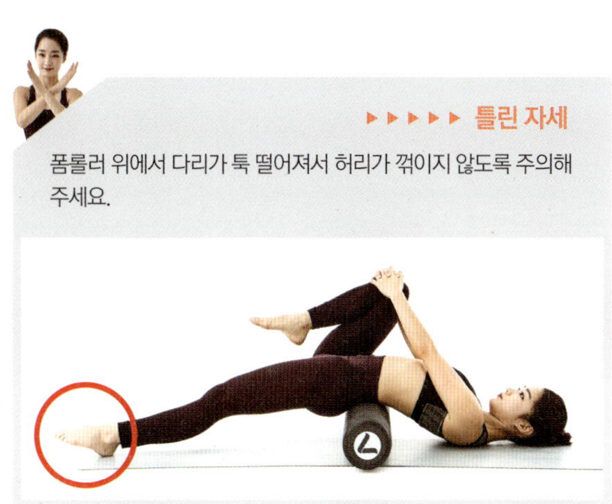


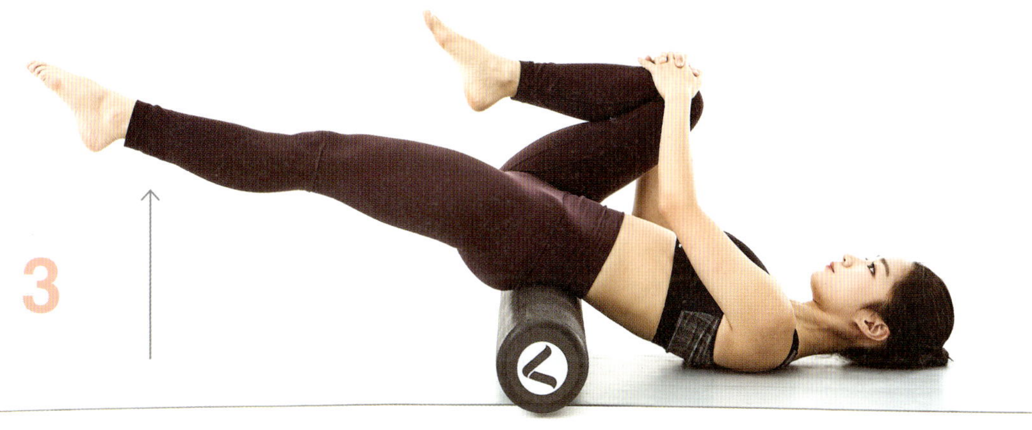


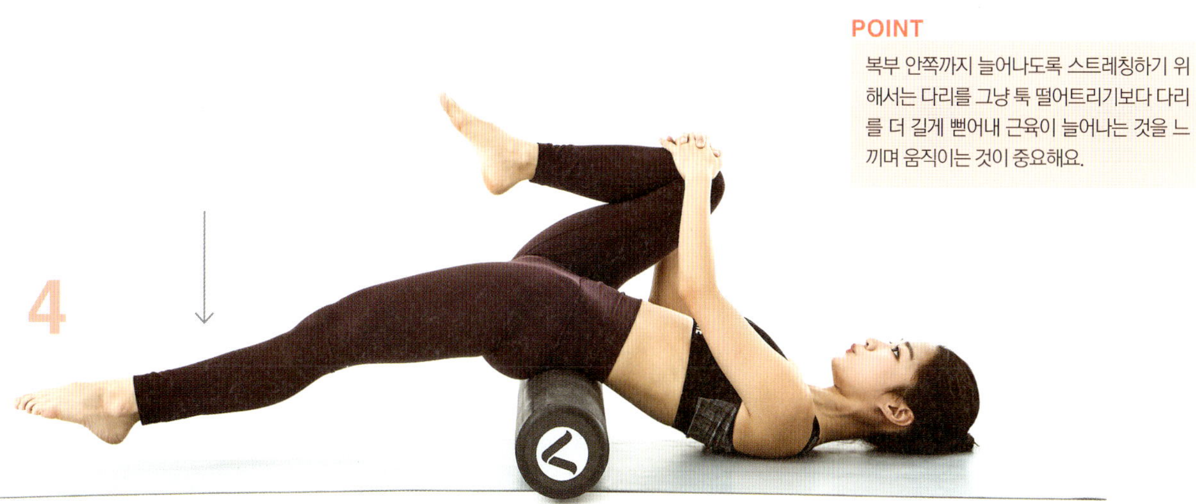


**POINT**

복부 안쪽까지 늘어나도록 스트레칭하기 위
해서는 다리를 그냥 툭 떨어트리기보다 다리
를 더 길게 뻗어내 근육이 늘어나는 것을 느
끼며 움직이는 것이 중요해요.

**3** 마시는 숨에 반대쪽 다리를 골반 높이까지 들어 길게 뻗습니다.

**4** 내쉬는 숨에 뒤꿈치를 아래로 내립니다. 반대쪽도 같은 방법으로 합
니다.

# 4 롤링 라이크 어 볼

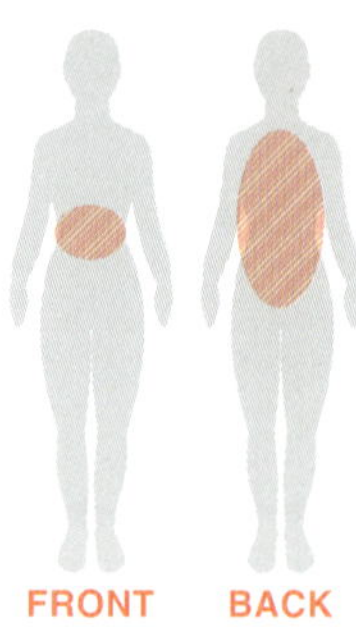


복부의 근육이 긴장될 수 있도록 해줄 뿐만 아니라 척추 마디마디를 바닥에 굴려 척추와 주변 근육을 활성화시켜주는 동작입니다. 이 같은 방법으로 척추를 스트레칭해 허리의 통증을 완화시킬 수 있습니다. 또한 골반 정렬이 필요한 동작이므로 올바른 골반 정렬을 만들어주는 효과가 있습니다.

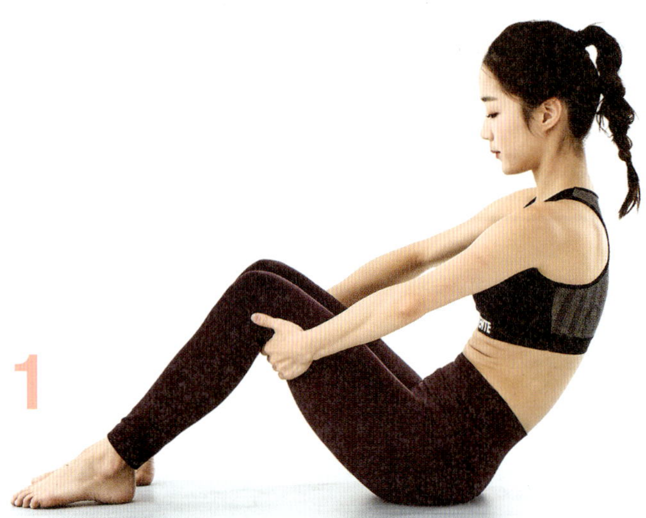

**1**

**POINT**

공처럼 뒤로 구를 때 팔꿈치는 안쪽으로 모이는 것이 아닌 바깥쪽으로 벌어진 상태를 유지해주세요.

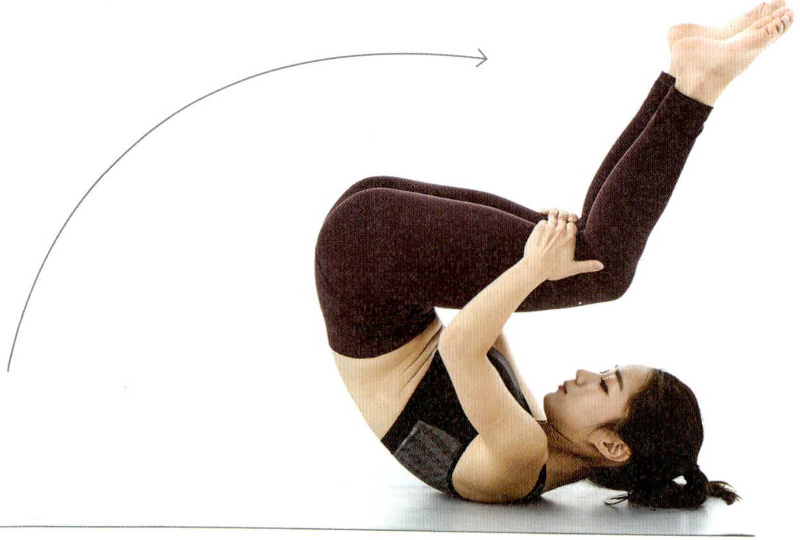

**2**

1   무릎 세우고 앉아서 양손으로 허벅지 뒤쪽을 잡고 몸을 공처럼 동그랗게 만듭니다.

2   마시고 내쉬는 숨에 공처럼 뒤로 구릅니다.

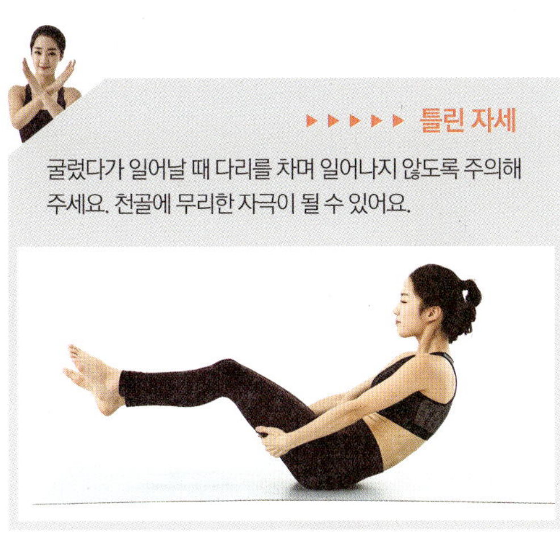


굴렸다가 일어날 때 다리를 차며 일어나지 않도록 주의해 주세요. 천골에 무리한 자극이 될 수 있어요.

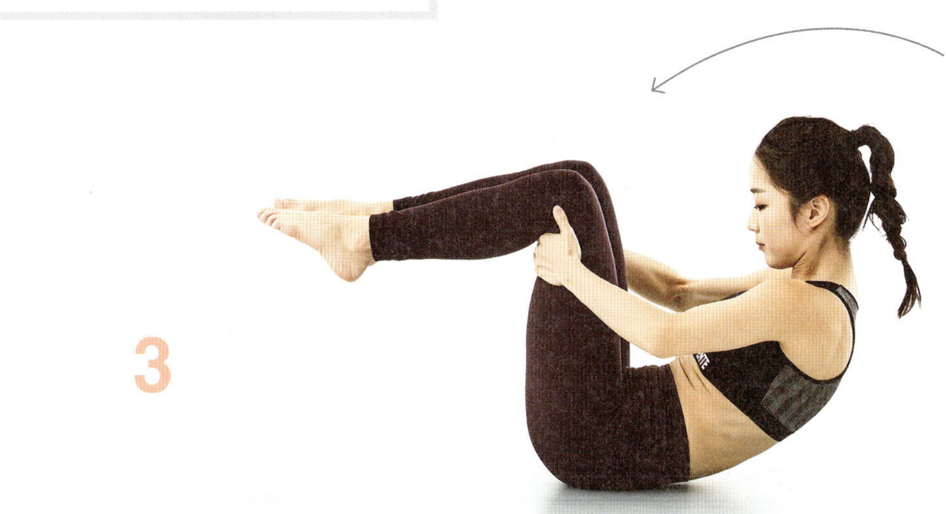

**3**

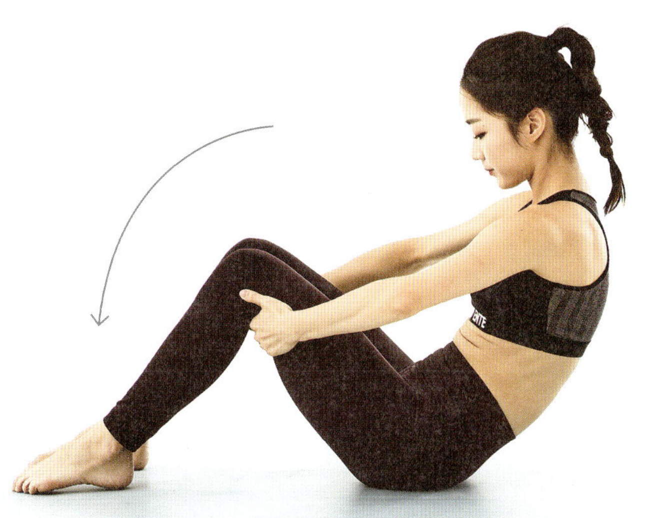

**POINT**
구르거나 일어날 때 척추가 오른쪽이나 왼쪽으로 치우치지 않도록 신경써 주세요.

**3** 복부의 긴장감을 유지하며 다시 굴러서 일어납니다.

# 소화가 안 될 때

하루 종일 구부정한 자세로 앉아있는 경우 소화기 계통을 담당하는 신경을 압박해 소화 기능이 떨어질 수 있습니다.
이때 등 뒤쪽을 시원하게 열어 등을 자극시키는 스트레칭으로 소화 기능을 향상시킬 수 있습니다.

## 1

STRETCHING

# 다리 스트레칭

등 뒤쪽을 트위스트해 자극시키는 동작이기 때문에 소화에 도움을 줄 뿐만 아니라

다리를 들어 올릴 때 다리 뒷면의 근육이 활성화되므로 다리의 셀룰라이트도 제거할 수 있는 스트레칭입니다.

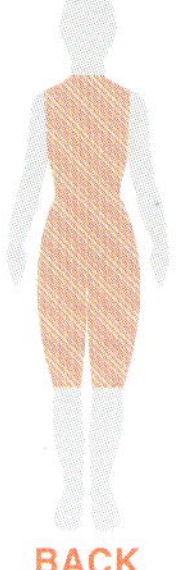

BACK

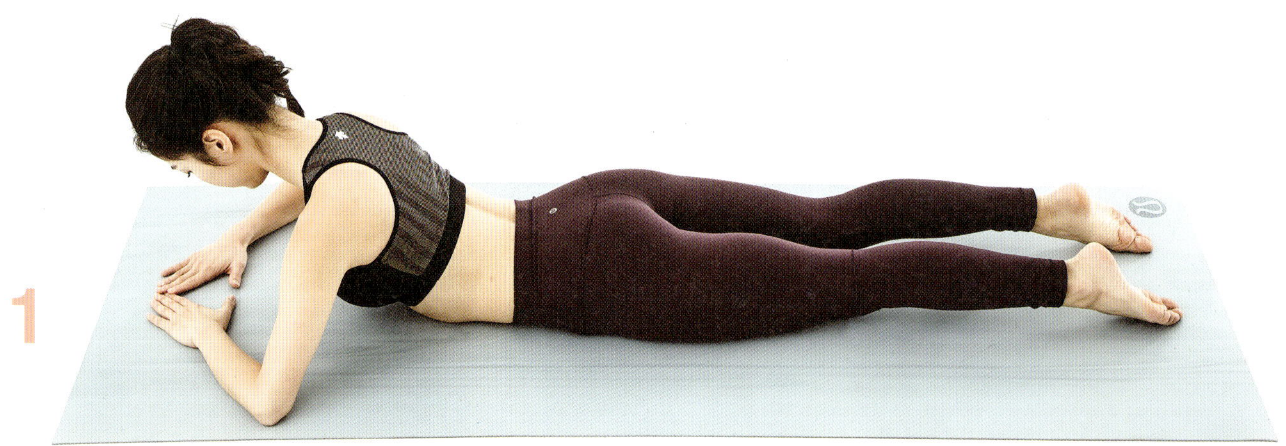

1    엎드린 채 다리를 뒤로 쭉 뻗고, 팔꿈치로 바닥을 밀어내며 가슴을 살짝 위로 올립니다.

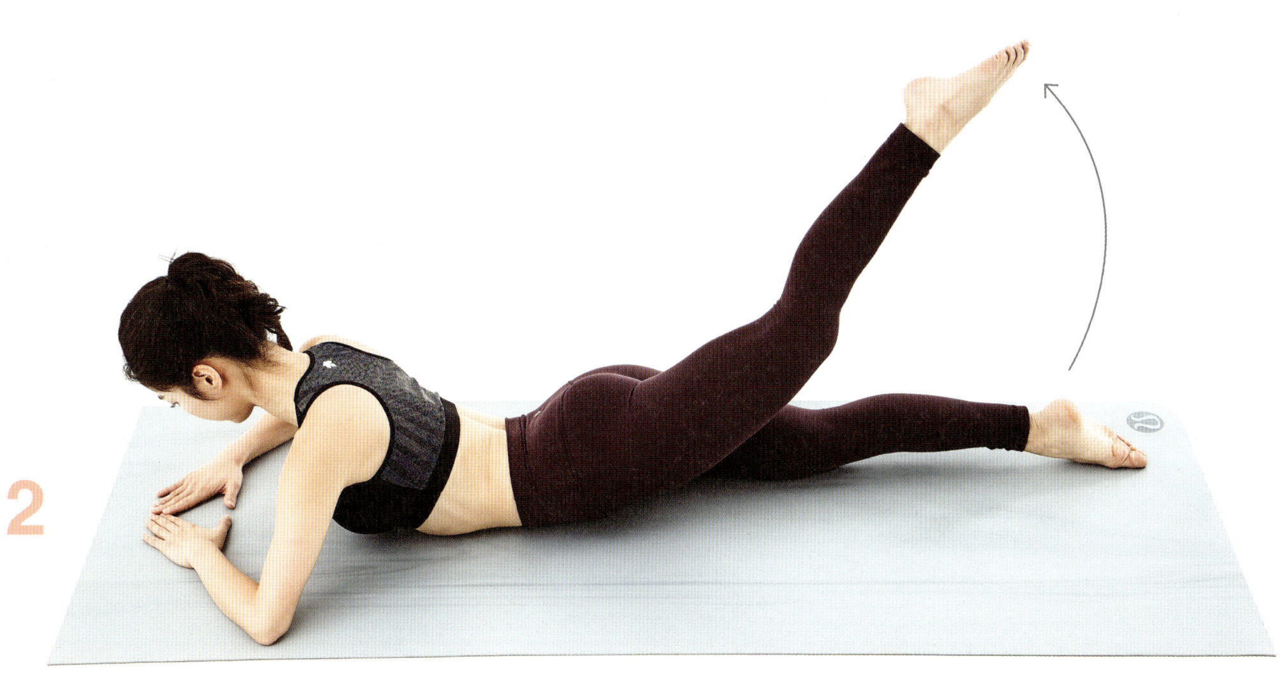

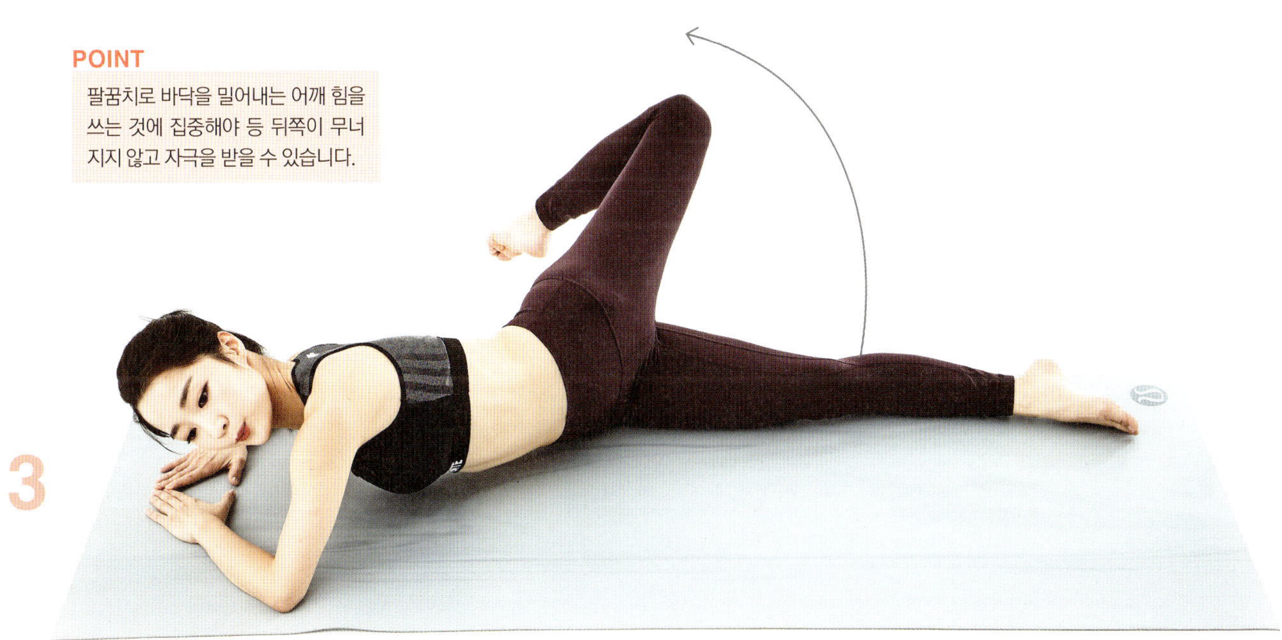



2   마시는 숨에 한쪽 다리를 들어 올립니다.

3   내쉬는 숨에 다리를 반대쪽으로 넘깁니다. 이
때 시선은 넘어가는 다리의 반대쪽을 바라봅니
다. 반대쪽도 같은 방법으로 합니다.

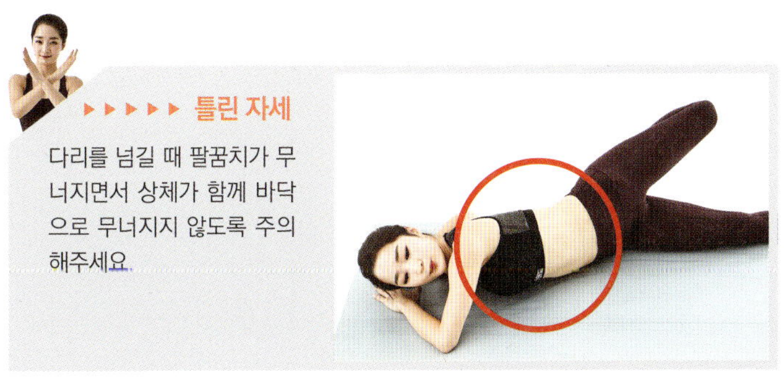

# 2 폼롤러 등 스트레칭

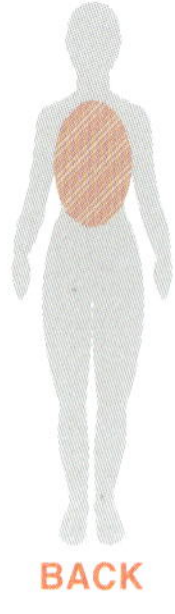


등 주변 근육들을 스트레칭해 소화를 촉진시켜줄 뿐만 아니라,
굳어있는 등 근육을 이완시켜 등과 허리의 통증을 해소해주는 동작입니다.

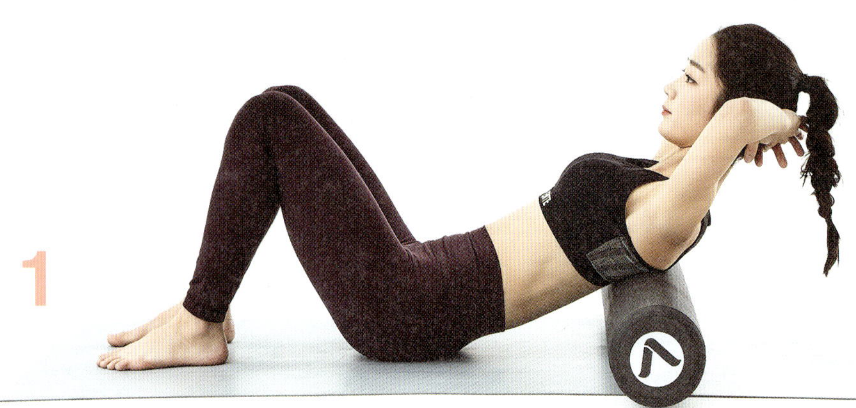

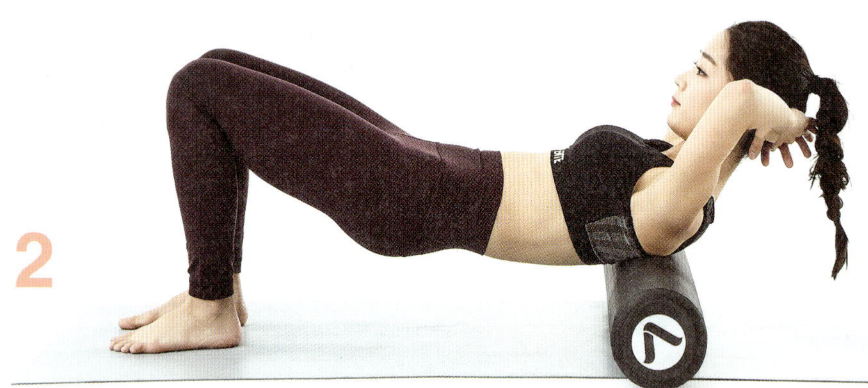

1 날개 뼈 끝자락에 폼롤러를 대고 앉아서 머리 뒤에 손을 받칩니다.

2 마시는 숨에 엉덩이를 듭니다.

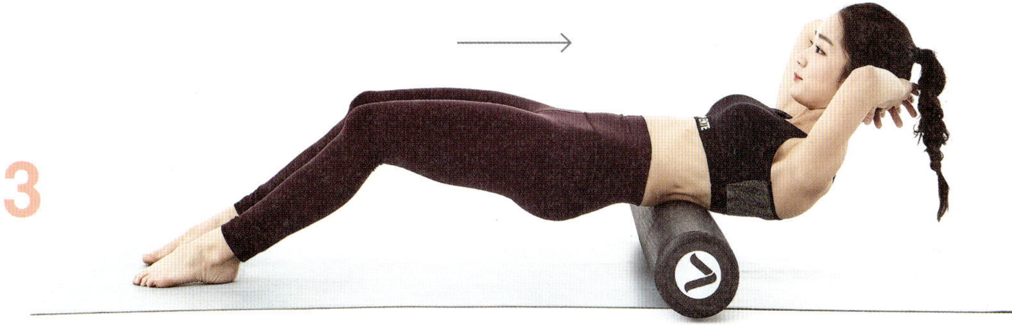



**3**

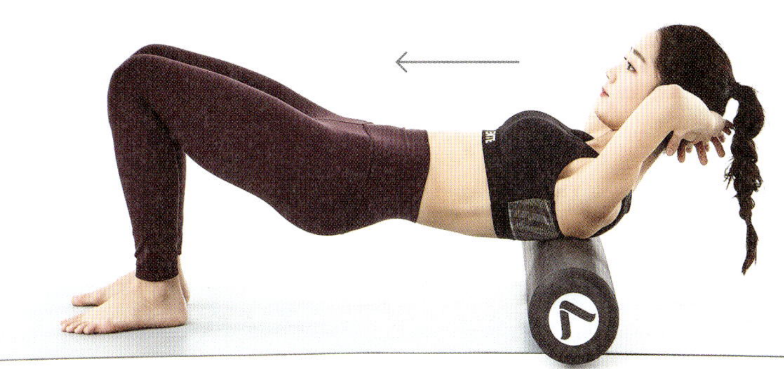



**4**

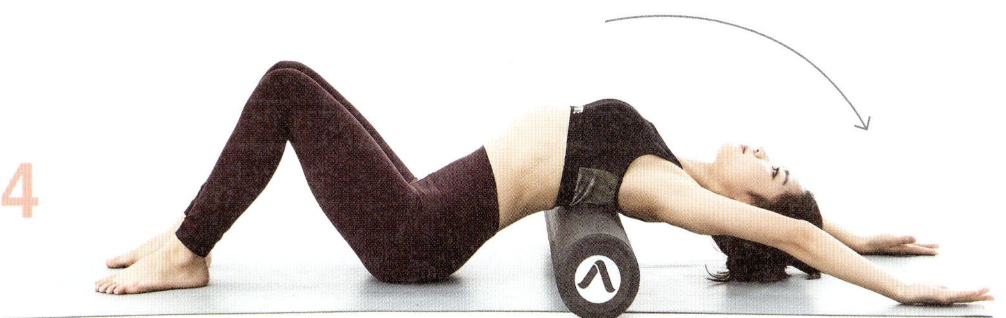

**5**

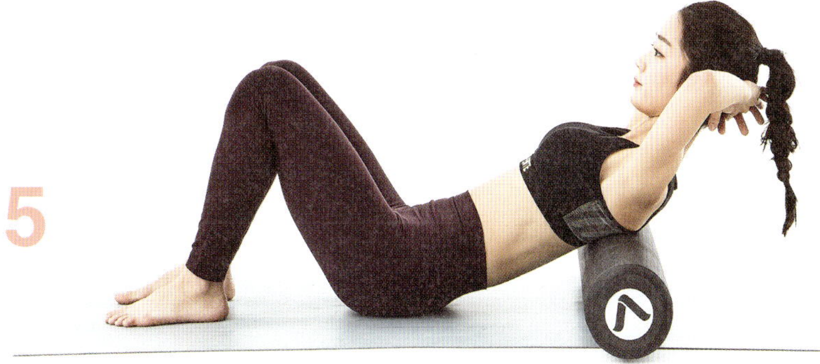

**3**  내쉬는 숨에 중심을 위아래로 옮기며 등을 마사지하듯 누릅니다.

**4**  마시고 내쉬는 숨에 팔을 만세 하듯 뒤로 뻗습니다.

**5**  충분히 호흡하고 다시 머리 뒤에 깍지를 끼고 올라갑니다.

# 스완

척추의 신전을 통해 척추 주변 근육들을 자극시켜 소화에 도움을 주는 스트레칭입니다.
또한 팔로 바닥을 밀어내는 팔 뒷면의 힘도 필요로 하는 동작이기 때문에
팔 근육 강화와 몸 뒷면 전체 근육 강화에도 좋습니다.

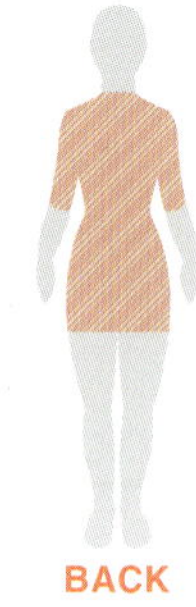


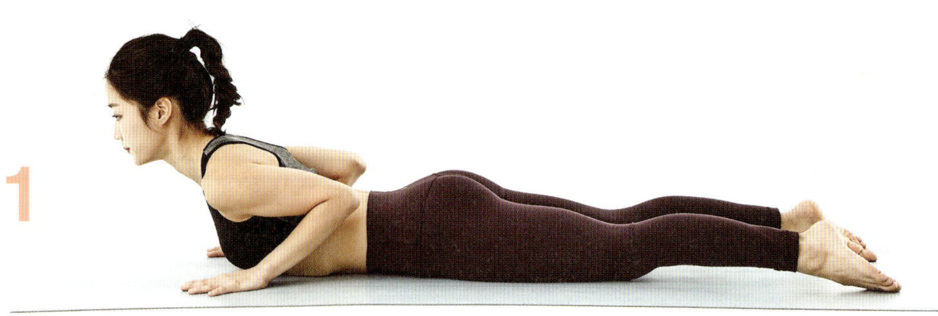

**1** 배를 대고 엎드려서 다리는 골반 너비로 벌리고 손바닥은 어깨 아래쪽 바닥에 놓습니다.

**2** 마시고 내쉬는 숨에 머리, 가슴, 복부 순으로 상체를 끌어올립니다.

**3** 끌어 올린 상태를 유지하며 다시 한번 마시고 내쉬는 숨에 복부, 가슴, 머리 순으로 천천히 내려갑니다.

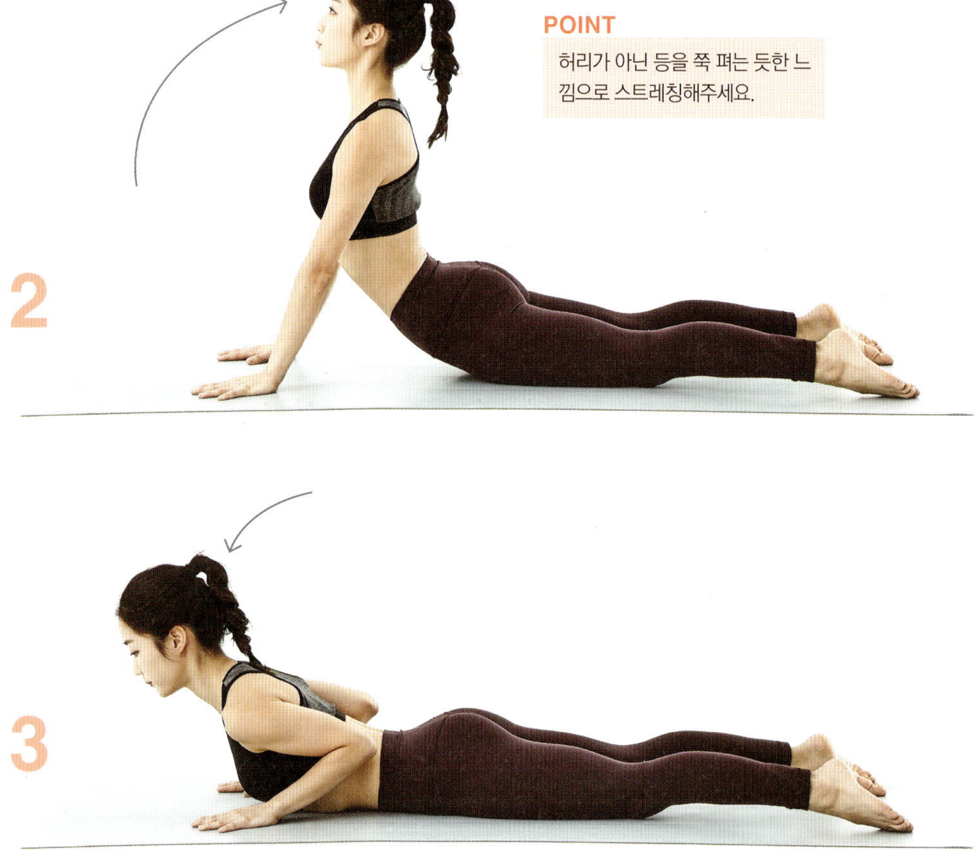

**POINT**

허리가 아닌 등을 쭉 펴는 듯한 느낌으로 스트레칭해주세요.

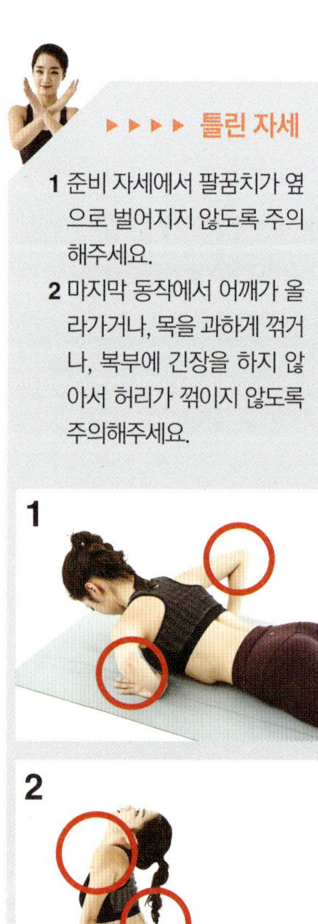

▶ ▶ ▶ ▶ **틀린 자세**

**1** 준비 자세에서 팔꿈치가 옆으로 벌어지지 않도록 주의해주세요.

**2** 마지막 동작에서 어깨가 올라가거나, 목을 과하게 꺾거나, 복부에 긴장을 하지 않아서 허리가 꺾이지 않도록 주의해주세요.

# CASE ⑥ 피곤할 때

몸이 피곤해지면 정신적으로도 힘들어집니다. 이때 간단한 스트레칭으로 몸과 마음을 가볍게 만들 수 있습니다.
건강한 컨디션을 위한 스트레칭 몇 가지를 추천합니다.

## 1 몸통 스트레칭

**STRETCHING**

피로감이 쌓일 때 머리와 몸통 전체를 뒤로 젖히는 스트레칭을 하면 몸 뒤쪽에 있는
근육들이 활성화되면서 혈액이 순환되고 머리가 맑아지는 효과를 얻을 수 있습니다.

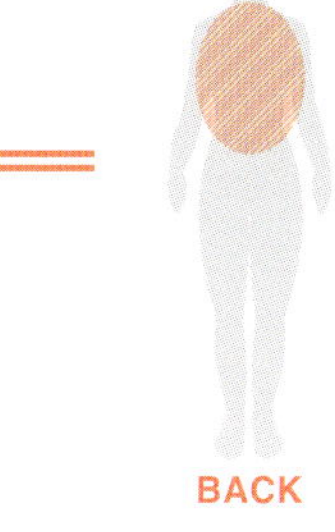

BACK

**POINT**

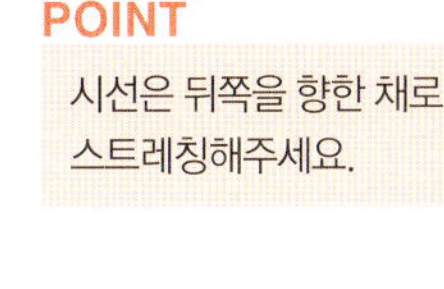
시선은 뒤쪽을 향한 채로
스트레칭해주세요.

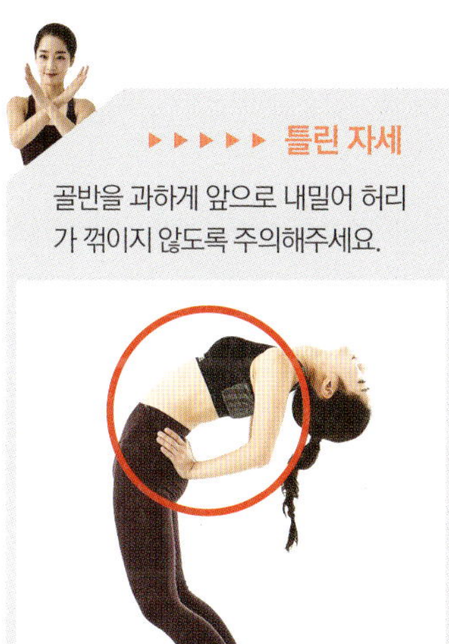
▶ ▶ ▶ ▶ ▶ **틀린 자세**

골반을 과하게 앞으로 내밀어 허리
가 꺾이지 않도록 주의해주세요.

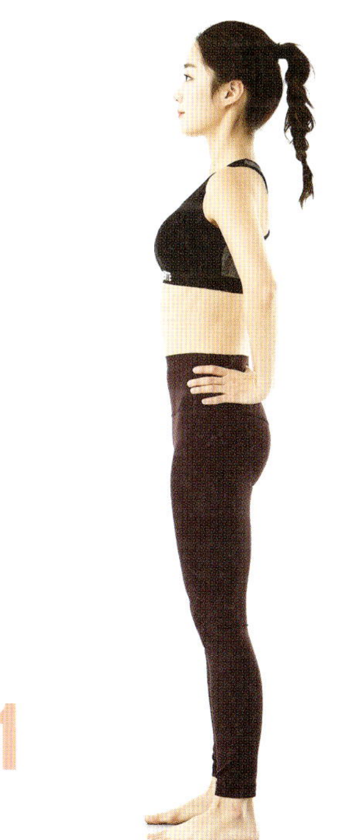

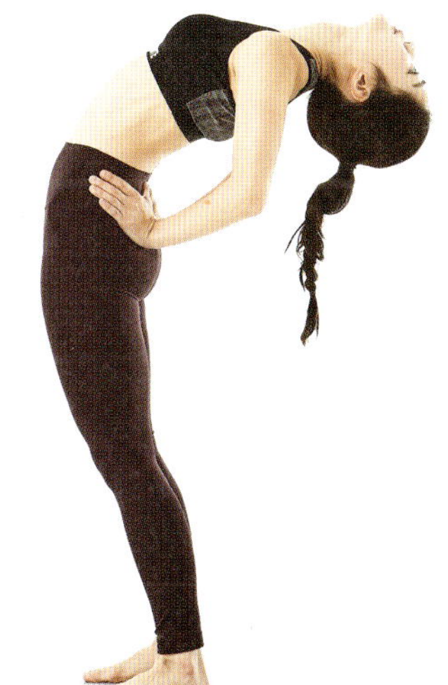

**1**

**2**

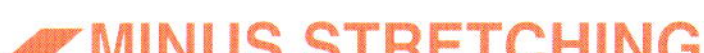
**MINUS STRETCHING**

뒤쪽을 보며 스트레칭하는 것이 어려운 분들은
천장까지만 보며 스트레칭해주세요.

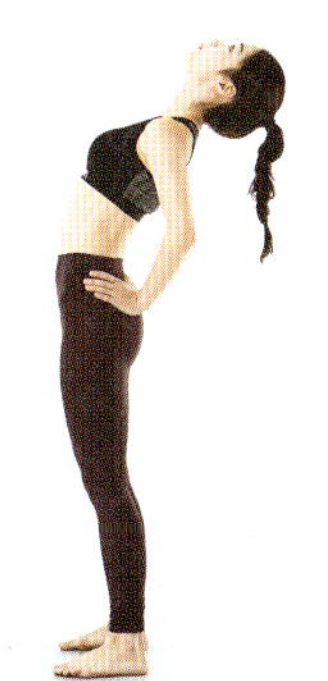

1   발은 골반 너비로 벌린 채 양손으로 골반을 받칩니다.
2   마시고 내쉬는 숨에 골반은 살짝 앞으로 밀면서 상체를 뒤로 젖힙니다.

# 목 스트레칭

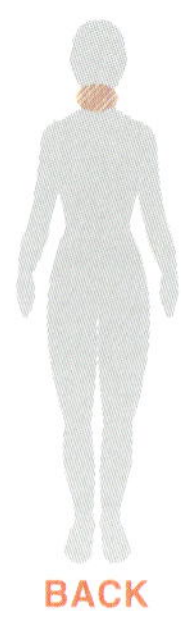


피로가 누적되면 두통이 찾아오면서 피곤함을 느끼게 됩니다. 이때 목을 스트레칭해 두통을 완화시키는 것이 필요합니다. 또한 이 동작은 얼굴의 붓기를 제거하는 데에도 효과적인 스트레칭입니다.

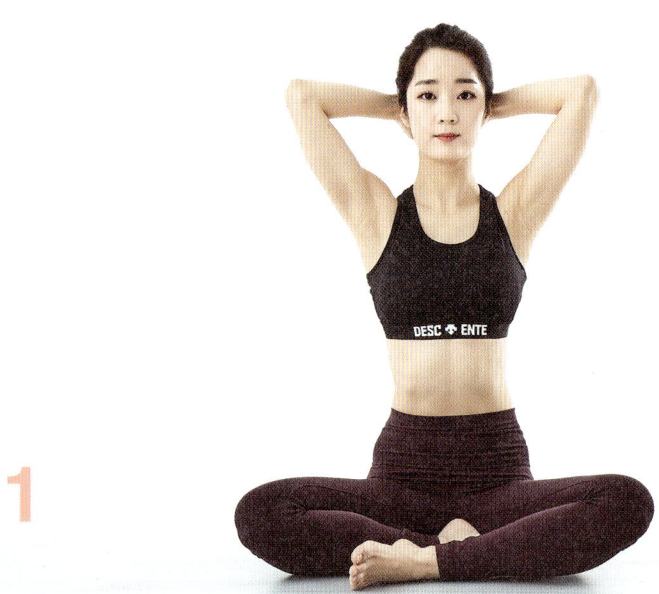

**1**

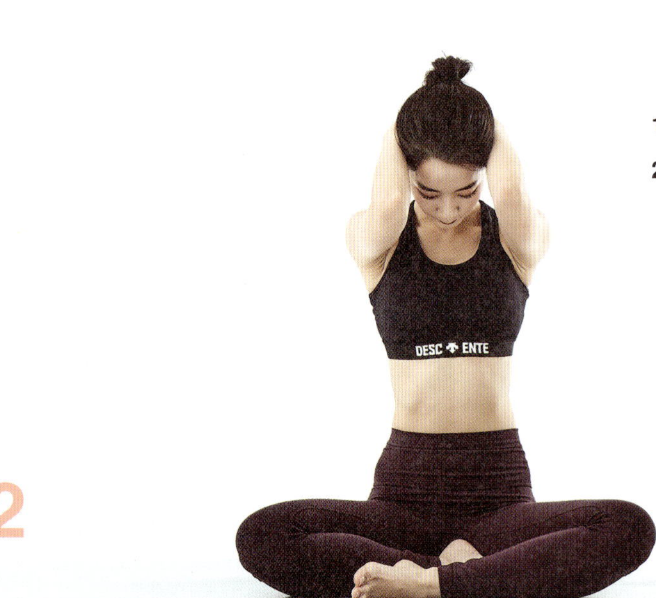

**2**

1  앉은 채로 깍지를 낀 손을 뒤통수에 댑니다.

2  마시고 내쉬는 숨에 팔꿈치를 얼굴 쪽으로 살짝 모으고 턱을 가슴 쪽으로 당깁니다.

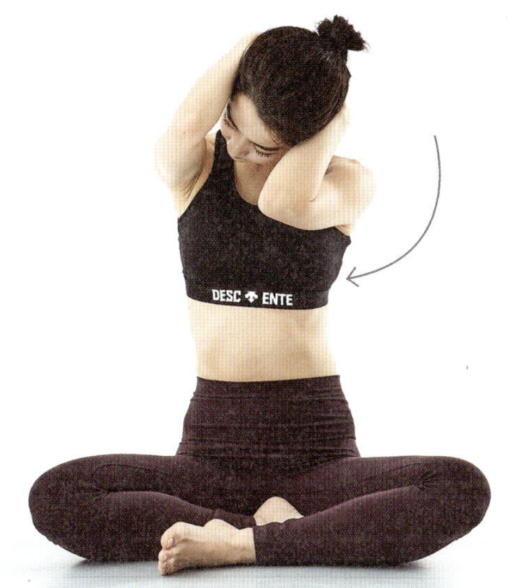

**3**



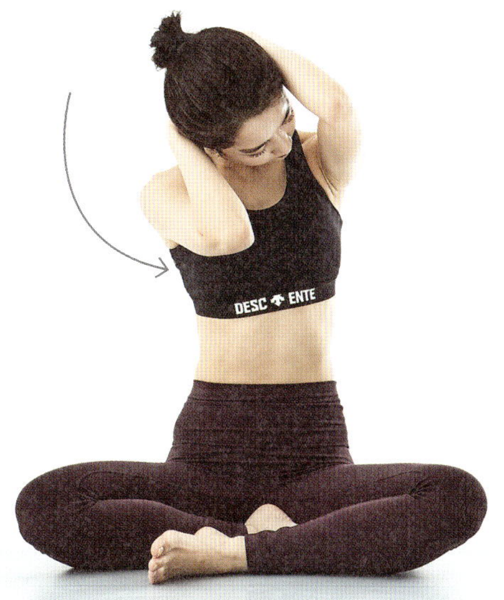

3 마시고 내쉬는 숨에 고개를 좌우로 번갈아가며 돌립니다.

# 3 어깨와 몸통 스트레칭

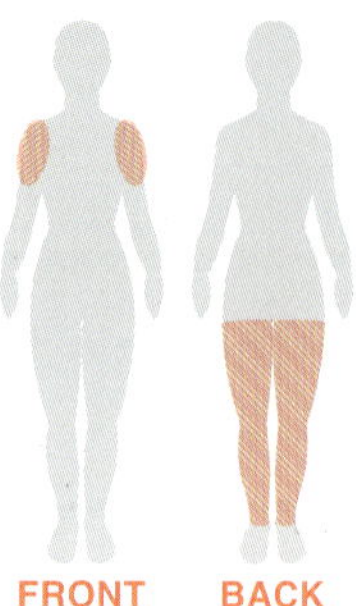


전신을 시원하게 스트레칭하는 동작으로 어깨의 앞면을 중점적으로 늘림으로써
피곤한 몸을 깨워줄 뿐만 아니라 굽은 어깨를 펴주는 효과가 있습니다.

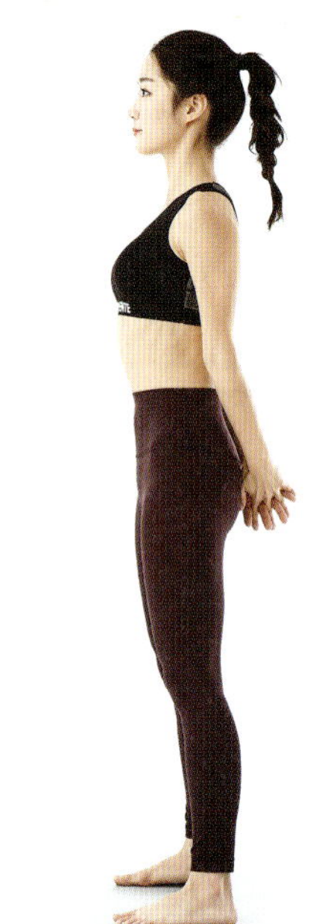

**1**

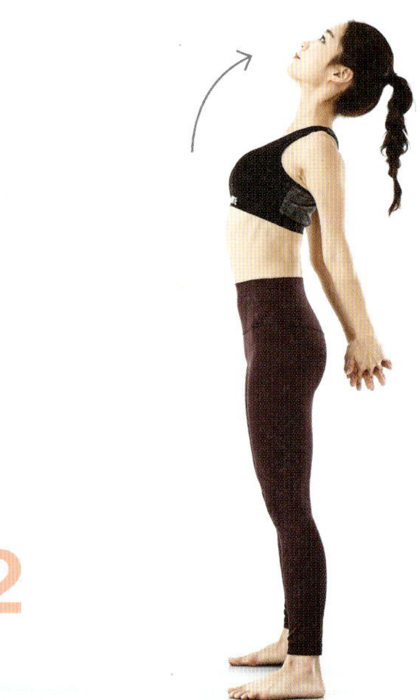

**2**

**3**

**POINT**

어깨 앞면이 열리는 것과 다리 뒤쪽이 늘어나
는 것에 집중하며 스트레칭해주세요. 팔은 가
능한 만큼만 뒤로 보내주세요.

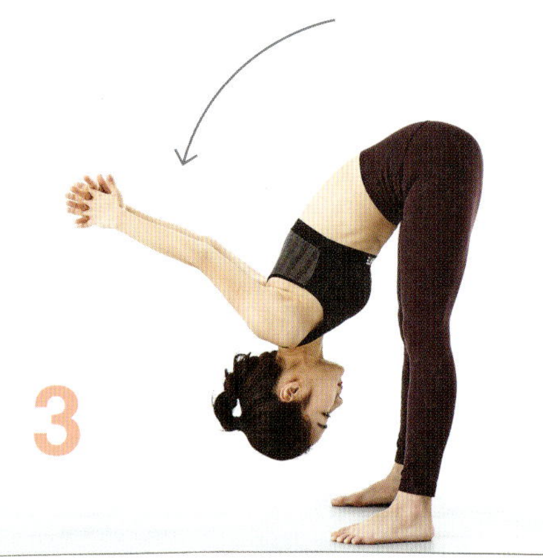

**MINUS STRETCHING**

무릎을 펴고 내려가는 것이 힘들다면 무릎을 구부려
상체를 앞으로 숙여주세요.

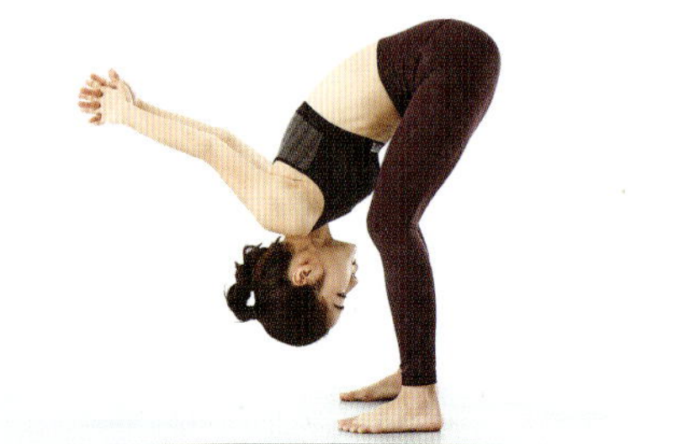

**1** 다리를 어깨너비로 벌린 채 손은 엉덩이 뒤에서 깍지를 낍니다.

**2** 마시는 숨에 손을 더 바닥을 향해 끌어 내리며 어깨와 가슴을 엽니다.

**3** 내쉬는 숨에 상체를 아래로 숙이며 손을 위로 올립니다. 이때 시선은
무릎 사이를 바라봅니다.

# CASE ⑦ 혈액 순환이 안 될 때

혈액 순환이 되지 않을 때 우리 몸에는 여러 가지 이상이 나타납니다.

대표적으로 수족냉증이 생기거나, 소화가 잘되지 않거나, 피부가 건조해지는 등의 증상이 있습니다.

간단한 스트레칭만으로 혈액 순환에 도움을 줄 수 있으니 아침에 일어날 때나 자기 전에 스트레칭하는 것을 추천합니다.

고혈압이나 추간판탈출증(디스크) 등으로 이 동작들을 하기 어려운 경우 의사와 상담 후 스트레칭하는 것을 권합니다.

## 1 브릿지

STRETCHING

골반을 심장보다 높이 들어 올려 하체 쪽으로 쏠려있던 혈액을 순환시켜주는 동작입니다.

또한 가슴의 호흡을 통해 심장 주변의 근육도 활성화시킬 수 있습니다.

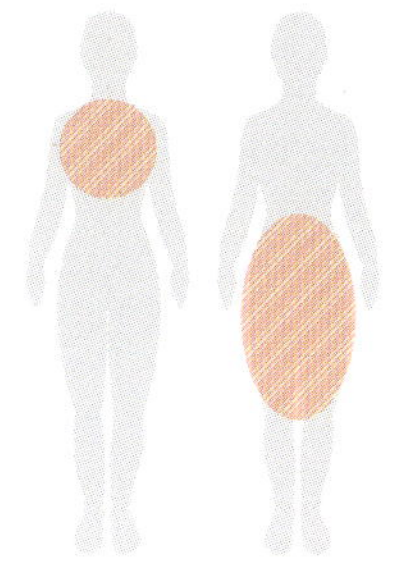


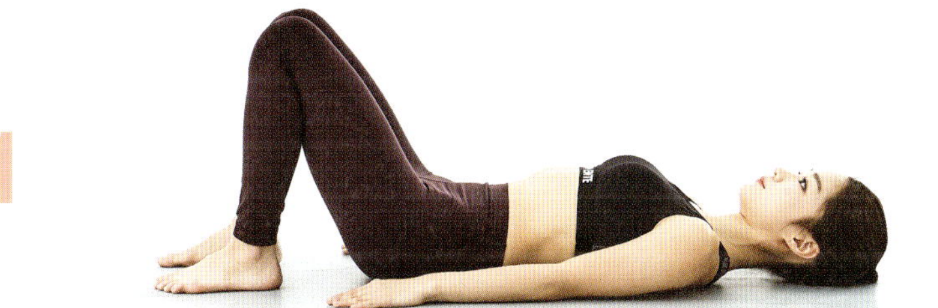

**1** 누워서 두 무릎을 세웁니다.

**2** 마시고 내쉬는 숨에 엉덩이를 위로 들어 올립니다.

**3** 다시 마시고 내쉬는 숨에 엉덩이 밑에서 깍지를 끼고 바닥을 밀어내며 가슴을 더 위로 올립니다.

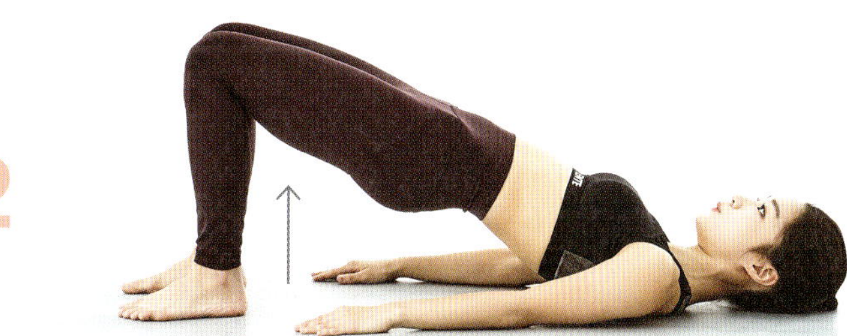

**POINT**

허리가 꺾이는 자세나 목이 불편한 경우 가능한 만큼만 엉덩이를 들어주세요.

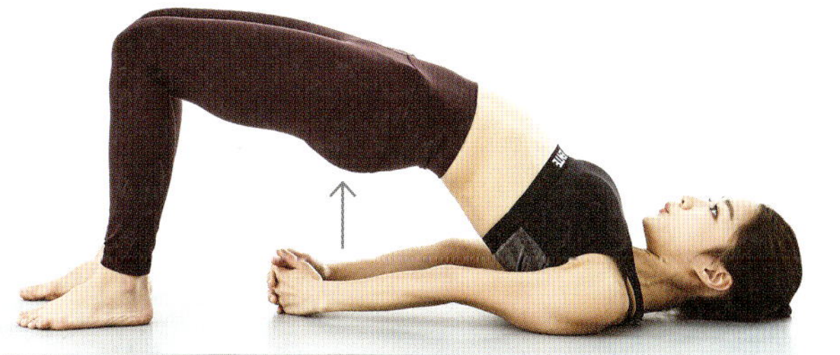

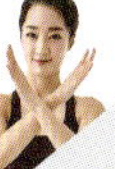

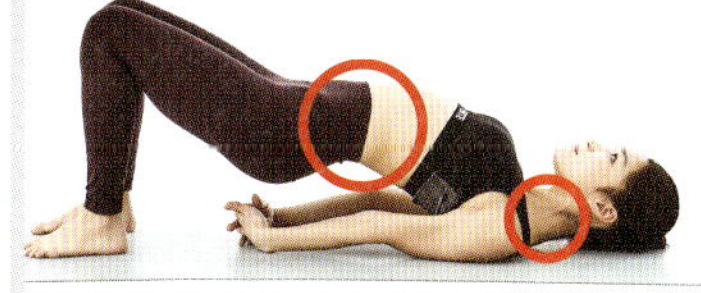

# 쟁기 자세

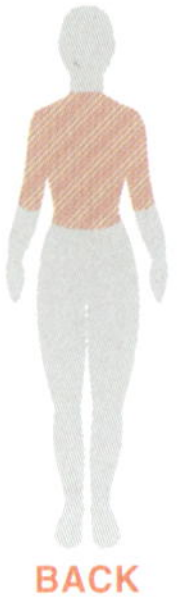


다리를 머리 뒤로 넘기는 동작으로 혈액 순환뿐만 아니라 척추의 유연성과 복부의 힘을 기르는 데
효과적인 스트레칭입니다.

**1**

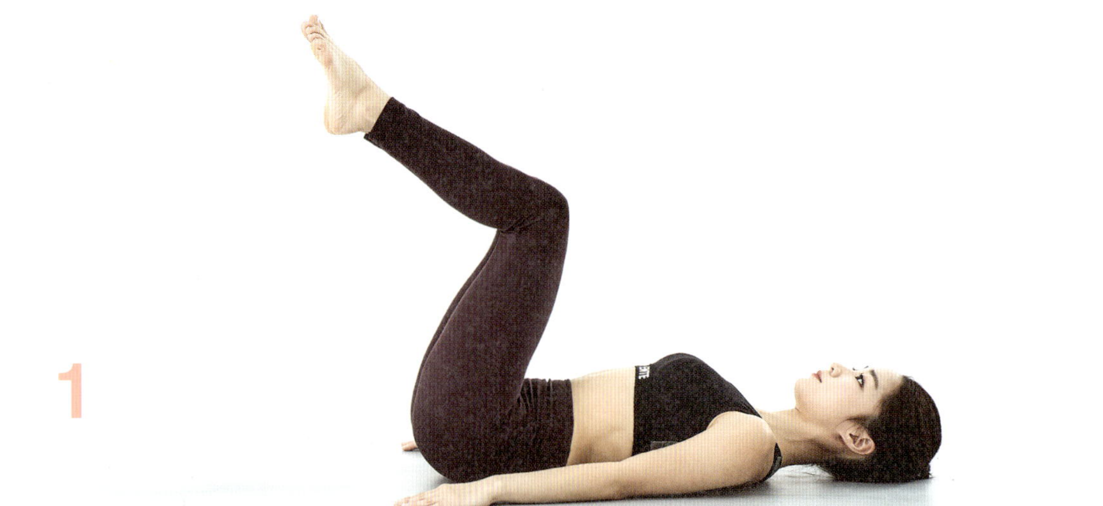

**POINT**
발을 천장으로 찌르려고 하기보다는
뒤로 넘기며 스트레칭해주세요.

**2**

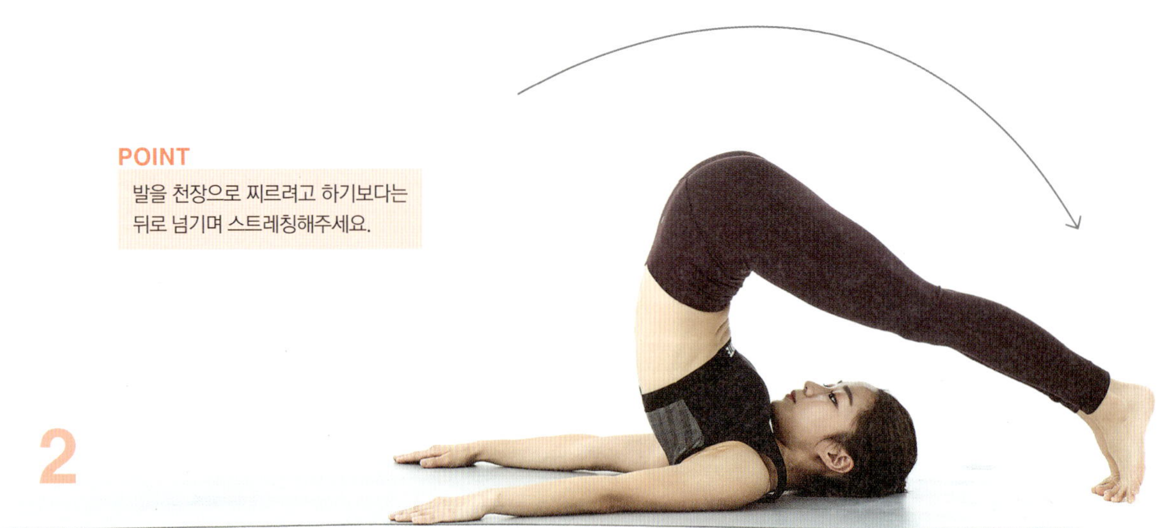

**1**  누워서 골반 위에 무릎이 올라오는 테이블 탑 자세를 만듭니다.

**2**  마시고 내쉬는 숨에 복부에 힘을 주며 발끝을 머리 뒤로 넘깁니다.

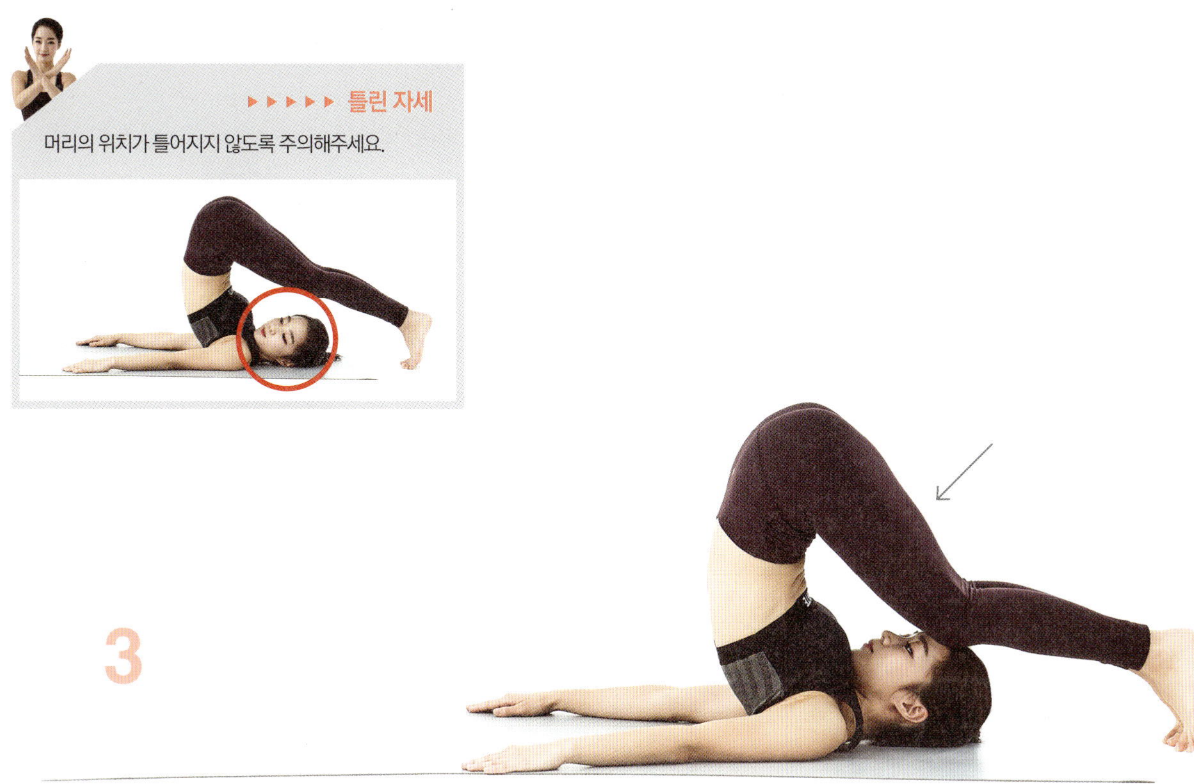


3

**POINT**
동작을 마무리하고 내려올 때 복부의 힘을
유지하며 내려오는 것이 힘든 분들은 두
손으로 골반을 받치고 내려주세요.

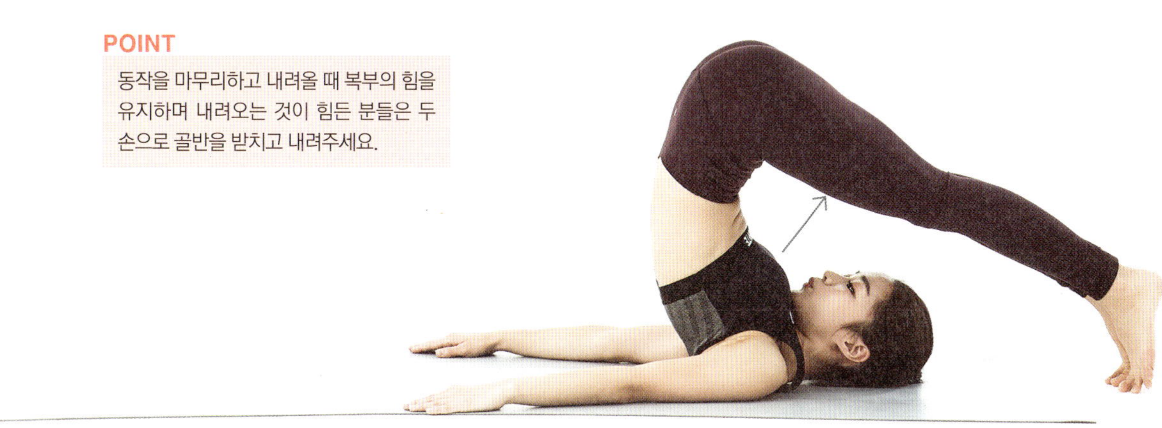

3  마시고 내쉬는 숨에 무릎을 구부렸다 폅니다.

# 전갈 자세

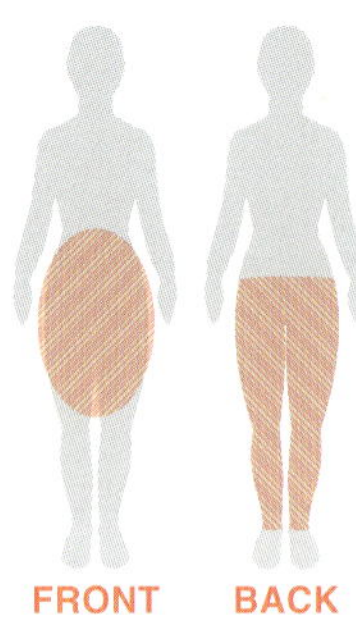


다리를 상체보다 위로 들어 올림으로써 몸 전체의 혈액을 순환시켜주는 동작입니다.

하체 쪽으로 몰려있는 혈액들이 순환되므로 얼굴에 생기가 도는 효과도 있습니다.

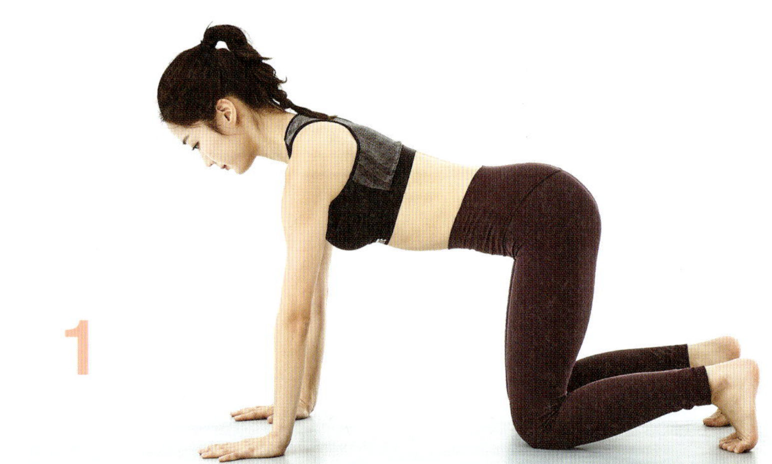

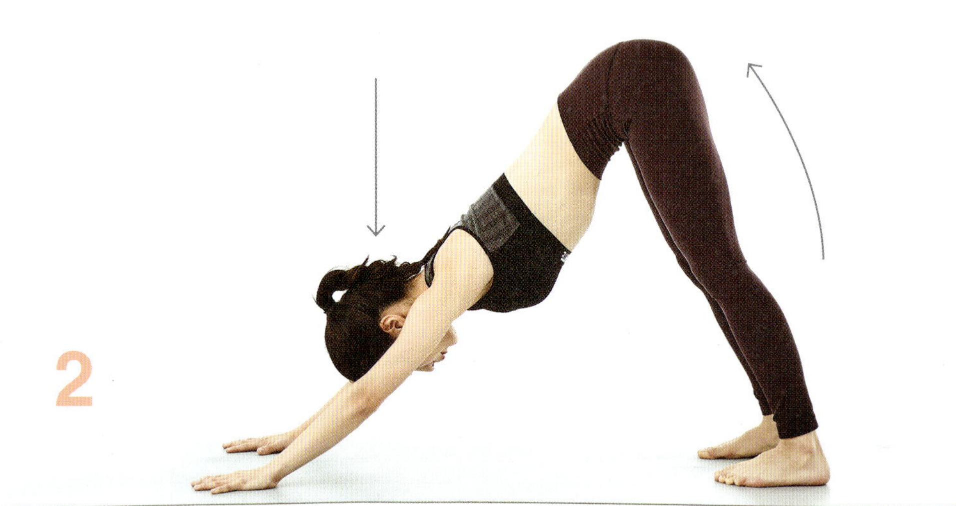

1 무릎 위에 골반, 손목 위에 어깨가 위치한 테이블 자세를 만듭니다.

2 마시고 내쉬는 숨에 뒤꿈치로 바닥을 누르며 엉덩이를 위로 올립니다.

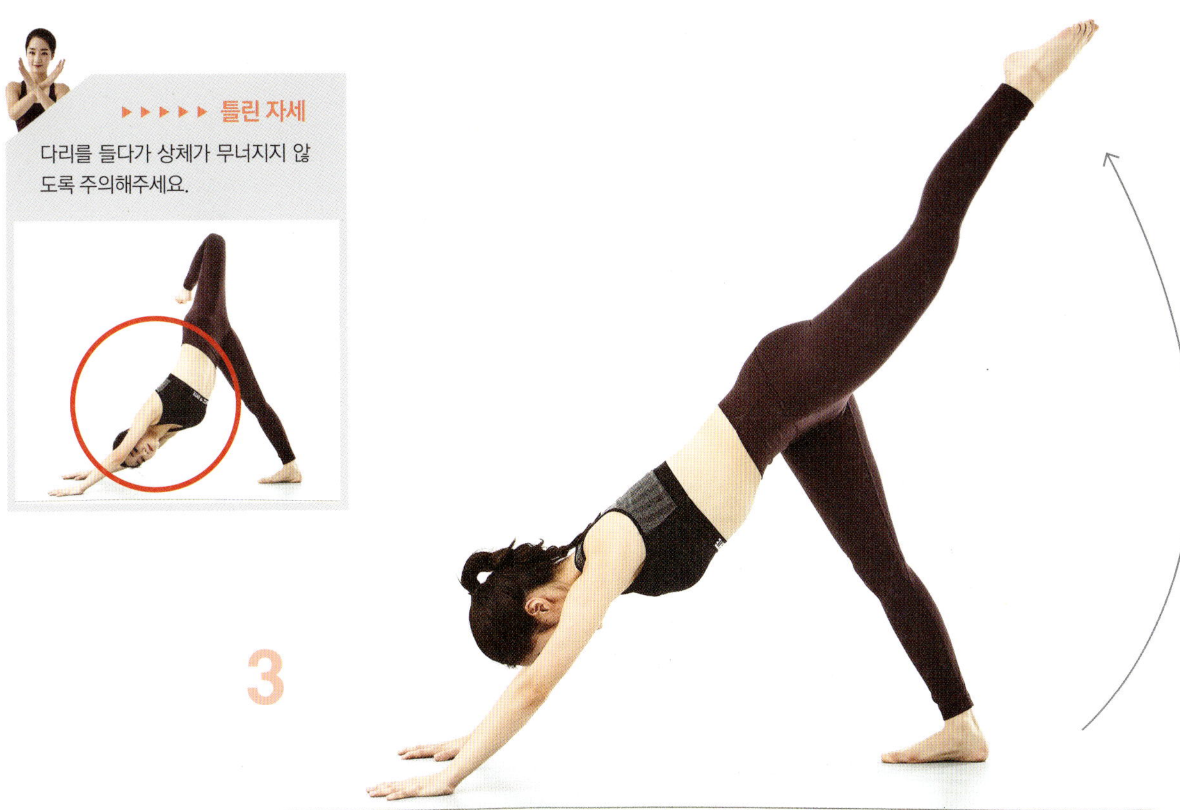


3

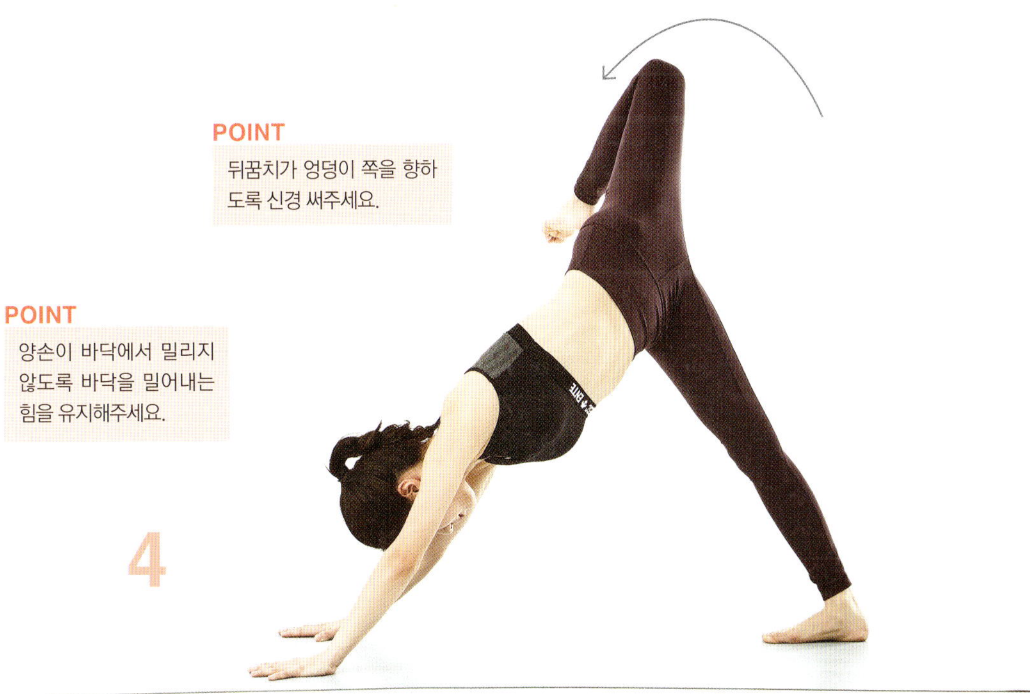


4

3   마시는 숨에 한쪽 다리를 위로 올립니다.

4   내쉬는 숨에 골반을 바깥쪽으로 열며 무릎을 접어 다리를 뒤로 보냅니다.
    반대쪽도 같은 방법으로 합니다.

# 폼롤러 림프절 스트레칭

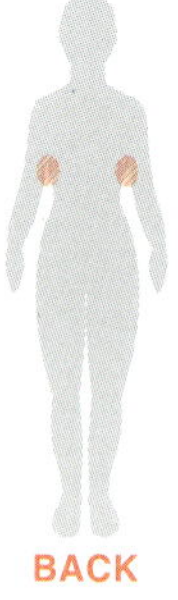



폼롤러로 림프절을 가볍게 자극하여 혈액을 순환시키고 체내에 쌓인 노폐물을 배출할 수 있도록

해주는 스트레칭입니다. 또한 부종에도 효과적인 동작입니다.

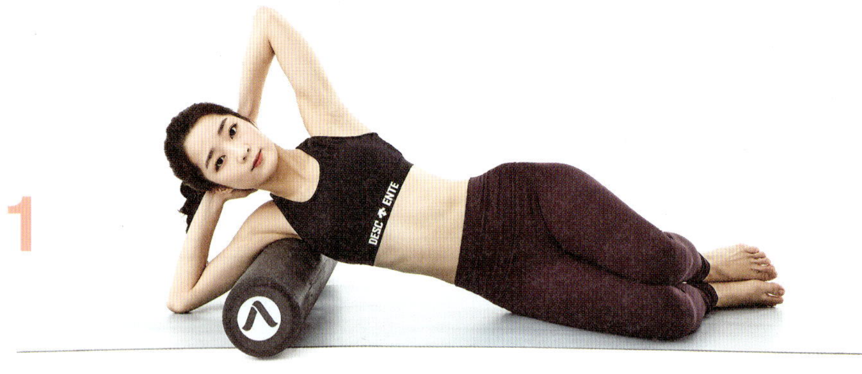

**1**

**POINT**

너무 과한 자극을 느끼기 위한 강한
스트레칭은 좋지 않아요. 아기를 다
루듯 가볍게 자극을 느껴주세요.

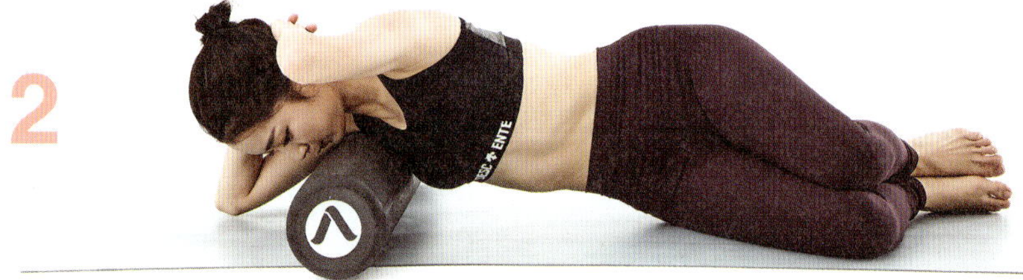

**2**

**1**  무릎을 접고 옆으로 앉아서 폼롤러에 겨드랑이 안쪽을
댄 채 머리 뒤에 깍지를 낍니다.

**2**  마시고 내쉬는 숨에 바닥을 바라보며 몸을 앞으로 숙
이며 겨드랑이 안쪽 림프절을 가볍게 눌러줍니다.

**3**  다시 마시고 내쉬는 숨에 위쪽을 향해 가슴을 엽니다.
반대쪽도 같은 방법으로 합니다.

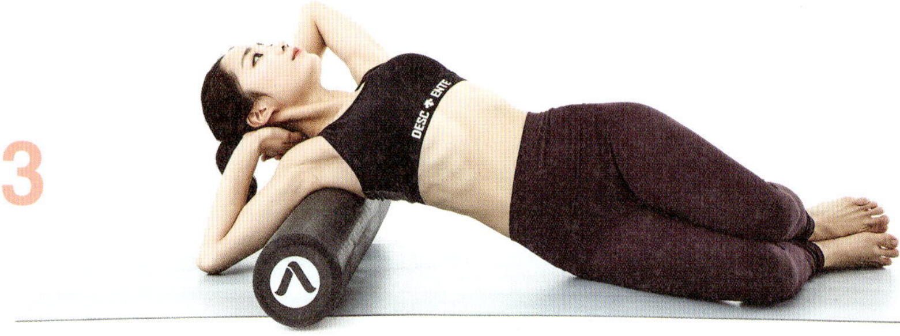

**3**

# CASE ⑧ 생리통이 있을 때

생리통이 심한 경우 하체의 혈액을 순환시켜주고 골반 주변의 근육을 스트레칭하는 것이 필요합니다.
생리통이 있을 때 꾸준히 스트레칭하면 생리통 완화에 효과가 있습니다.

## 1 소 머리 자세

STRETCHING

골반 주변의 근육들을 이완시켜 생리통을 완화시켜줄 뿐만 아니라
틀어진 골반을 바로잡는 데에도 효과적인 스트레칭입니다.

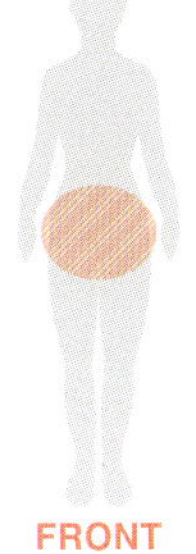

FRONT

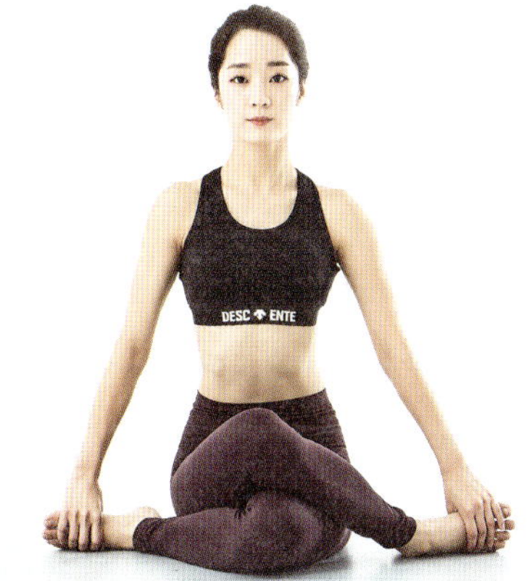

1 앉아서 두 무릎이 일렬이 되도록 포갠 채 양발을 잡습니다.

2 마시고 내쉬는 숨에 가슴을 아래로 내립니다.

3 턱을 무릎 사이에 넣는다는 느낌으로 상체를 깊게 숙입니다. 반대쪽도 같은 방법으로 합니다.

### POINT

1 상체를 숙일 때는 머리에 힘을 툭 풀어주세요.

2 발등을 잡은 손을 계속 뒤로 당기면서 어깨가 올라가지 않도록 해주세요.

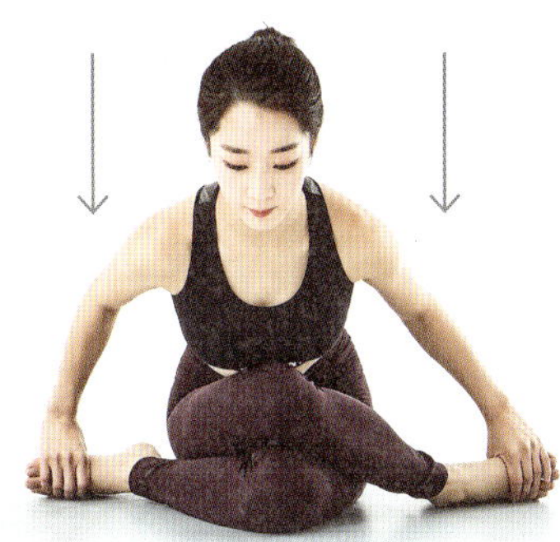

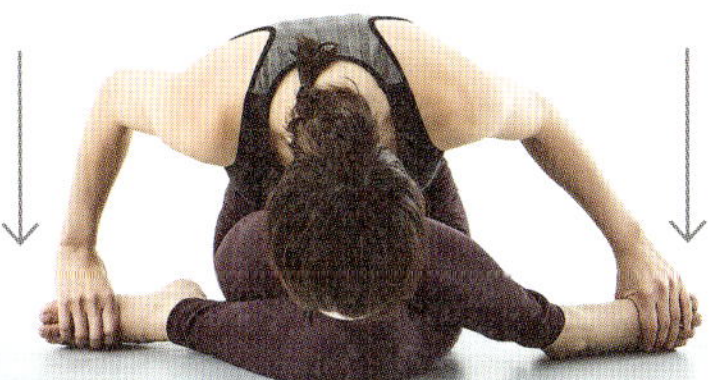

# 골반 스트레칭

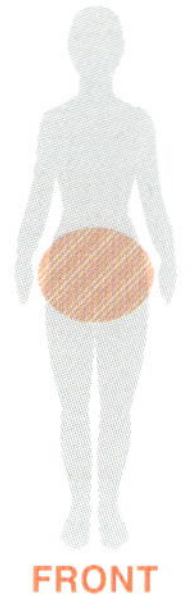



골반, 엉덩이 주변의 근육의 스트레칭을 통해 골반과 하체의 혈액을 순환시켜
생리통을 완화시키는 동작입니다. 또한 다리 부종에도 효과가 있습니다.

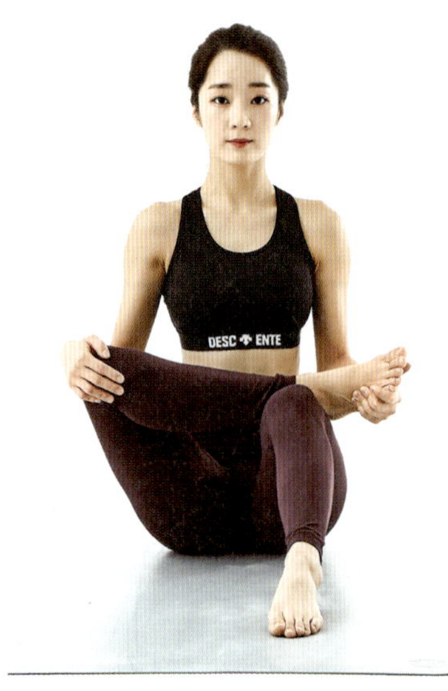

**1**

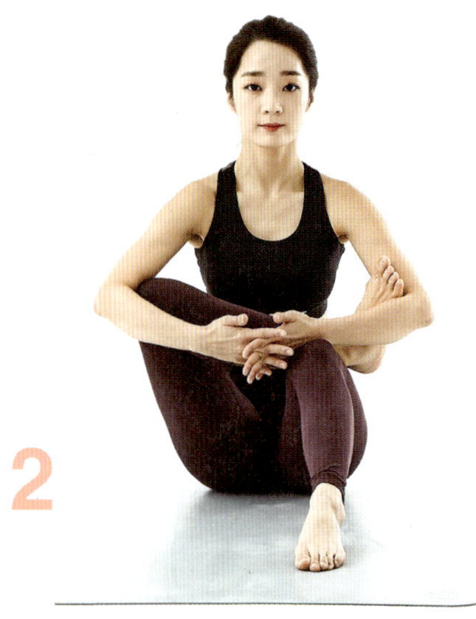

**2**

1 무릎을 세우고 앉아서 한쪽 다
  리를 ㄱ 자로 접어 반대쪽 무릎
  위에 올립니다.

2 발바닥을 팔꿈치에 걸고 두 팔
  로 감싸 안습니다.

3 허리를 편 채로 호흡을 마시고
  내쉬며 다리를 위아래로 움직입
  니다. 반대쪽도 같은 방법으로
  합니다.

**POINT**
걸고 있는 다리의 발목이 꺾
이지 않도록 신경 써주세요.

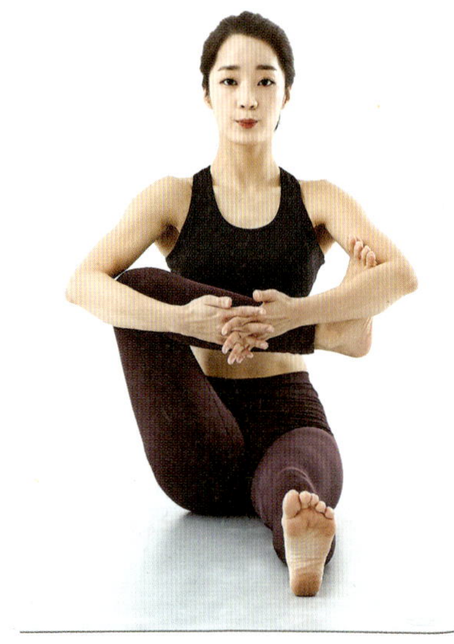

**3**

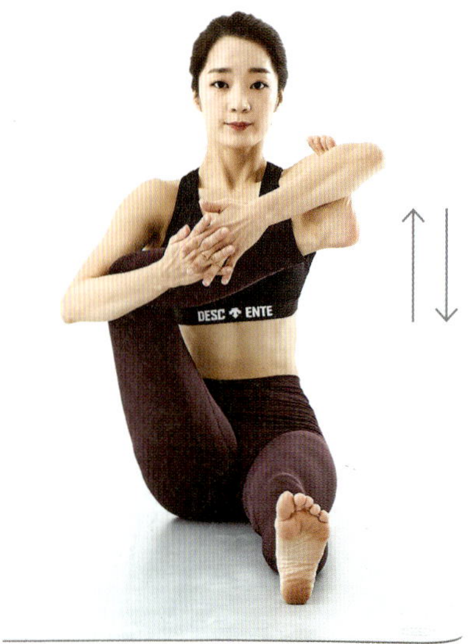

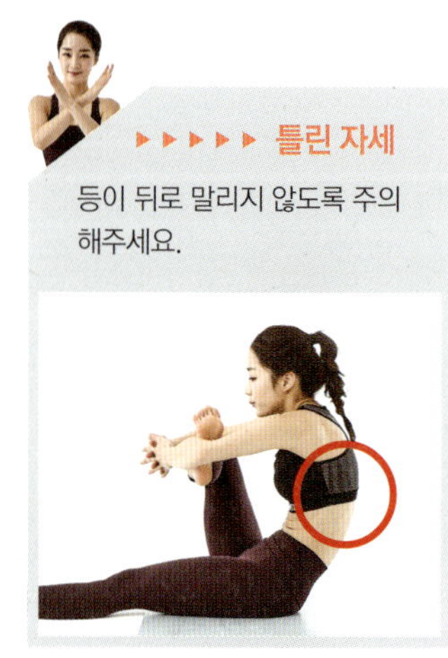

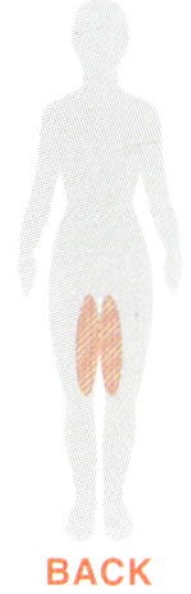


# **3** 허벅지 스트레칭

골반 안쪽부터 허벅지 안쪽까지 늘어나는 스트레칭 동작으로
허벅지 내전근이 유연해지는 스트레칭입니다.

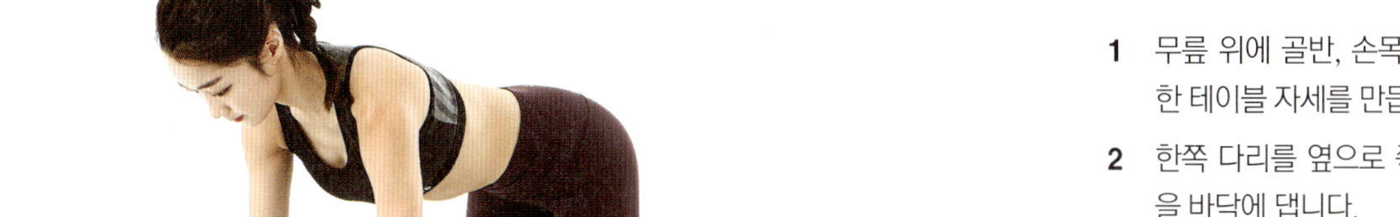

1  무릎 위에 골반, 손목 위에 어깨가 위치한 테이블 자세를 만듭니다.

2  한쪽 다리를 옆으로 쭉 뻗고 발 안쪽 날을 바닥에 댑니다.

3  마시고 내쉬는 숨에 엉덩이를 뒤꿈치 방향으로 앉으며 옆으로 뻗은 다리의 발가락을 살짝 듭니다. 반대쪽도 같은 방법으로 합니다.

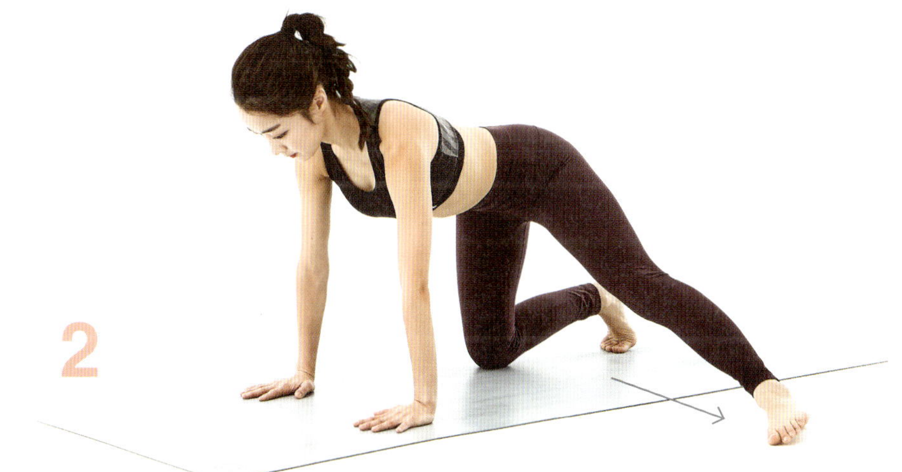

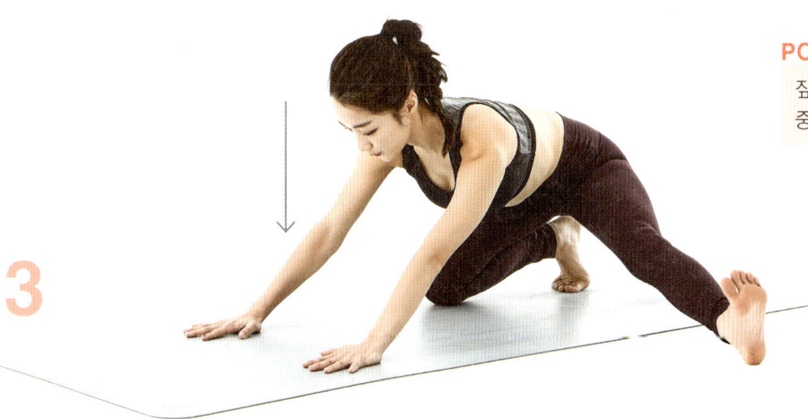

**POINT**
짚고 있는 손으로 바닥을 밀어내듯이
중심을 뒤로 이동시켜주세요.

# 좌골신경통이 있을 때

좌골은 앉을 때 바닥에 닿는 두 개의 뼈이며, 좌골신경은 우리 몸 전체에서 가장 길고 굵은 단일 신경입니다.
좌골신경통의 직접적인 원인은 밝혀지지 않았지만 보통 오래 앉아있는 사람, 무거운 물건을 자주 드는 사람,
추간판탈출증(허리디스크)이 있는 사람들이 자주 앓는 질환으로 알려져 있습니다.
이런 경우 엉덩이와 골반의 근육을 늘리고 이완시키는 스트레칭을 통해 좌골신경통을 완화시킬 수 있습니다.

## 1 비둘기 스트레칭

**STRETCHING**

엉덩이 주변 근육들을 유연하게 만들고 동시에 긴장되어 있는 허리 근육을 이완시키는 스트레칭입니다.
바른 자세로 스트레칭을 했을 때 깨진 골반의 밸런스를 맞춰주고 허리 및 좌골신경의 통증을
완화시켜주는 동작입니다.

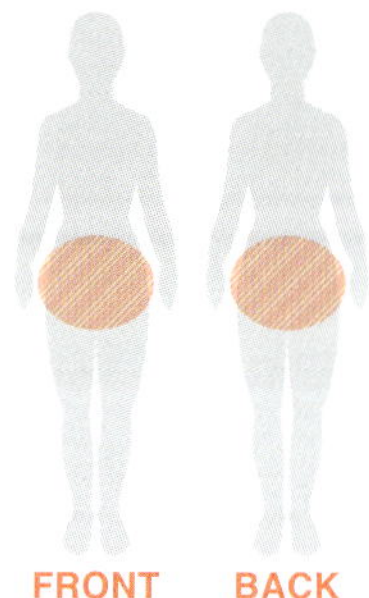


**POINT**

무조건 다리 모양을 ㄱ자로 만들기
보다는 할 수 있는 만큼만 모양을
만들어도 괜찮아요. 무리하지 말고
천천히 진행해주세요.

**1** 한쪽 무릎을 접어 다리를 ㄱ자로 만든 채 양손
으로 무릎과 발을 잡습니다.

**2** 마시고 내쉬는 숨에 배꼽을 뒤꿈치에 붙인다
는 느낌으로 몸을 앞으로 숙입니다.

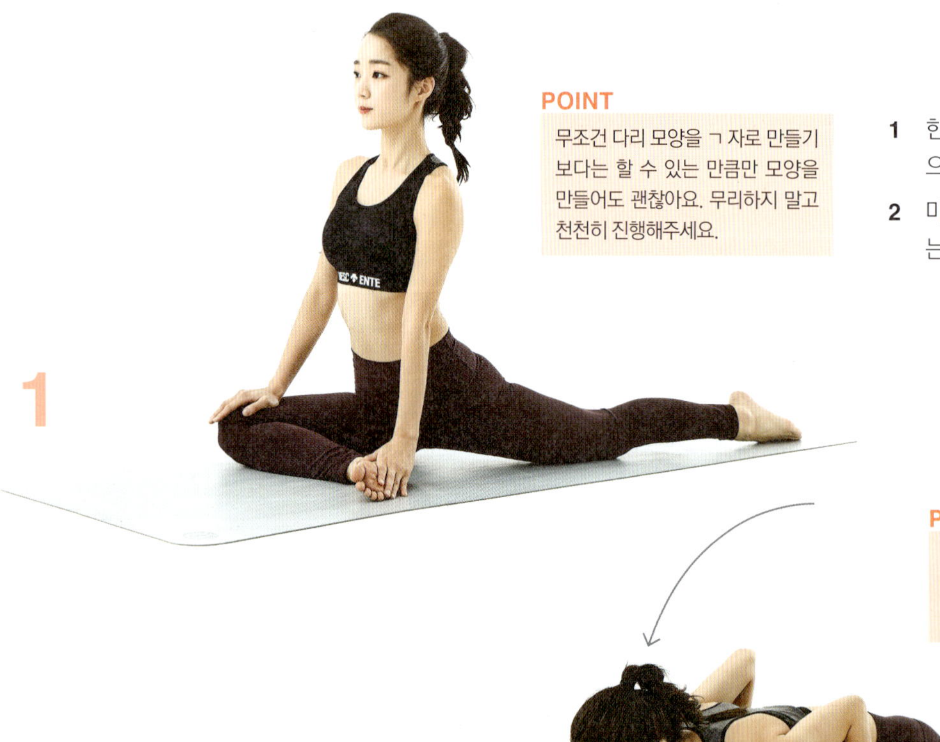

**POINT**

앞에 접고 있는 다리의 골반 뒤쪽,
엉덩이 옆쪽이 늘어나는 것을 느끼
며 스트레칭해주세요.

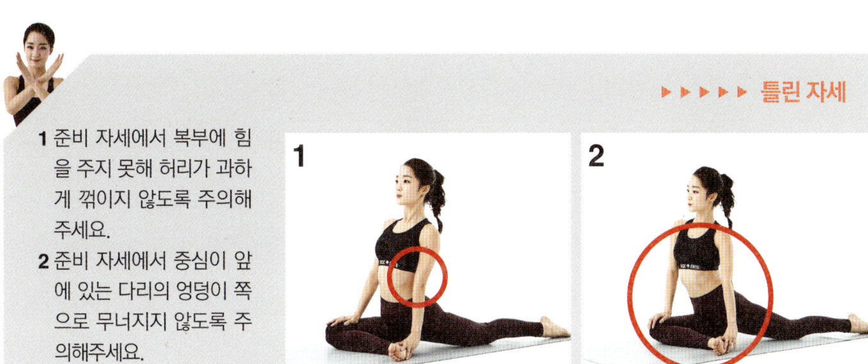


1 준비 자세에서 복부에 힘을 주지 못해 허리가 과하게 꺾이지 않도록 주의해주세요.
2 준비 자세에서 중심이 앞에 있는 다리의 엉덩이 쪽으로 무너지지 않도록 주의해주세요.

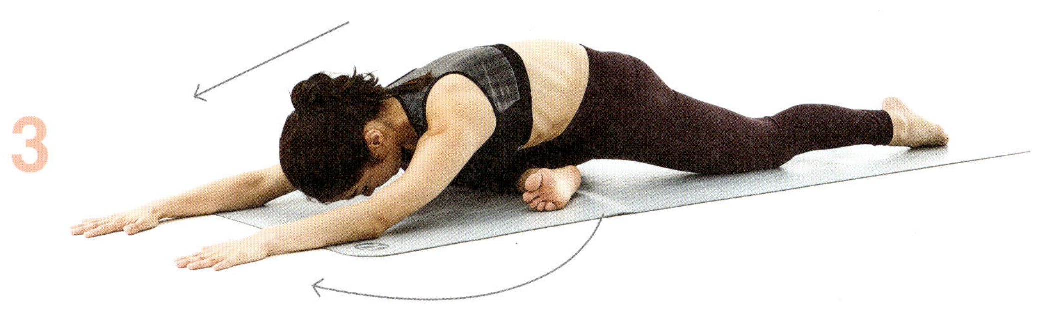

**3** 상체의 힘을 풀며 양팔을 앞으로 뻗어 내려갑니다. 반대쪽도 같은 방법으로 합니다.

## ◢ PLUS STRETCHING ◢

폼롤러 위에 다리를 올려놓고 똑같이 스트레칭해주세요. 다리가 위로 올라가기 때문에 조금 더 깊은 스트레칭을 할 수 있어요.

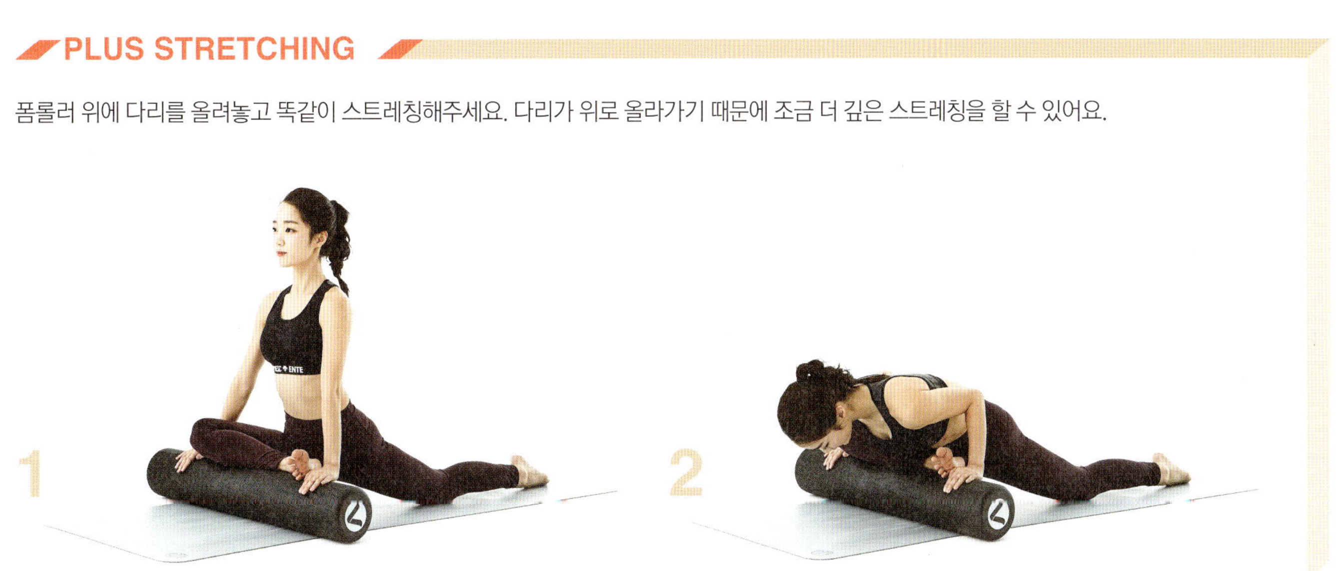

# 4자 스트레칭

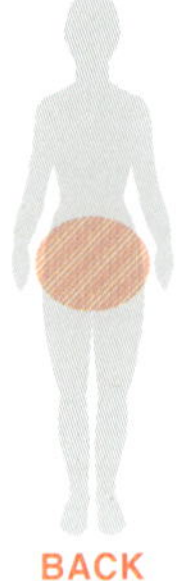
**BACK**

엉덩이 주변 근육들을 유연하게 만들어주는 스트레칭으로 이 동작을 통해 틀어진 골반을
바로잡음으로써 좌골신경통을 완화시킬 수 있습니다.

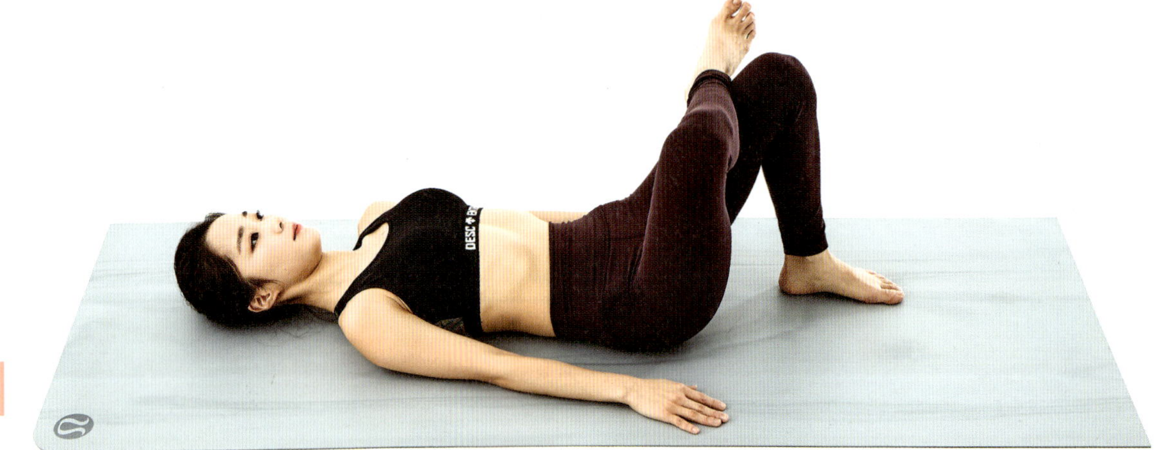

**1**

**2**

**POINT**

가슴 쪽으로 다리를 당길 때 꼬리
뼈로는 바닥을 꾹 누른다고 생각하
며 스트레칭해주세요.

1 누워서 한쪽 다리 무릎은 세우고 반대쪽 다리를 ㄱ자로 접어
   세운 무릎 위에 올립니다.

2 발을 바닥에서 떼고 다리 사이에 손을 넣어 깍지를 낀 채 무
   릎을 잡아서, 마시고 내쉬는 숨에 가슴 쪽으로 당깁니다.
   반대쪽도 같은 방법으로 합니다.

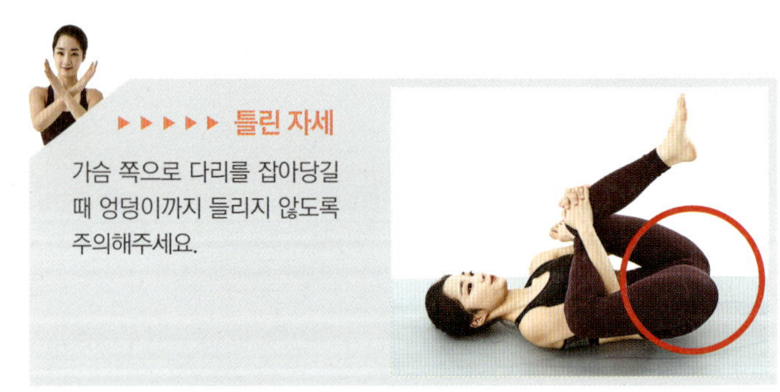

# 3  의자 4자 스트레칭

**STRETCHING**

틀어진 자세로 오래 앉아있는 경우 좌골신경통을 겪을 수 있습니다.

다리를 꼬고 앉거나, 한쪽으로 기울어진 자세로 앉는 습관이 있는 분들은

이 동작을 통해 다리의 혈액을 순환시키고 골반의 정렬을 만들 수 있습니다.

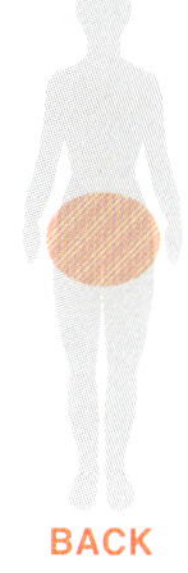

**BACK**

**POINT**

위에 올린 다리의 엉덩이, 골반 주변이 늘어 나는 것을 느끼며 스트레칭해주세요.

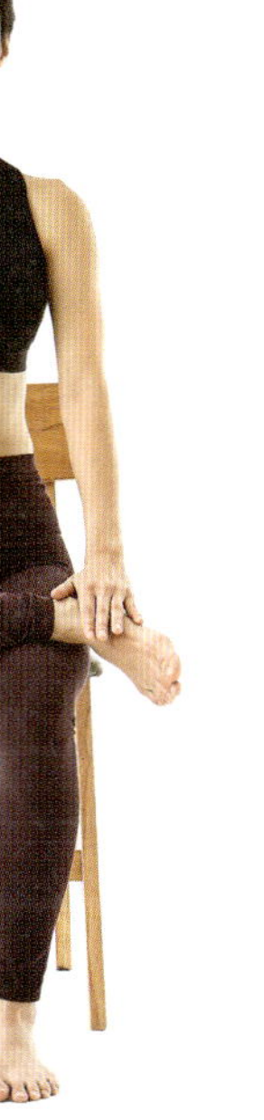

**1**

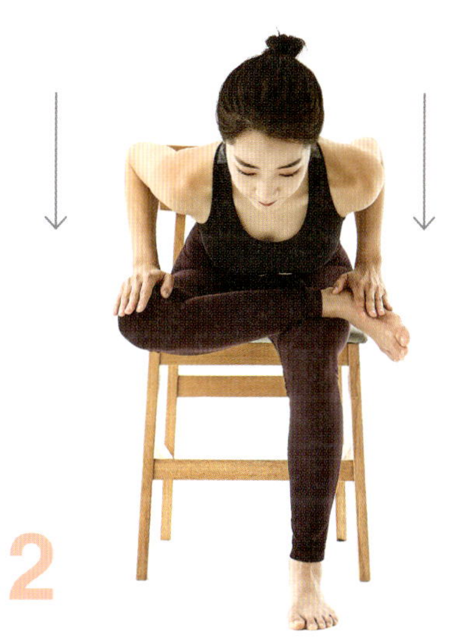

**2**

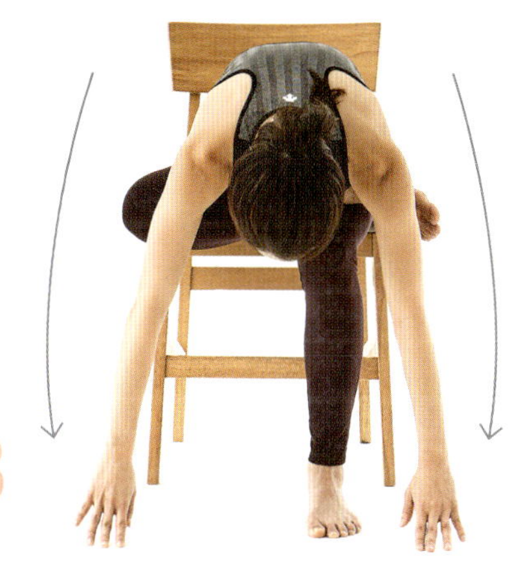

**3**

1  의자 위에 바른 자세로 앉아서 한쪽 다리를 ㄱ자로 접어 반대쪽 허벅지 위에 올려놓고 무릎과 발을 잡습니다.

2  마시고 내쉬는 숨에 복부, 가슴, 머리 순으로 상체를 숙입니다.

3  양팔의 힘을 빼고 바닥을 향해 머리와 팔을 떨어트립니다. 반대 쪽도 같은 방법으로 합니다.

## ◢ MINUS STRETCHING ◣

상체를 숙일 때 등이 많이 말린다면 상체를 완전히 숙 이기보다 몸을 45도 각도로 들고 스트레칭해주세요.

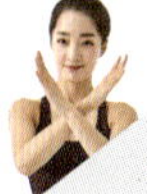

▶ ▶ ▶ ▶ ▶ **틀린 자세**

앞으로 숙일 때 목에 힘을 줘 서 머리가 들리지 않도록 주의 해주세요.

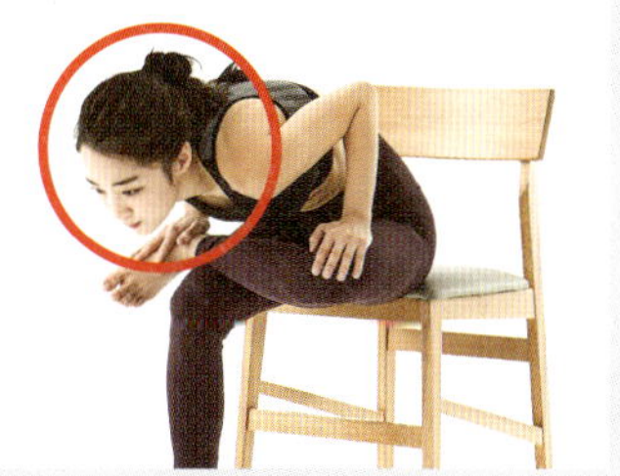

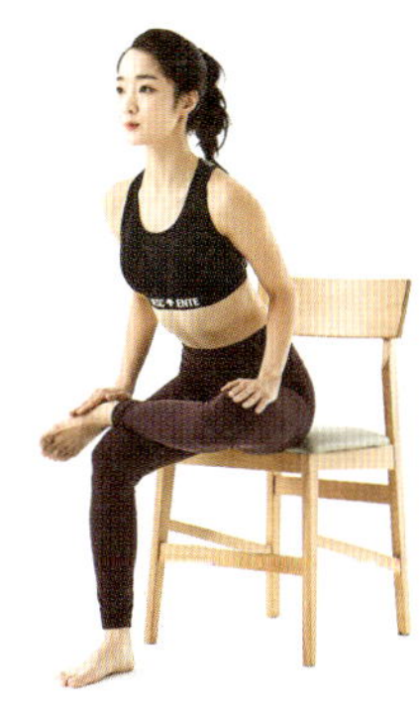

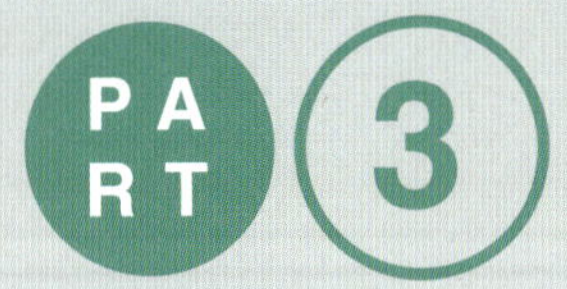

# 체형 교정

잘못된 자세로 오래 생활하다 보면 몸의 정렬이 틀어져 체형이 불균형해집니다.

거북목, 굽은 어깨, 굽은 등, 뒤틀린 골반, 휜 다리 등

체형의 불균형이 생기는 것도 이와 같은 이유에서입니다.

바른 자세와 균형 있는 체형을 위한 다양한 스트레칭을 소개합니다.

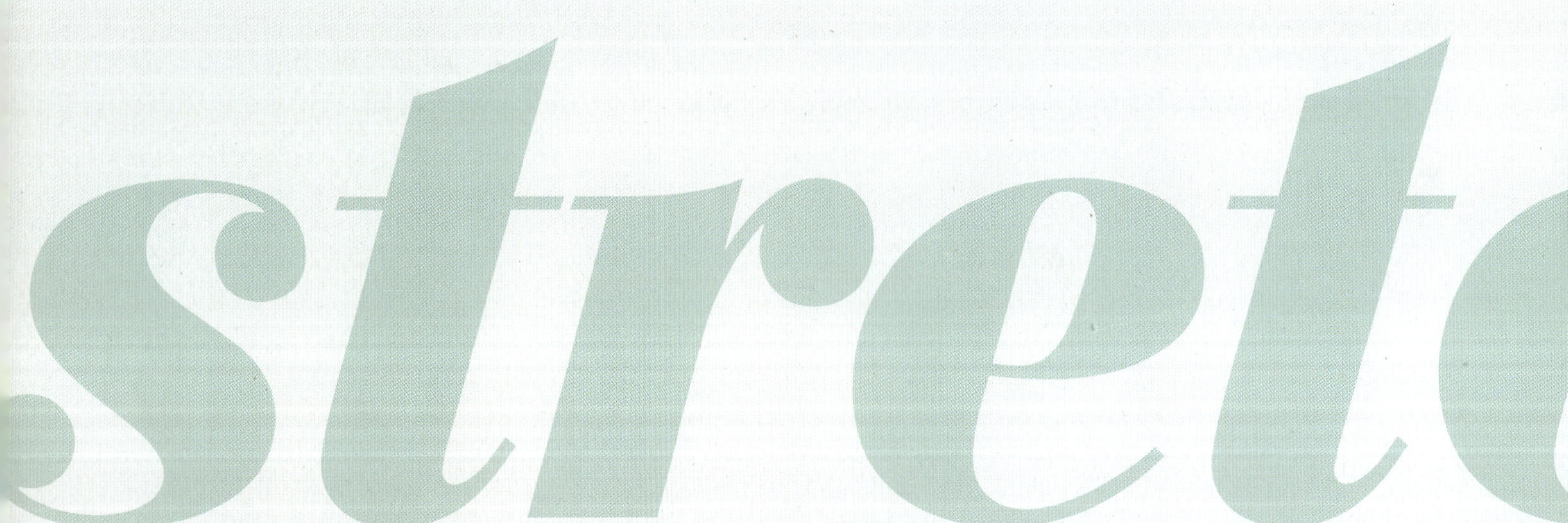

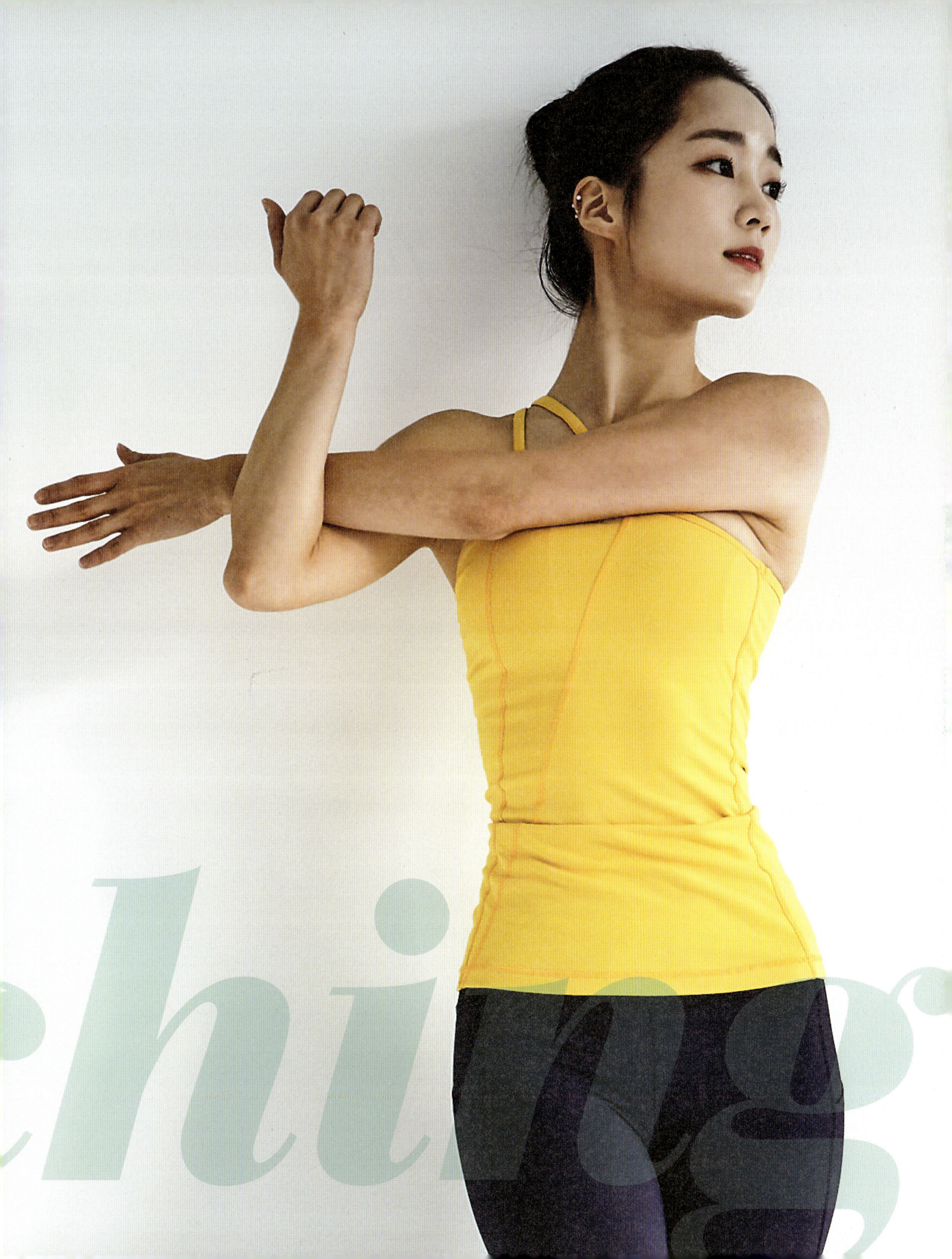

ching

# 거북목 교정

요즘 스마트폰과 컴퓨터 업무 등 여러 가지 이유들로 거북목 증후군을 겪는 경우가 많습니다.
거북목은 목과 어깨 주변, 등의 통증을 유발시키는 원인이 되는데 이러한 통증들을
완화시킬 수 있는 스트레칭 동작들을 틈틈이 하면 거북목을 교정할 수 있습니다.

## 1 밴드 목 강화 스트레칭

STRETCHING

밴드의 탄성을 활용해 목의 근력을 강화시키는 동작으로

거북목으로 인해 앞으로 빠진 목을 바르고 곧게 만들어주는 스트레칭입니다.

평소 머리가 무겁게 느껴지거나 목 전체에 뻐근함을 느끼는 분들에게도 효과적인 동작입니다.

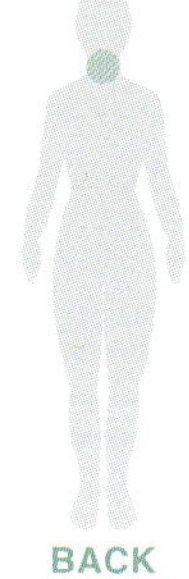

BACK

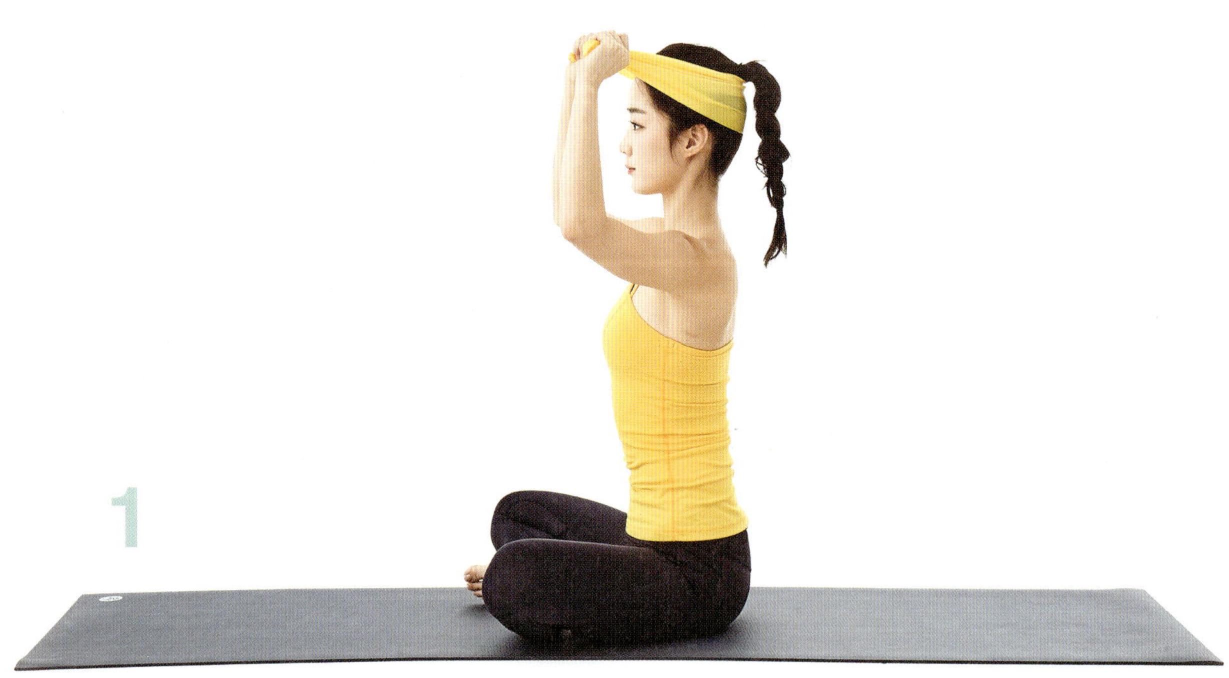

**1** 밴드를 한 번 또는 두 번 접어서 양손으로 잡고 뒤통수에 댑니다.

## POINT

**1** 밴드와 뒤통수가 서로 밀어내는 듯한 느낌으로 스트레칭해주세요.

**2** 얼굴이 한쪽으로 기울어지지 않고 완전히 정면을 바라볼 수 있도록 신경 써주세요.

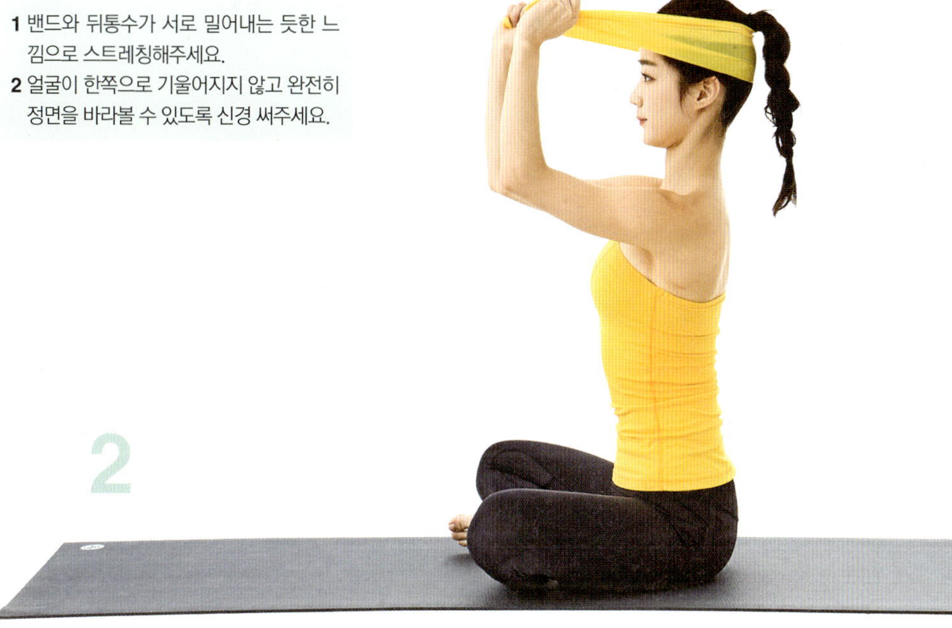

2

**2**　마시고 내쉬는 숨에 목과 뒤통수는 고정하고 팔로 밴드를 잡아당깁니다.

▶ ▶ ▶ ▶ ▶ **틀린 자세**

**1** 턱이 위로 들리거나 앞 목(흉쇄유돌근)이 과하게 긴장되지 않도록 주의해주세요.

**2** 턱이 가슴 쪽으로 당겨지지 않도록 주의해주세요.

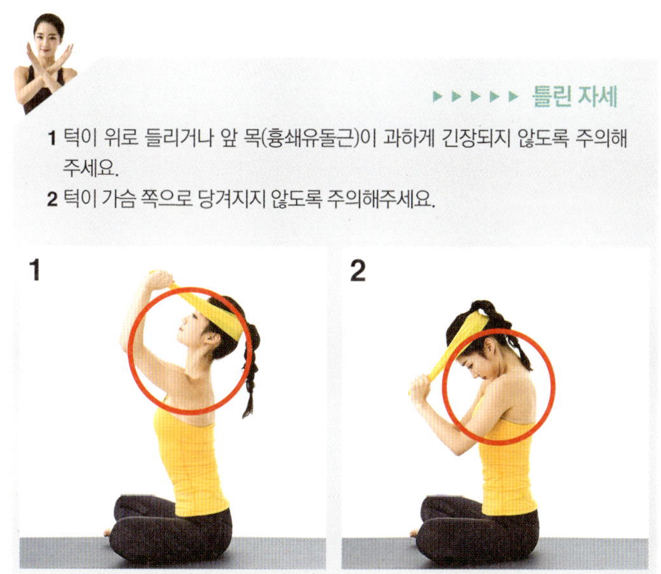

## MINUS STRETCHING

밴드가 없다면 깍지 껴서 손바닥을 뒤통수에 대고 같은 방법으로 스트레칭해주세요.

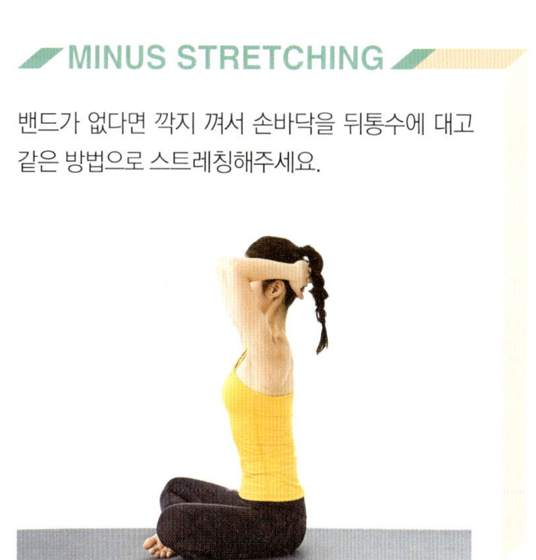

# 2 테이블 자세 목 스트레칭

거북목으로 인해 뒷목의 근육들이 짧아지면 뒷목은 항상 긴장한 상태가 되므로 목이 불편함을 느끼게 됩니다.
이 동작은 뒷목의 근육을 늘임으로써 목의 불편함을 완화시키고 거북목을 개선해주는 효과가 있습니다.

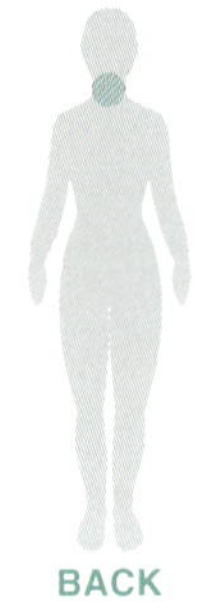


**POINT**

시선은 계속 손과 손 사이에 삼각형으로 꼭짓점을 이루는 부분을 바라보며 스트레칭해주세요.

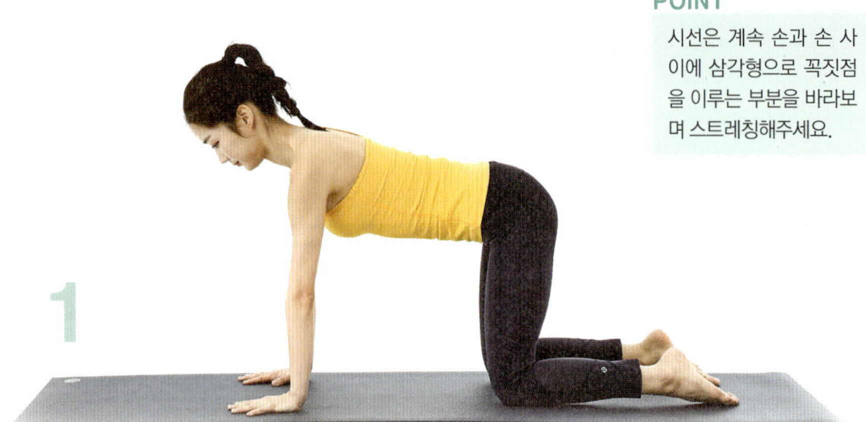

**1** 무릎 위에 골반, 손목 위에 어깨가 위치한 테이블 자세를 만듭니다.

**2** 마시는 숨에 몸통은 고정시키고 머리 전체를 아래로 툭 떨어트립니다.

**3** 내쉬는 숨에 뒤통수로 천장을 받쳐 올린다는 느낌으로 뒷목을 길게 만들며 뒤통수를 듭니다.

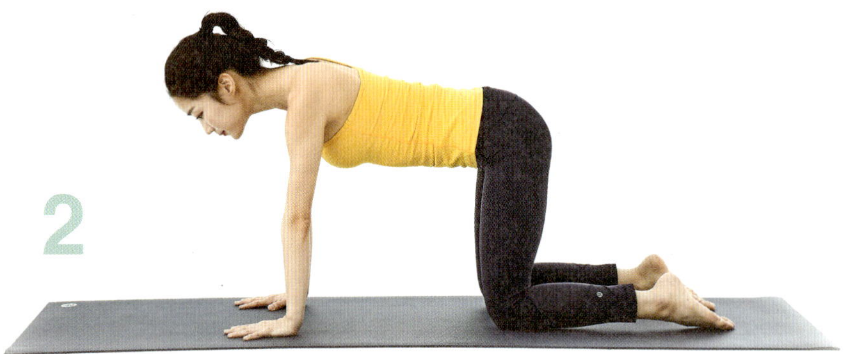

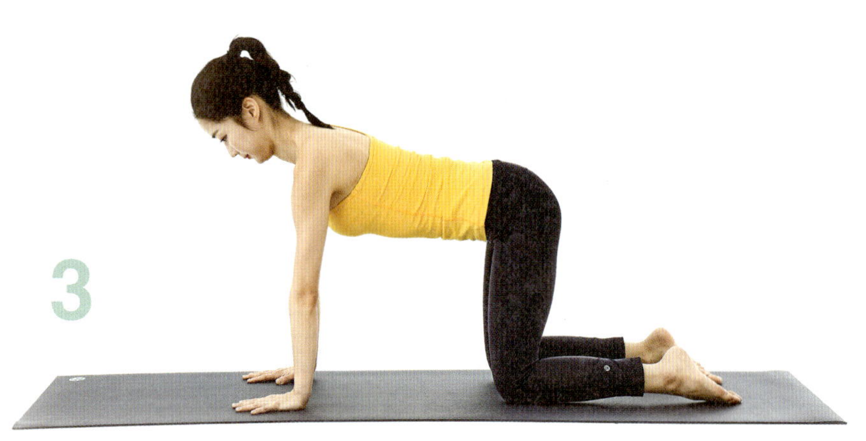

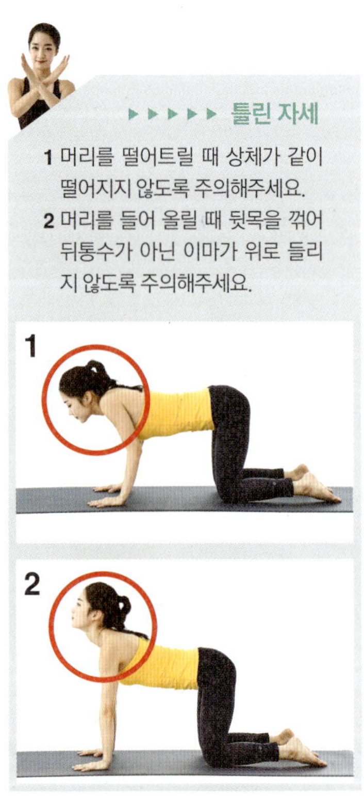

**▶▶▶▶▶ 틀린 자세**

**1** 머리를 떨어트릴 때 상체가 같이 떨어지지 않도록 주의해주세요.

**2** 머리를 들어 올릴 때 뒷목을 꺾어 뒤통수가 아닌 이마가 위로 들리지 않도록 주의해주세요.

# 3

**STRETCHING**

# 폼롤러 어깨 스트레칭

거북목으로 인해 승모근이 비대해지고 어깨 통증을 느끼게 되는 경우가 많습니다.
목부터 어깨까지 이어지는 부분을 늘여서 거북목과 어깨의 통증을 완화시키고
승모근의 라인까지 아름답게 만들어주는 스트레칭입니다.

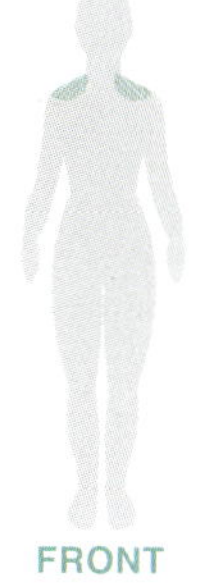

FRONT

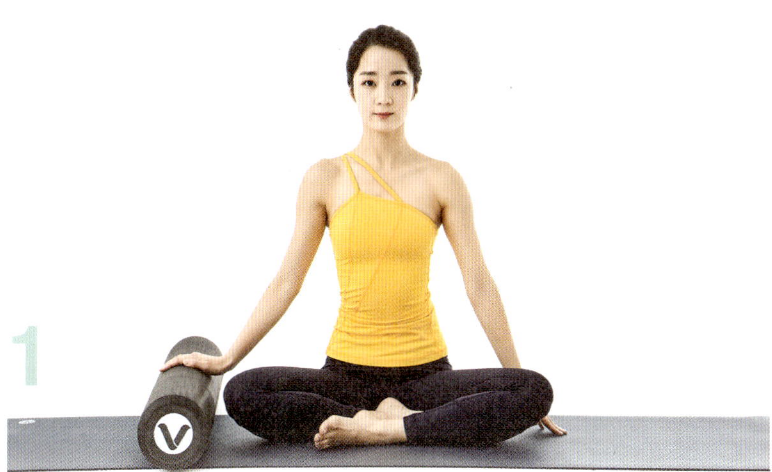

1. 폼롤러를 옆에 두고 앉아서 한 손을 폼롤러 위에 올려놓고, 다른 손은 바닥으로 쭉 뻗습니다.
2. 바닥에 있는 손의 방향으로 머리를 옆으로 기울입니다.
3. 마시고 내쉬는 숨에 폼롤러를 밀어냅니다. 반대쪽도 같은 방법으로 합니다.

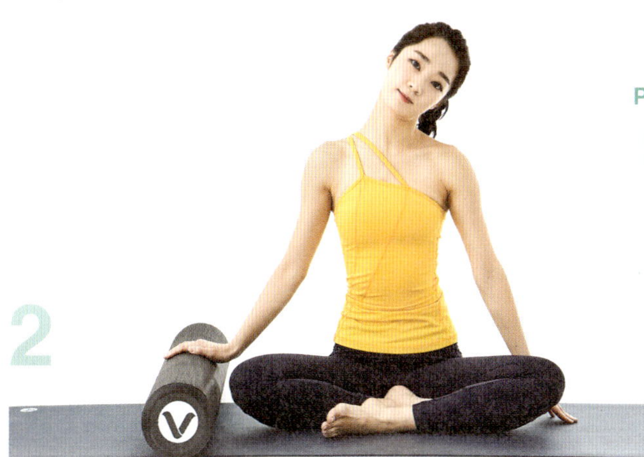

**POINT**

1. 손끝은 폼롤러를 밀어내는 힘을 유지하고 머리는 반대쪽으로 기울이는 힘을 유지해주세요.
2. 시선은 계속 정면을 바라보며 스트레칭해주세요.

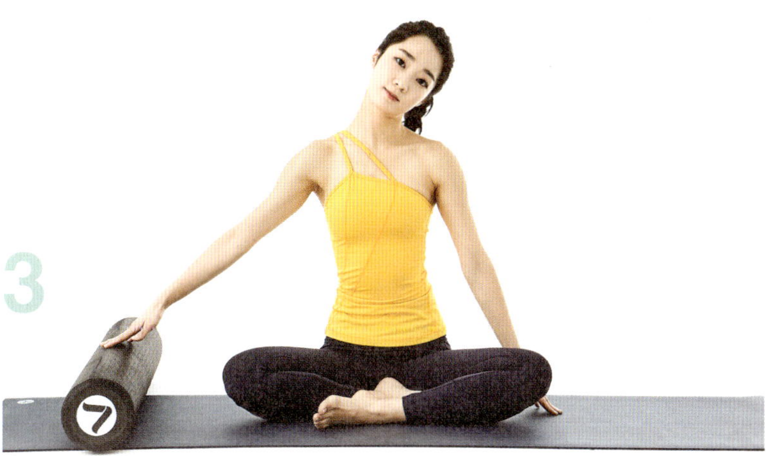

**PLUS STRETCHING**

바닥으로 뻗은 손끝을 귀 옆에 올려 머리를 조금 더 당기며 목과 어깨를 더 깊게 스트레칭해주세요.

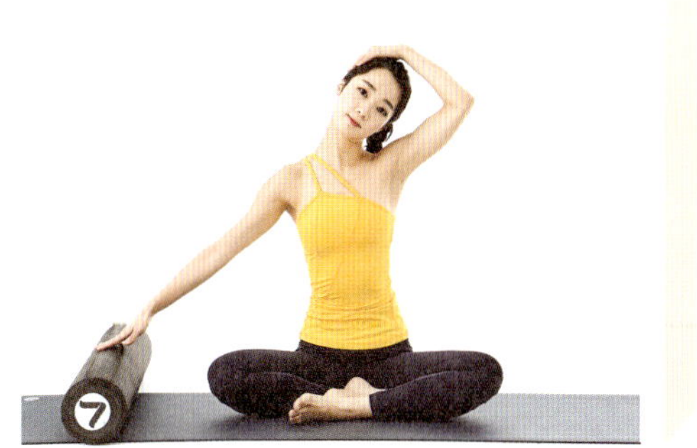

# 굽은 어깨 교정

거북목과 마찬가지로 잘못된 자세와 생활 습관으로 인해 어깨가 굽어지는 경우가 많습니다.
어깨가 자주 뻐근할 수 있으며 어깨에 멘 가방끈이 자주 흘러내리는 불편한 상황도 생길 수 있습니다.
이런 불편함을 개선할 수 있는 폼롤러와 밴드를 활용한 어깨 스트레칭을 소개합니다.

## 1 밴드 어깨 스트레칭

STRETCHING

밴드를 활용한 어깨 스트레칭으로 굽은 어깨를 교정해주고
앞으로 말려있는 어깨로 인한 어깨의 뻐근함까지 개선해주는 동작입니다.
또한 피곤함을 해소하고 몸을 개운하게 만들어주는 효과가 있습니다.

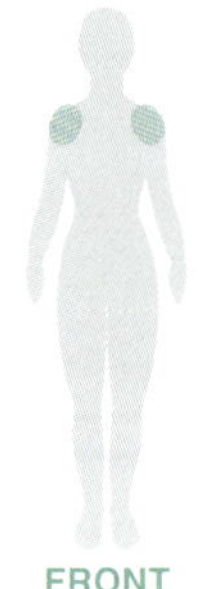

FRONT

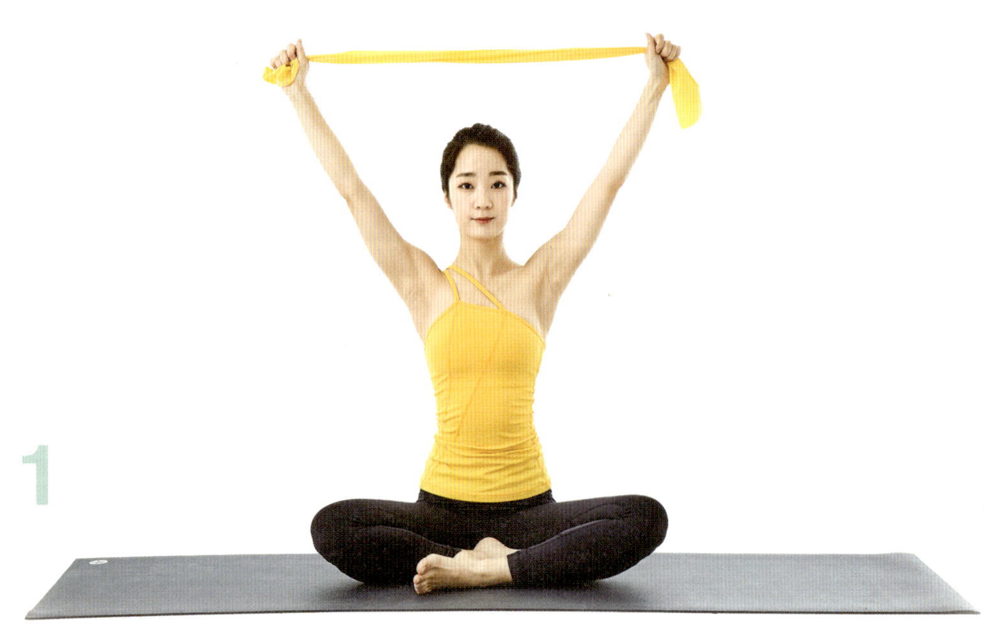

**1**    앉아서 밴드를 어깨너비보다 조금 넓게 잡아 위로 올립니다.

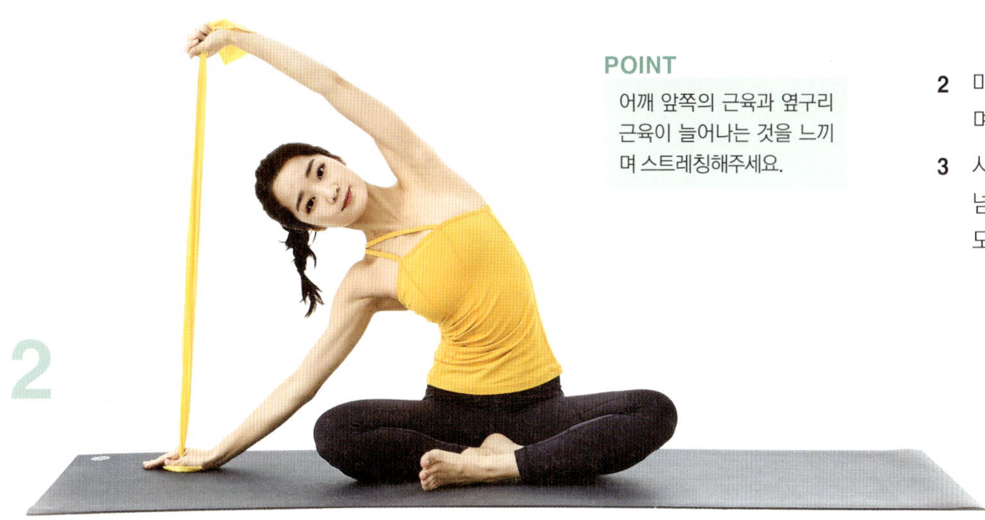

**POINT**

어깨 앞쪽의 근육과 옆구리 근육이 늘어나는 것을 느끼며 스트레칭해주세요.

2  마시고 내쉬는 숨에 옆구리를 늘이며 옆으로 기울여 내려갑니다.

3  시선은 위를 바라보며 어깨를 뒤로 넘겨 밴드를 뒤로 보냅니다. 반대쪽도 같은 방법으로 합니다.

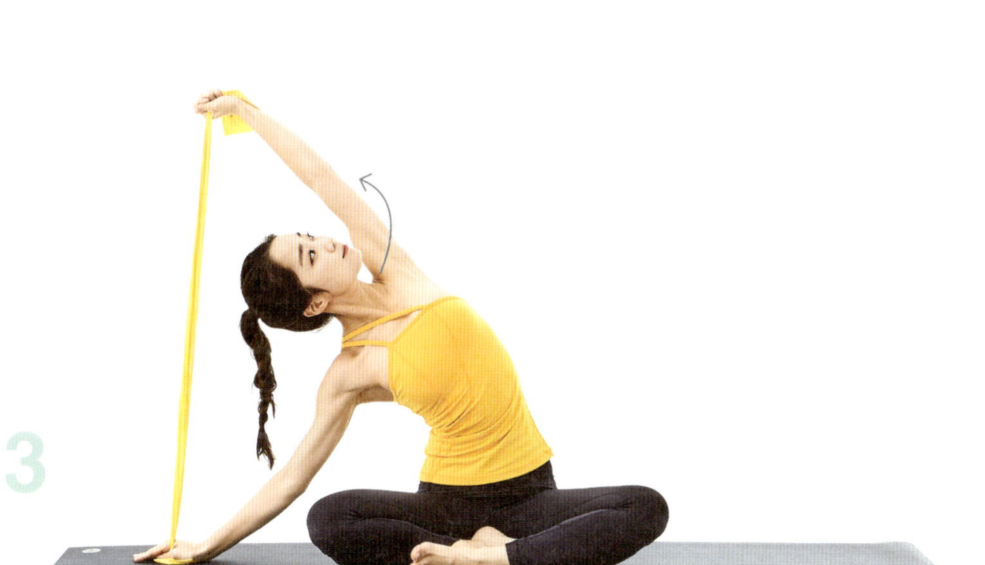

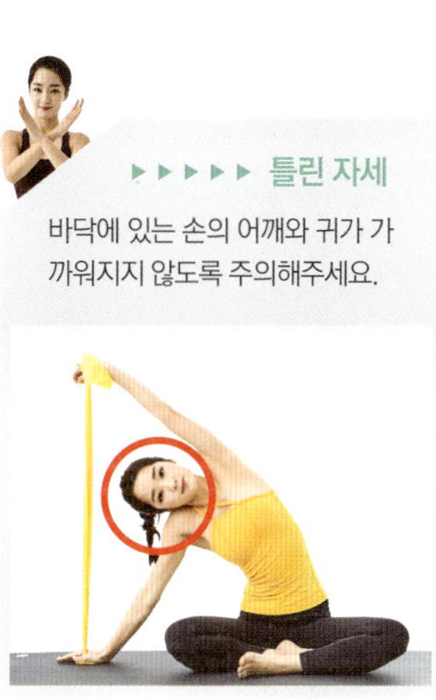

▶ ▶ ▶ ▶ ▶ 틀린 자세

바닥에 있는 손의 어깨와 귀가 가까워지지 않도록 주의해주세요.

## MINUS STRETCHING

밴드가 없는 분들은 밴드 없이 같은 방법으로 위에 있는 팔을 뒤로 보내며 스트레칭해주세요.

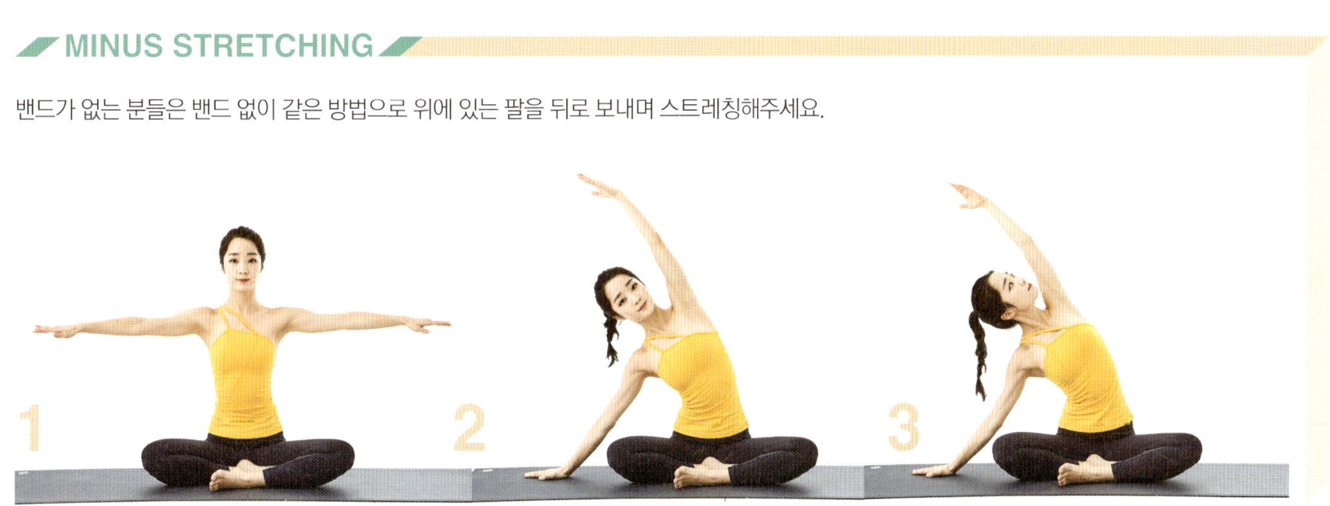

# 폼롤러 어깨 스트레칭

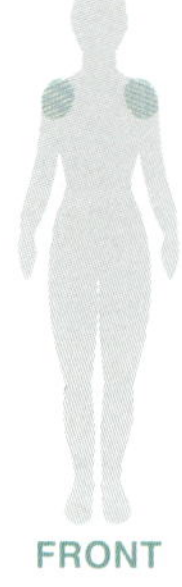


폼롤러를 이용해 어깨 앞쪽 근육을 가볍게 늘이는 동작으로 굽은 어깨를 펴는 데에 효과적인 스트레칭입니다.
간단한 동작이므로 아침 혹은 자기 전에 하는 것을 추천합니다.

1 폼롤러를 뒤에 놓고 다리를 앞으로 뻗어 앉은 후 양손을 폼롤러 위에 올립니다.

2 마시고 내쉬는 숨에 시선은 복부를 바라보며 몸을 동그랗게 뒤로 말아 폼롤러를 밀어냅니다.

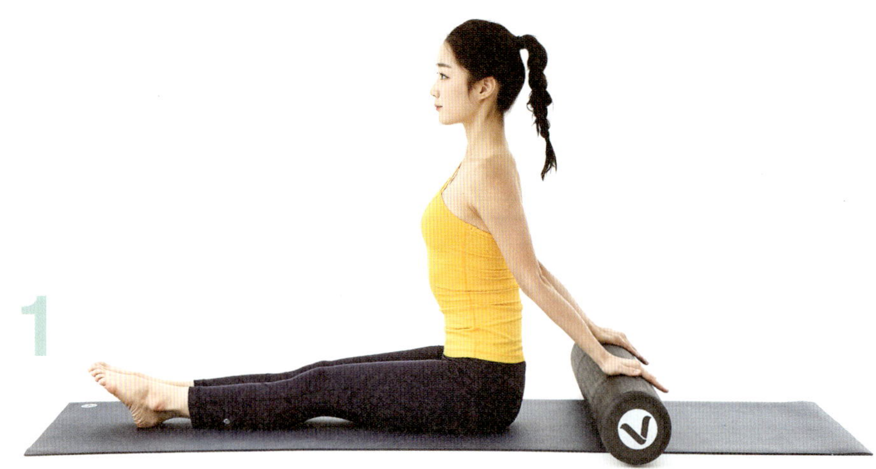

## POINT

1 폼롤러를 밀어낼 때는 복부를 동그랗게 말고, 다시 돌아올 때는 척추를 세우는 자세를 신경 쓰며 스트레칭하면 허리 근육이 부드러워지는 효과를 얻을 수 있어요.

2 폼롤러를 밀어낼 때 뒤로 훅 밀리지 않도록 복부의 긴장감을 유지해주세요.

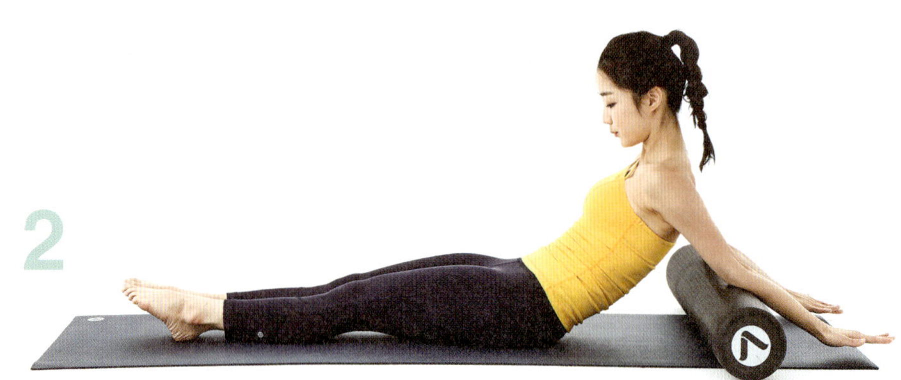

## ◢ MINUS STRETCHING ◢

무릎을 펴고 앉는 게 힘든 분들은 무릎을 구부리고 스트레칭해주세요.

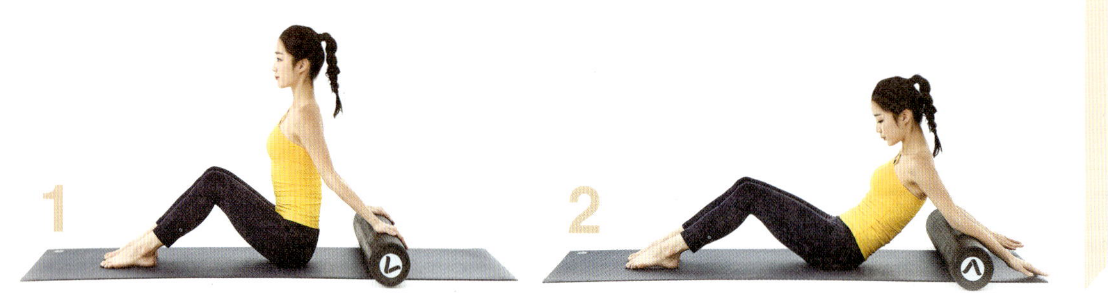

# 3 폼롤러 견갑골 스트레칭



날개 뼈인 견갑골을 움직여줌으로써 굽은 어깨를 교정하고 어깨의 뻐근함과 통증을 완화시켜주는 스트레칭입니다.
또한 오십견 등의 다양한 어깨 질환을 예방하는 데에도 효과적입니다.

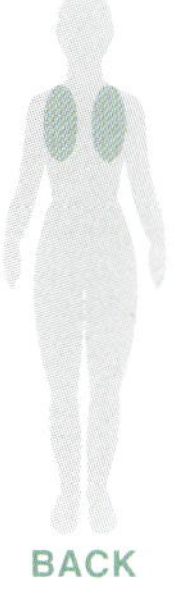


**1**

**POINT**
승모근이 과하게 움직이지 않도록
귀와 어깨 사이에 주먹 하나가 들어
갈 만한 공간을 만들어주세요.

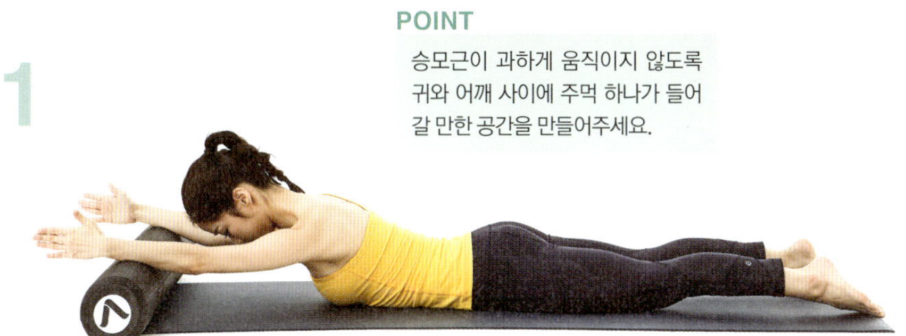

**2**

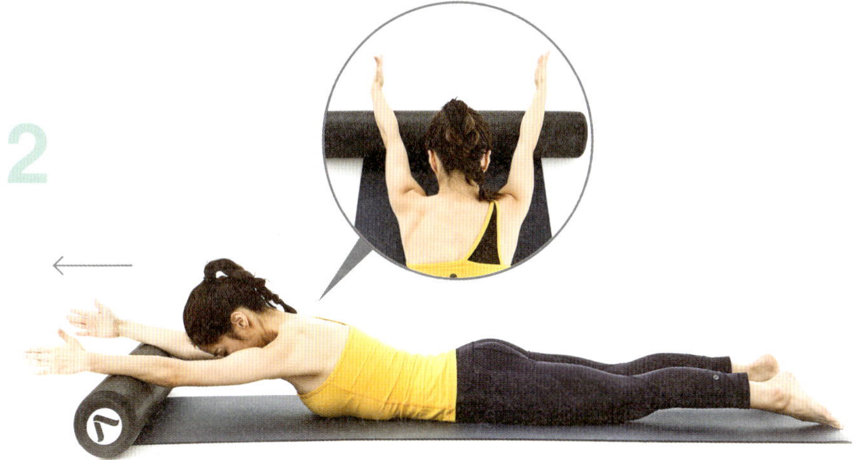

1  배를 대고 엎드려서 폼롤러 위에 손목과
   팔꿈치 사이를 올립니다. 이때 손바닥은
   서로 마주보도록 합니다.

2  마시는 숨에 견갑골을 위로 올리며 폼롤
   러를 앞으로 밉니다.

3  내쉬는 숨에 견갑골을 밑으로 내리며 밀
   었던 폼롤러를 다시 끌고 옵니다.

**3**

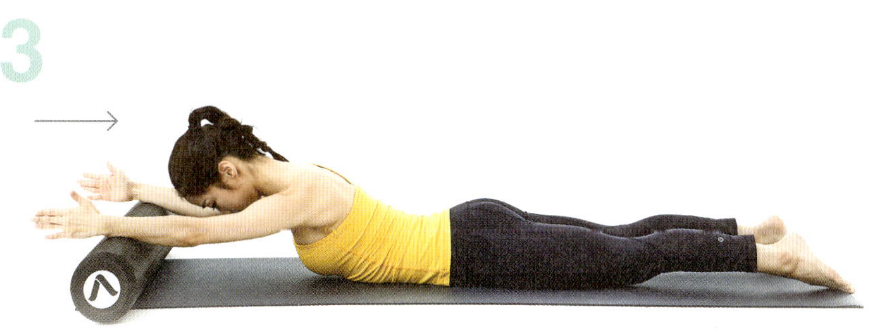

▶ ▶ ▶ ▶ ▶ **틀린 자세**
승모근이 과하게 긴장하거나 머리를 과하
게 들어서 뒷목이 꺾이지 않도록 주의해주
세요.

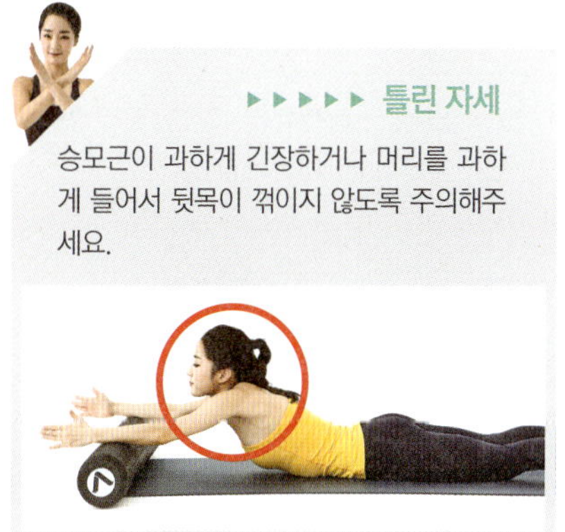

# 굽은 등 교정

굽은 어깨와 굽은 등은 바늘과 실과 같은 관계입니다. 등을 움직이기 위해서는 어깨도 함께 움직여야 하기 때문에
등 근육을 강화하는 스트레칭을 한다면 굽은 어깨와 굽은 등을 함께 교정할 수 있습니다.

## 1  폼롤러 등 스트레칭

STRETCHING

폼롤러를 이용해 가슴 앞쪽을 열며 굽은 등을 펴는 동작으로
겨드랑이 안쪽까지 자극해 혈액 순환에도 도움이 되는 스트레칭입니다.

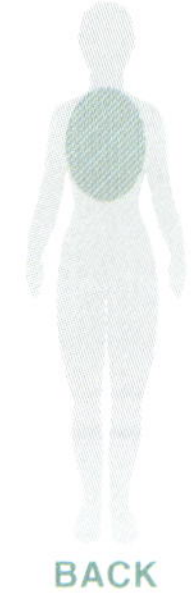
BACK

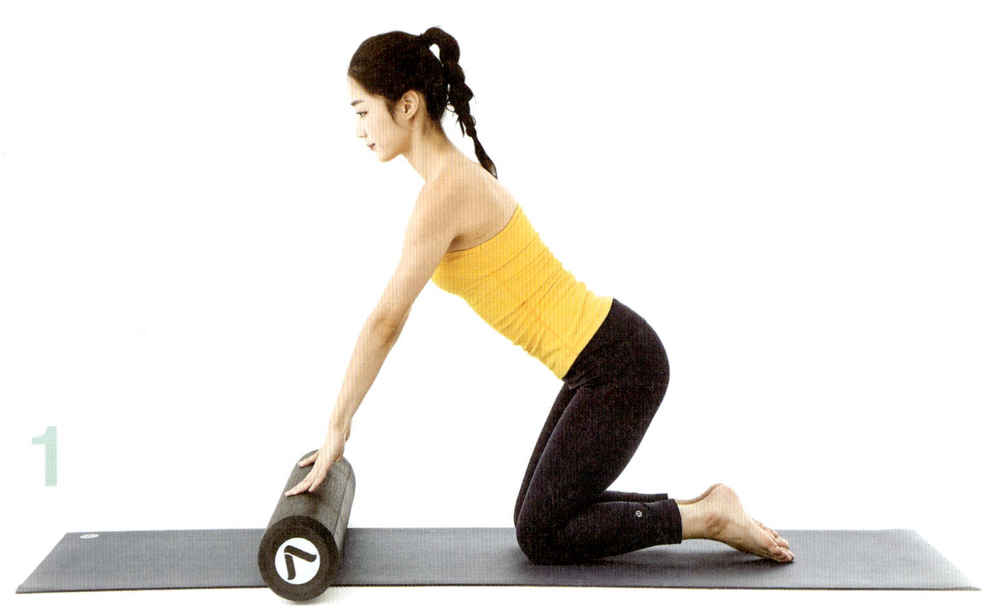

1  무릎을 꿇고 엉덩이를 든 채 양손을 폼롤러 위에 올립니다.

## MINUS STRETCHING

폼롤러를 바라보는 것이 목에 무리가 된다면 바닥을 바라보며 스트레칭해주세요.

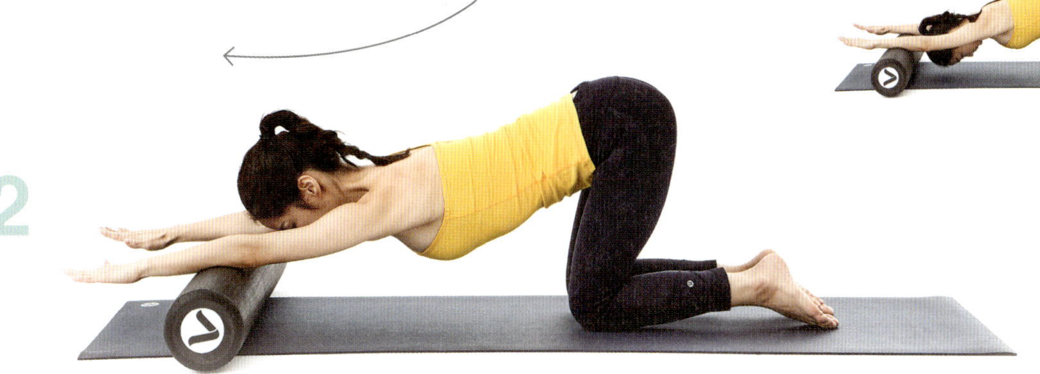

**2**

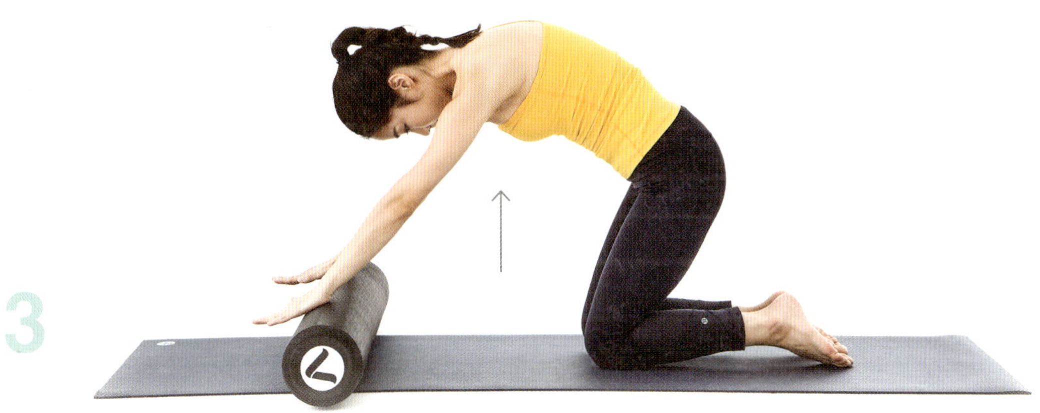

**3**

**POINT**

머리가 너무 아래쪽으로 떨어지지 않도록 시선은 폼롤러를 바라보며 스트레칭해주세요.

**2** 마시고 내쉬는 숨에 폼롤러를 앞으로 밀며 가슴이 바닥을 향하도록 등을 쭉 펴서 내려갑니다.

**3** 마시는 숨에 다시 배꼽을 바라보며 살짝 올라옵니다.

**4** 내쉬는 숨에 다시 폼롤러를 앞으로 밀며 내려가는 것을 반복합니다.

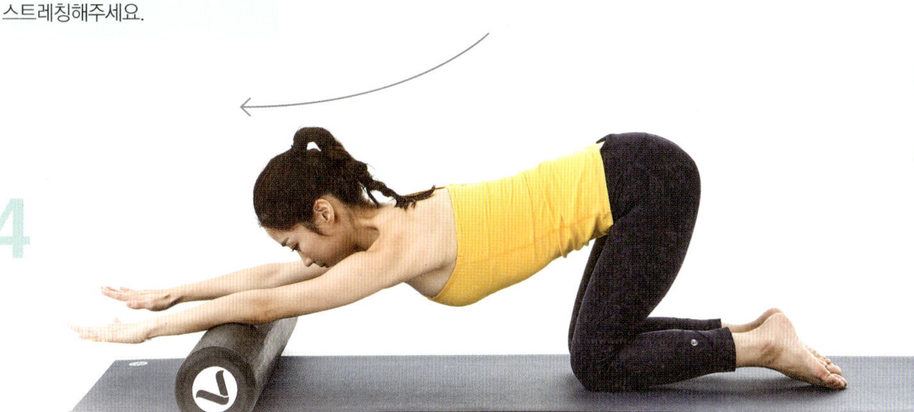

**4**

# 밴드 등 강화 스트레칭

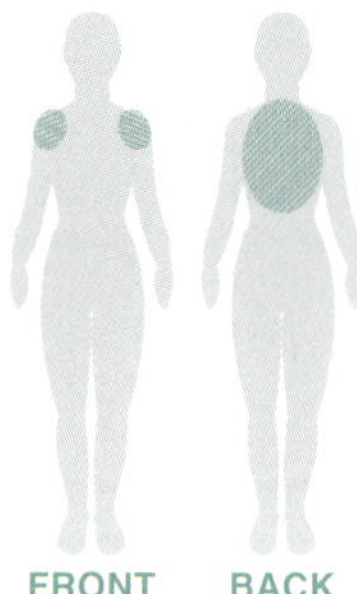


등 근육에 힘이 없으면 등이 계속 앞으로 말리면서 어깨 앞쪽의 근육이 좁아지게 됩니다.

이때 어깨 앞쪽을 늘이며 등의 근육을 강화하는 스트레칭을 하면 굽은 등 교정에 도움이 됩니다.

또한 밴드를 이용하기 때문에 팔의 라인을 아름답게 만드는 데에도 효과적입니다.

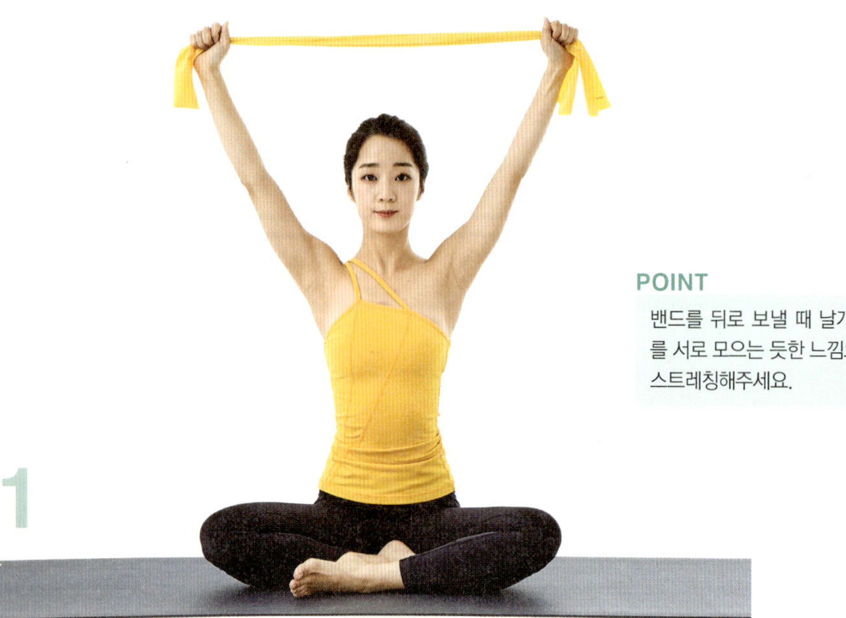

**POINT**

밴드를 뒤로 보낼 때 날개 뼈를 서로 모으는 듯한 느낌으로 스트레칭해주세요.

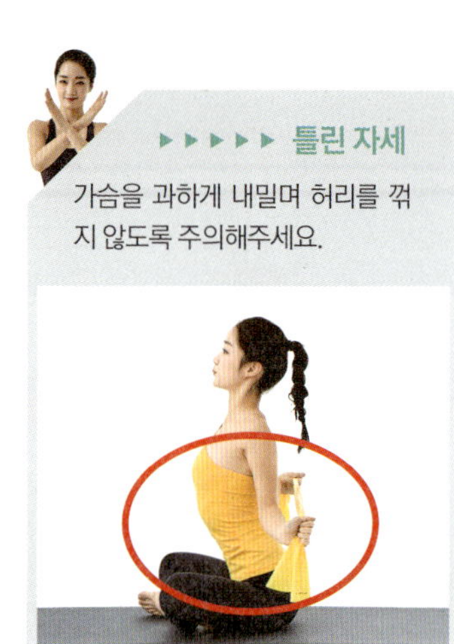


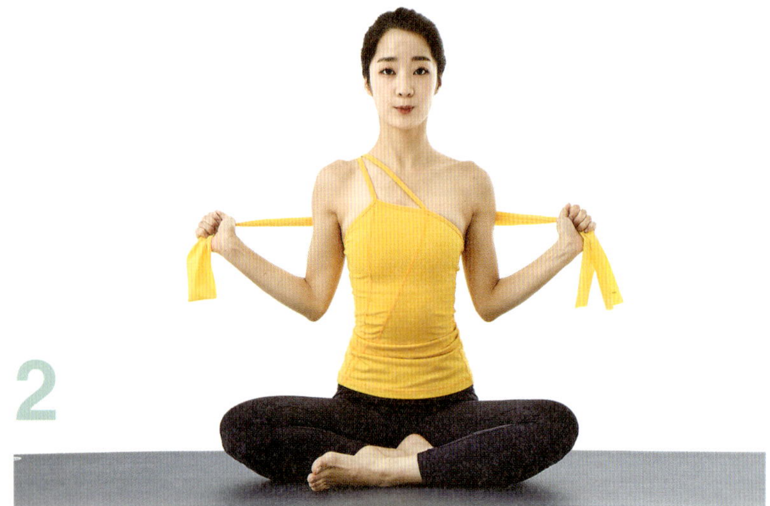

**MINUS STRETCHING**

밴드 없이 맨손으로 스트레칭해주세요.

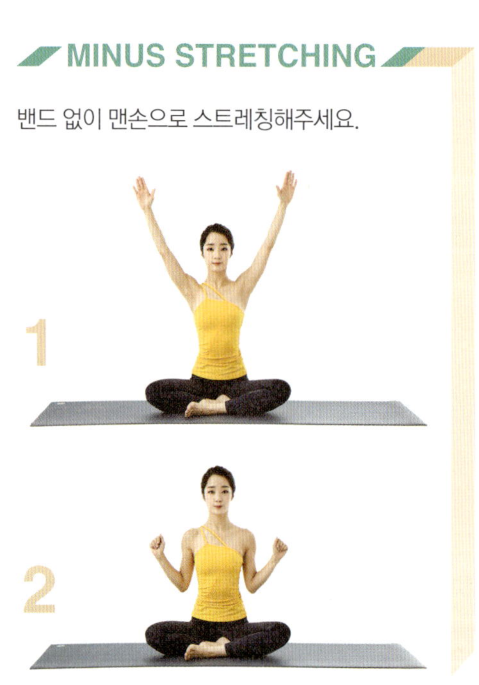

1   앉아서 밴드를 어깨너비보다 넓게 잡고 위로 올립니다.

2   마시고 내쉬는 숨에 팔꿈치를 접어 밴드를 몸 뒤쪽으로 보냅니다.

# 3 밴드 후면 강화 스트레칭

STRETCHING

몸 뒤쪽의 근육을 강화시켜 굽은 어깨와 등 교정에 효과적일 뿐만 아니라
평소 바른 자세로 설 수 있도록 만들어주는 스트레칭입니다.

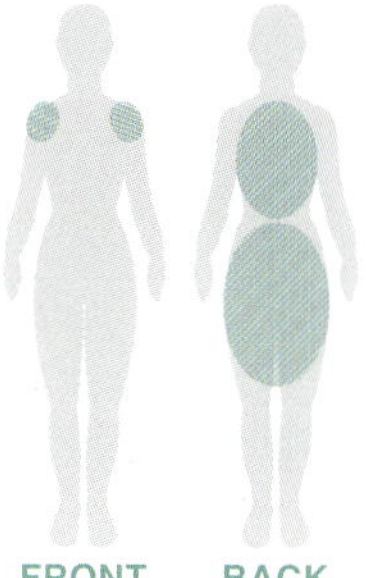

FRONT   BACK

## POINT

**1** 팔을 뒤로 보낼 때 길게 뻗는다는 느낌으로 스
트레칭해주세요.

**2** 엉덩이를 모아주는 힘을 유지하며 허리가 과
하게 꺾이지 않도록 신경 써주세요.

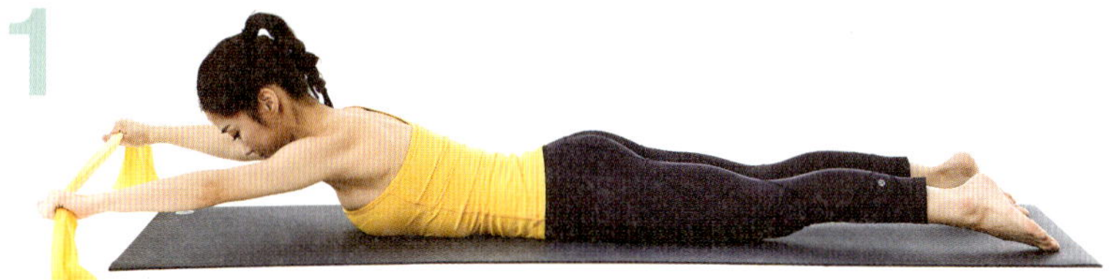

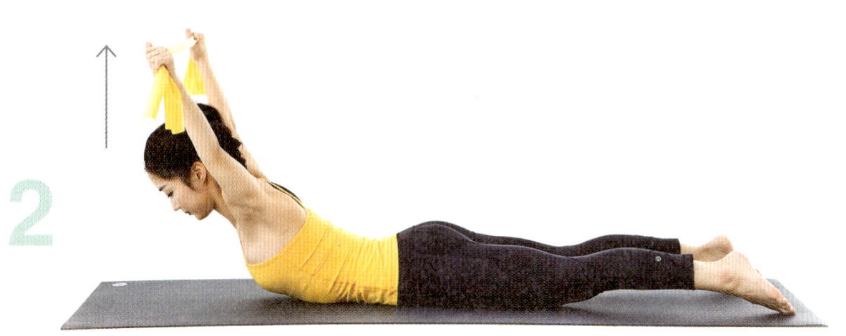

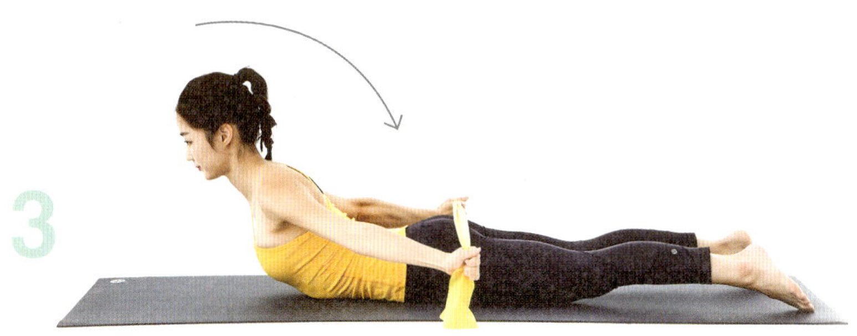

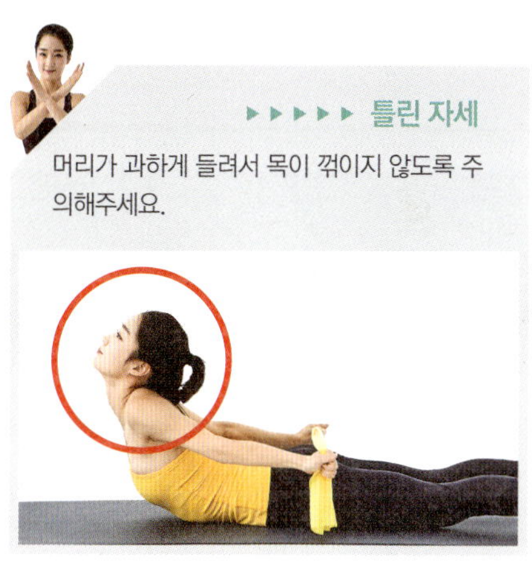



## MINUS STRETCHING

밴드의 저항이 부담스러운 분들은 밴드 없이 스
트레칭해주세요.

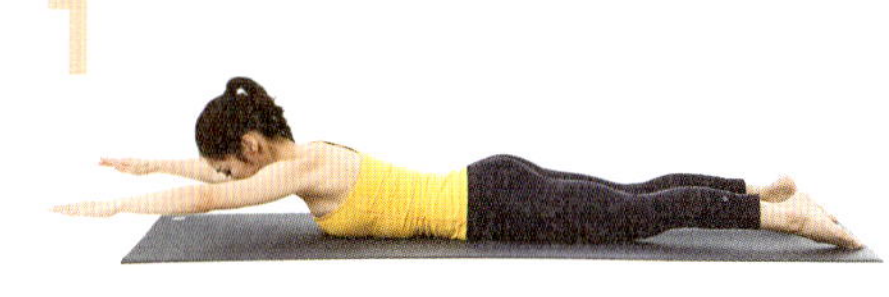

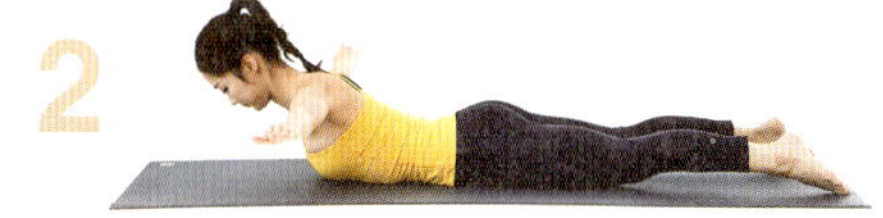

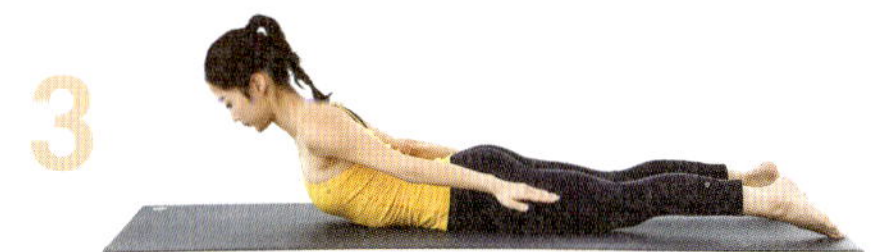

**1**   배를 대고 엎드려 얼굴을 살짝 든 채로 밴드를 양손으로 잡고 머리 위로 뻗습니다.

**2**   마시고 내쉬는 숨에 밴드를 머리 뒤쪽으로 보내며 가슴을 들어 올립니다.

**3**   반원을 그리듯 팔을 뒤로 보냅니다.

# 골반 교정

골반은 몸의 중심으로, 중심이 잘 서있어야 그 위에 있는 척추와 목도 건강하기 때문에 틀어진 골반을 바로잡는 것이 중요합니다. 골반 교정을 위해서는 스트레칭과 약간의 근력 운동이 병행되는 것이 좋습니다. 스트레칭으로 근육에 자극을 주고 근력 운동으로 약한 근육을 강화시켜주는 스트레칭에 근력 운동이 가미된 동작을 소개합니다.

## 1

STRETCHING

# 폼롤러 브릿지

골반 주변 근육을 강화시켜 틀어진 골반을 강화시켜주는 동작으로 복부 근육을 활성화시켜 허리 통증 완화에도 효과적인 스트레칭입니다. 또한 허벅지 뒤쪽의 셀룰라이트를 없애는 데에도 도움이 됩니다.

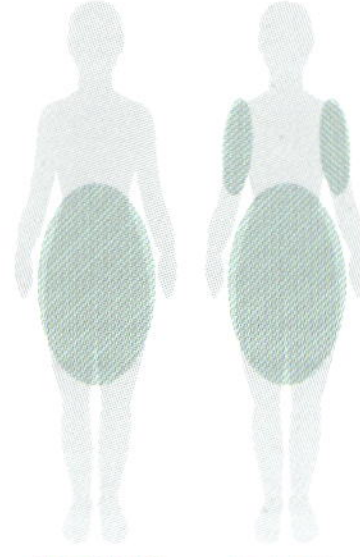


**POINT**

폼롤러에 발을 올린 채로 하는 스트레칭이기 때문에 뒤꿈치와 엉덩이 사이가 점점 멀어질 수 있습니다. 뒤꿈치를 엉덩이 쪽으로 당긴다는 느낌으로 스트레칭해주세요.

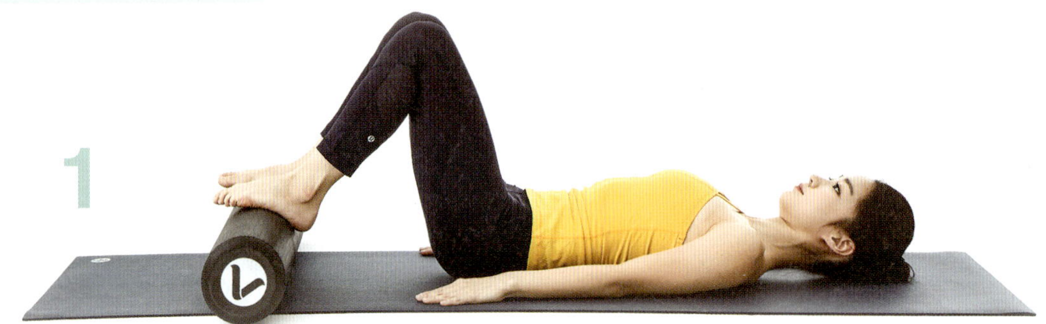

**1** 누워서 폼롤러 위에 발을 올립니다.

**1** 허리만 꺾인 채로 엉덩이가 아래로 떨어지지 않도록 주의해주세요.
**2** 뒤꿈치와 엉덩이가 멀어지지 않도록 주의해주세요.

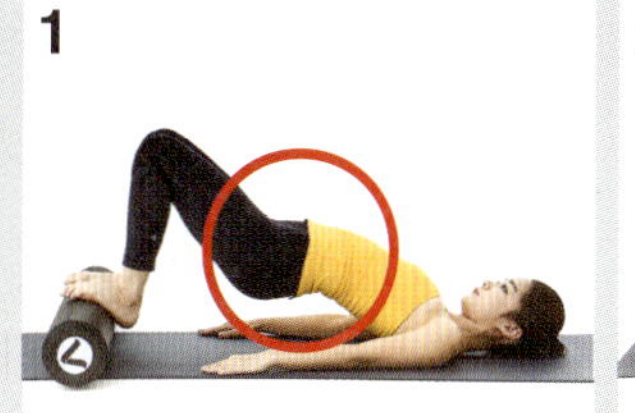
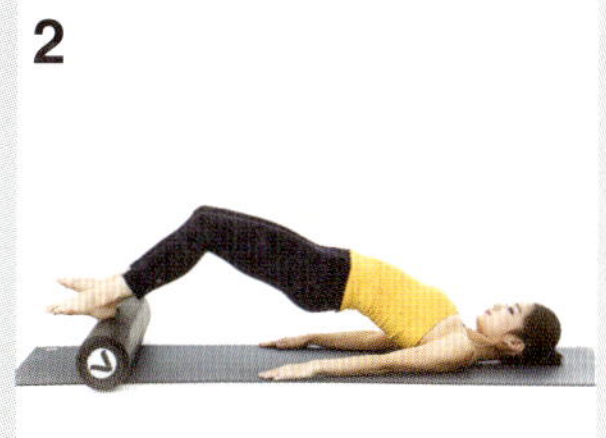

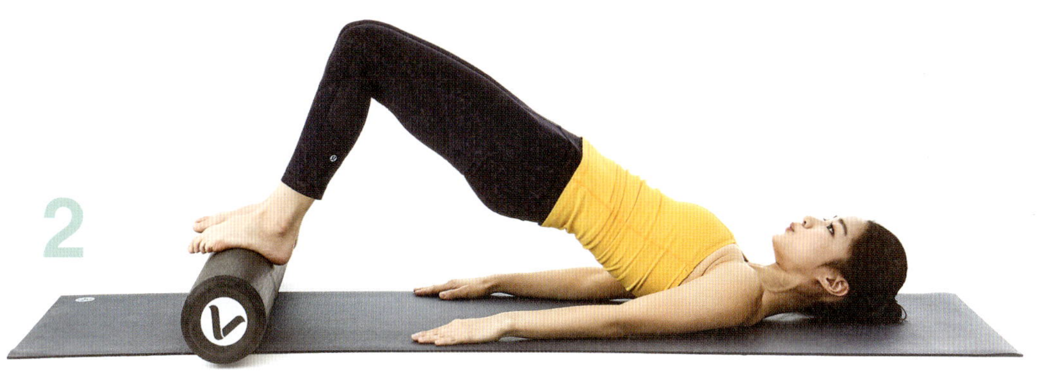

**2** 발이 움직이지 않게 고정하고 마시고 내쉬는 숨에 골반을 위로 들어 올립니다.

**3** 다시 마시고 내쉬는 숨에 골반을 바닥으로 내립니다.

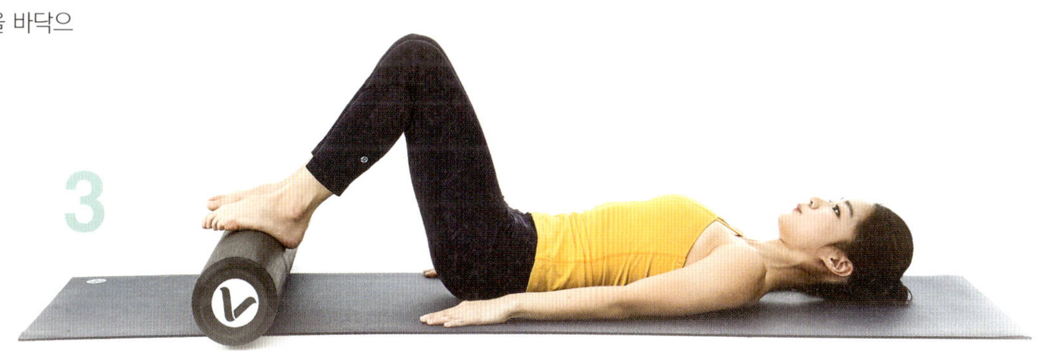

## ◢ PLUS STRETCHING ◢

마지막에 한 다리를 위로 뻗는 동작을 추가해주세요. 이때도 골반 한쪽이 떨어지지 않도록 주의해주세요.

## ◢ MINUS STRETCHING ◢

폼롤러 위에서 균형을 잡기 어려운 분들은 폼롤러 없이 발을 바닥에 내려놓고 스트레칭해주세요.

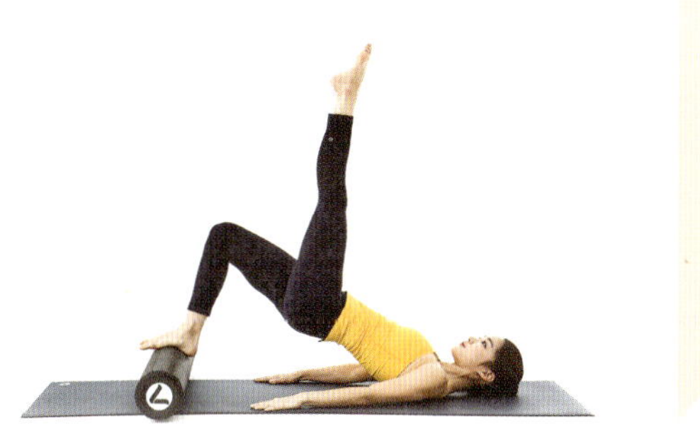
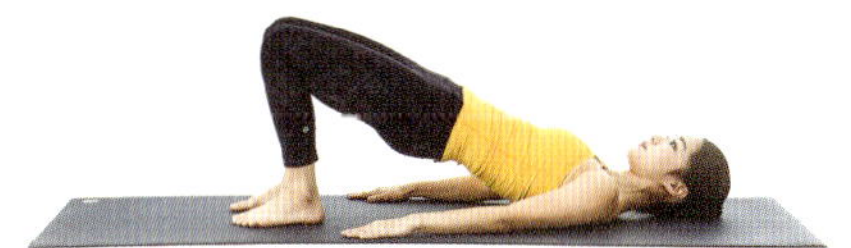

# 2 더블 피존 스트레칭



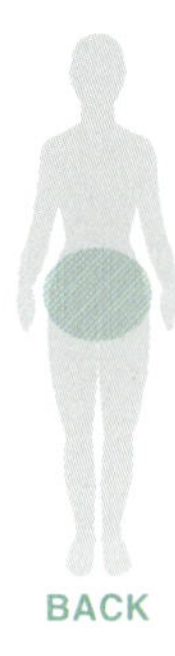



틀어진 골반으로 인한 골반 근육의 불균형을 잡아주는 스트레칭입니다.

또한 한 자세로 오랜 시간을 보내 하체 부종이나 다리 저림을 겪는 분들에게도 효과적인 동작입니다.

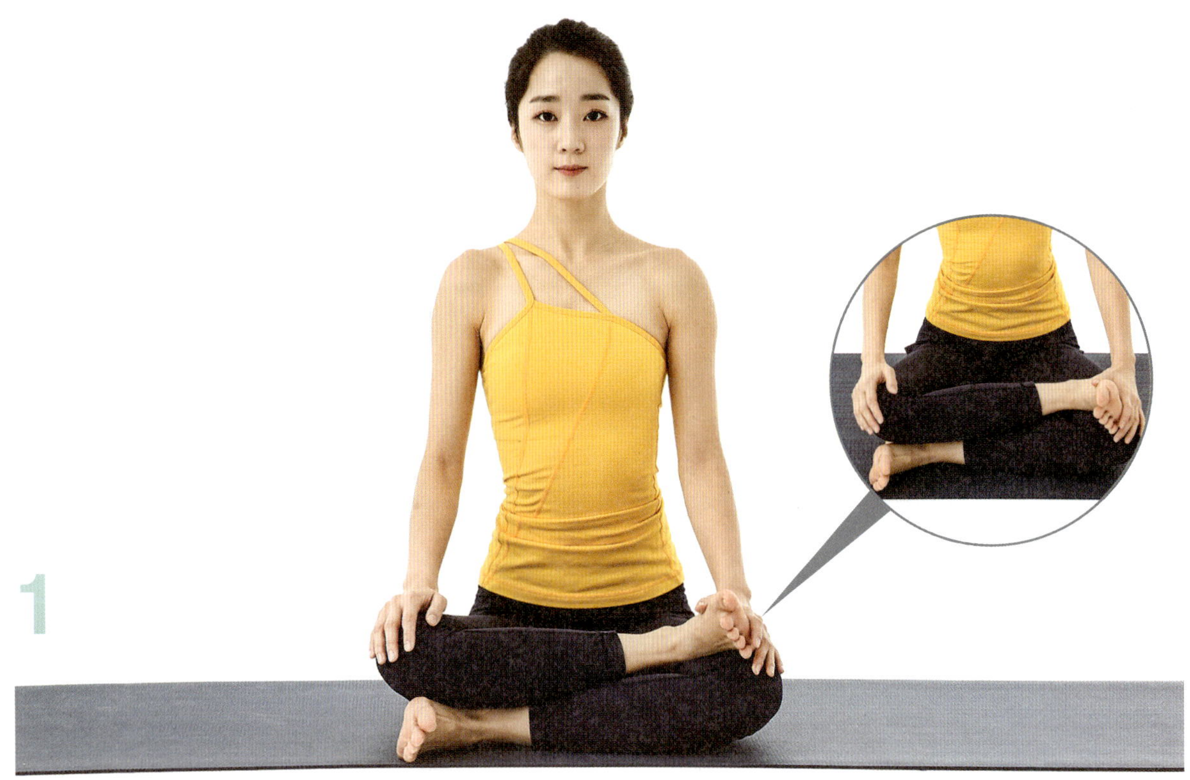

**1**

**1** 앉아서 두 다리를 ㄱ자로 접어서 위아래로 포갠 채 양손으로 발과 무릎을 잡
습니다.

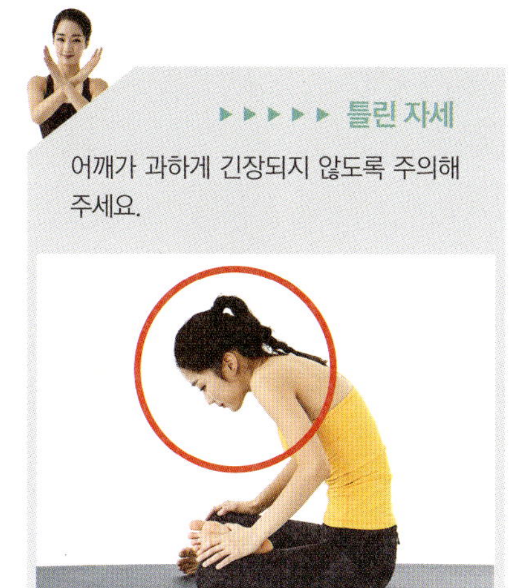


## POINT

**1** 상체를 숙일 때는 시선이 가장 마지막에 아래로
떨어지고, 올라올 때는 시선이 먼저 올라올 수
있도록 해주세요.

**2** 발목이 틀어지지 않은 채로 발바닥이 옆을 바라
보고 있어야 효과적으로 골반 주변 근육이 스트
레칭될 수 있어요.

**2**

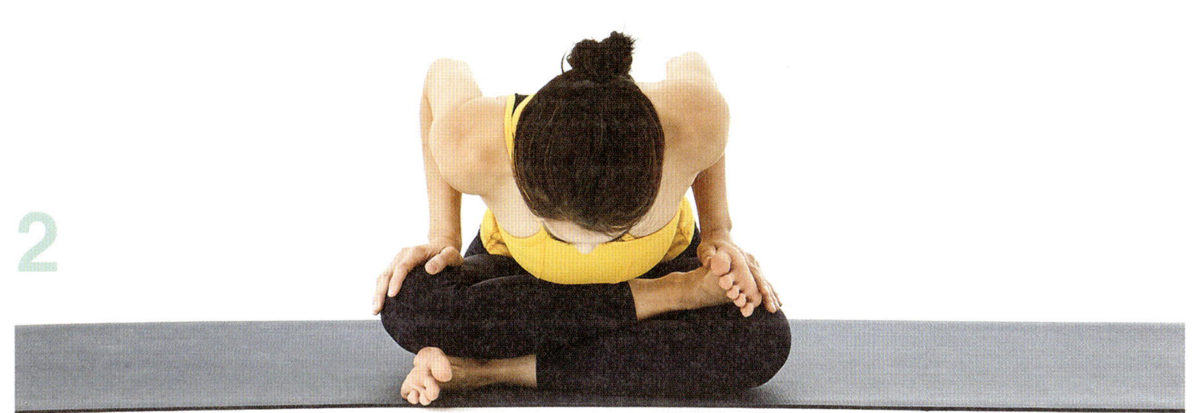

**2**　마시고 내쉬는 숨에 허리, 가슴, 머리 순으로 상체를 숙입니다. 반대쪽도 같은 방법으로 합니다.

## ◢ MINUS STRETCHING ◢

상체를 완전히 숙이
는 것이 어렵다면 다
리 앞에 폼폴러를 두
고 손끝으로 폼롤러
를 밀면서 스트레칭
해주세요.

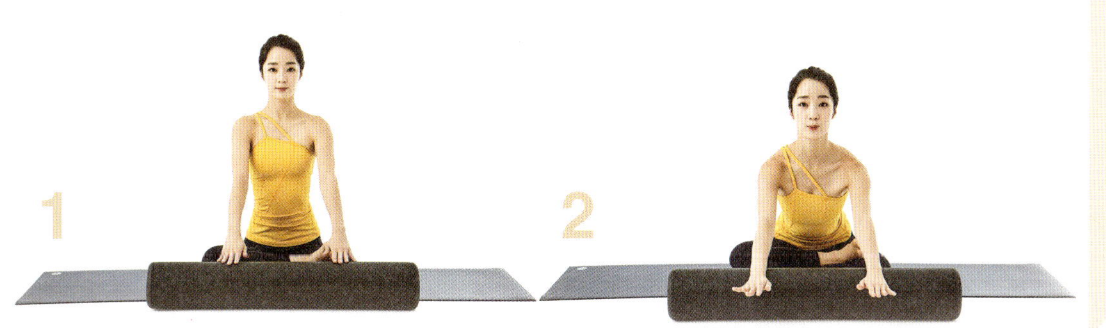

# 폼롤러 골반 강화 스트레칭

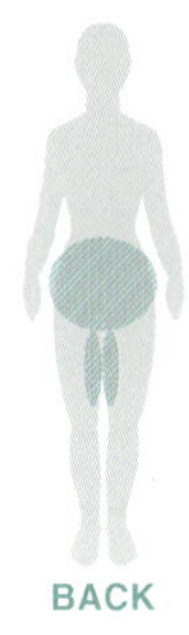


골반 주변을 지탱하는 근육을 사용하지 않으면 더욱더 골반이 틀어지기 쉬우며 그로 인한

골반과 허리의 통증까지 동반될 수 있습니다. 골반을 안정감 있게 만들어주는 근육인 중둔근을 강화시키고,

내전근의 유연성까지 향상시켜주는 발레를 응용한 동작입니다.

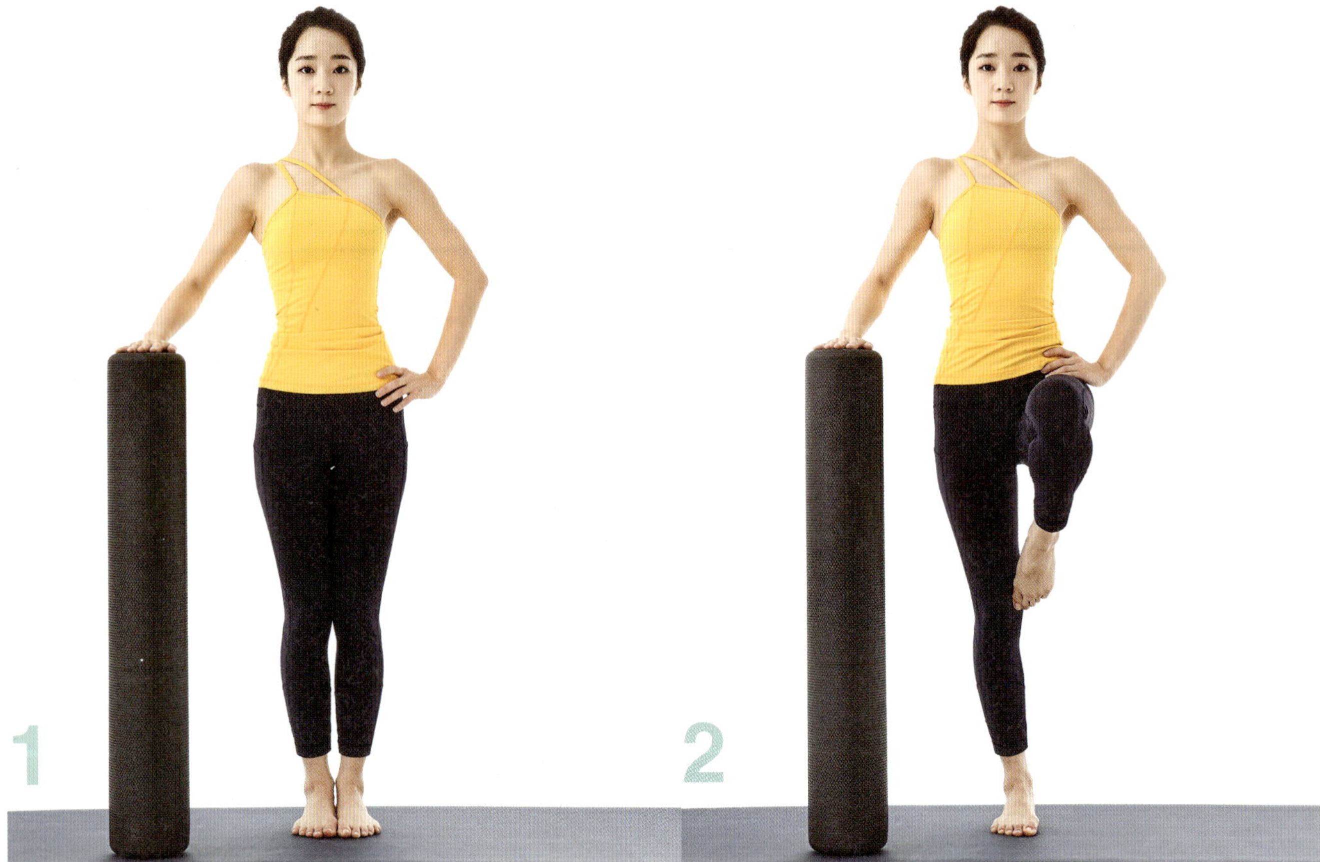

1. 서서 양발은 11자로 붙이고 한 손으로 폼롤러를 잡습니다.
2. 마시는 숨에 무릎이 정면을 바라보도록 한쪽 다리를 위로 올립니다.
3. 내쉬는 숨에 무릎을 옆으로 보냅니다. 반대쪽도 같은 방법으로 합니다.

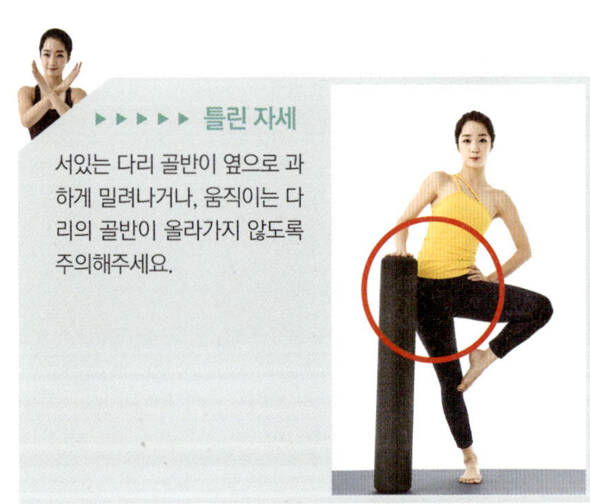

## POINT

엄지발가락 끝을 무릎에 대고
컴퍼스의 움직임을 상상하며
무릎을 옆으로 열어주세요.

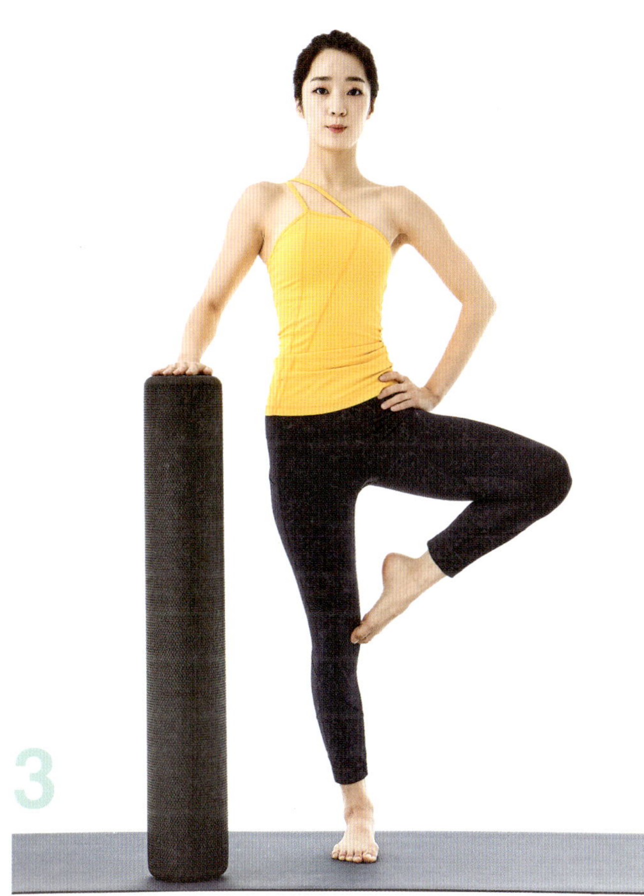

3

## MINUS STRETCHING

다리를 높이 올리기 힘든 분들은 발목 또는 종
아리까지만 올려주세요.

## PLUS STRETCHING

폼롤러 없이 맨손으로 스트레칭해주세요.

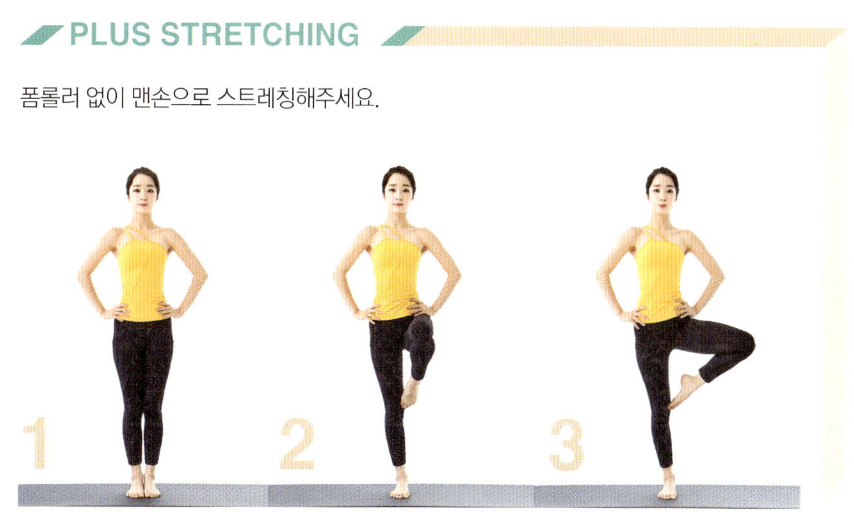

# 휜 다리 교정

평소 한 다리로 기대어 서거나 다리를 꼬고 앉는 등의 잘못된 자세로 생활하는 경우 다리가 휠 위험이 많습니다.
틀어진 골반을 바로잡고 다리의 근육을 스트레칭해야 휜 다리를 점차적으로 교정할 수 있는데
꾸준한 인내심을 갖고 매일 실천하는 것이 필요합니다.

## 1 다리 크로스 스트레칭

**STRETCHING**

엉덩이의 바깥쪽 근육과 다리 뒤쪽 근육을 늘이는 스트레칭으로 휜 다리 교정에 좋은 동작입니다.
또한 다리의 유연성을 향상시켜주며 지친 다리를 시원하게 풀어주는 효과가 있습니다.

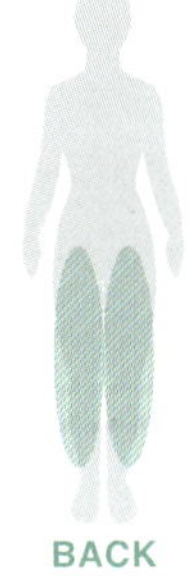

**BACK**

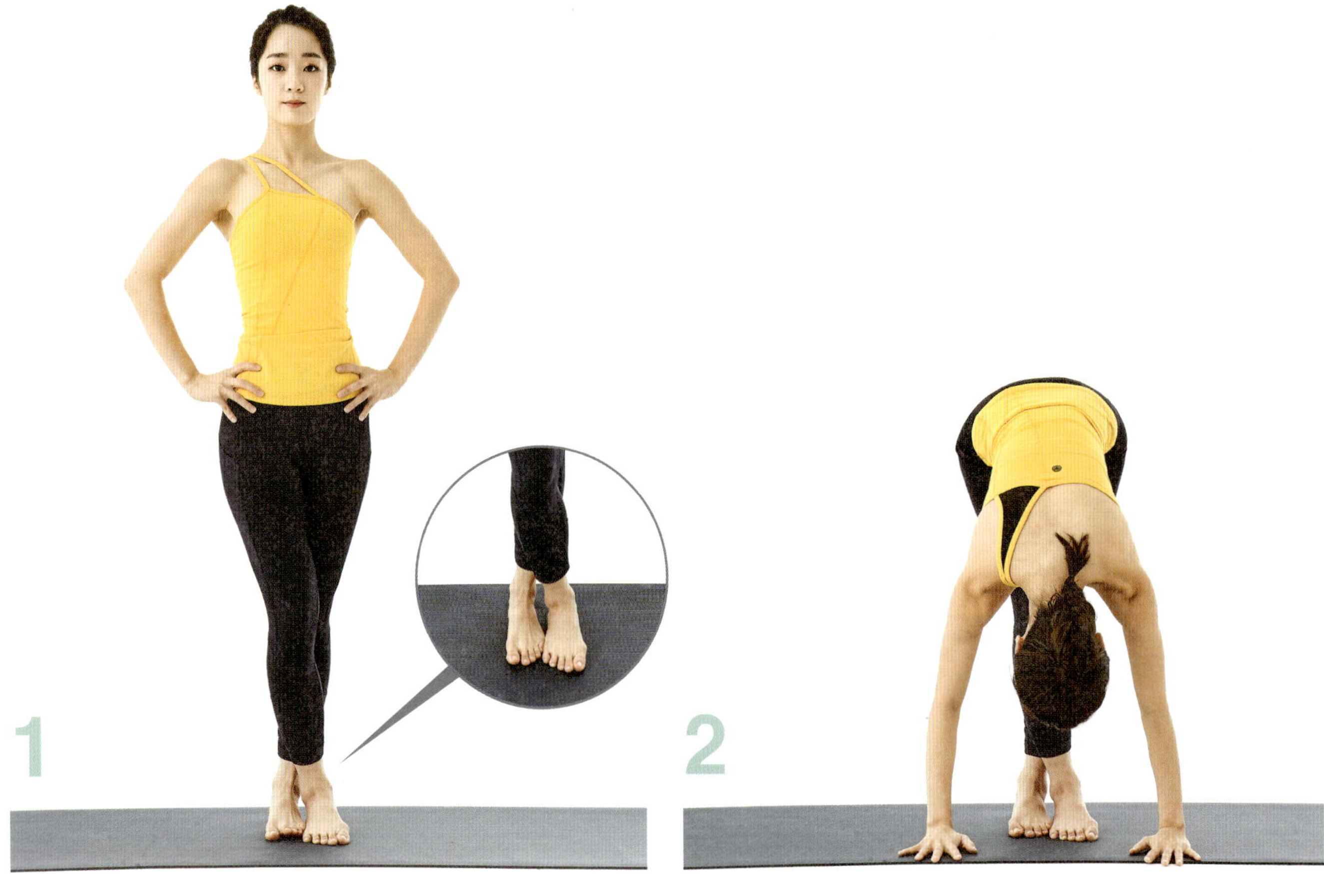

1 골반 위에 손을 올린 채로 다리를 교차해 바른 자세로 섭니다.

2 마시고 내쉬는 숨에 상체를 숙여 손으로 바닥을 짚습니다.

## MINUS STRETCHING

손으로 바닥을 짚는 것이 어려운 분들은 발 앞에 폼롤러를 두고 스트레칭해주세요.

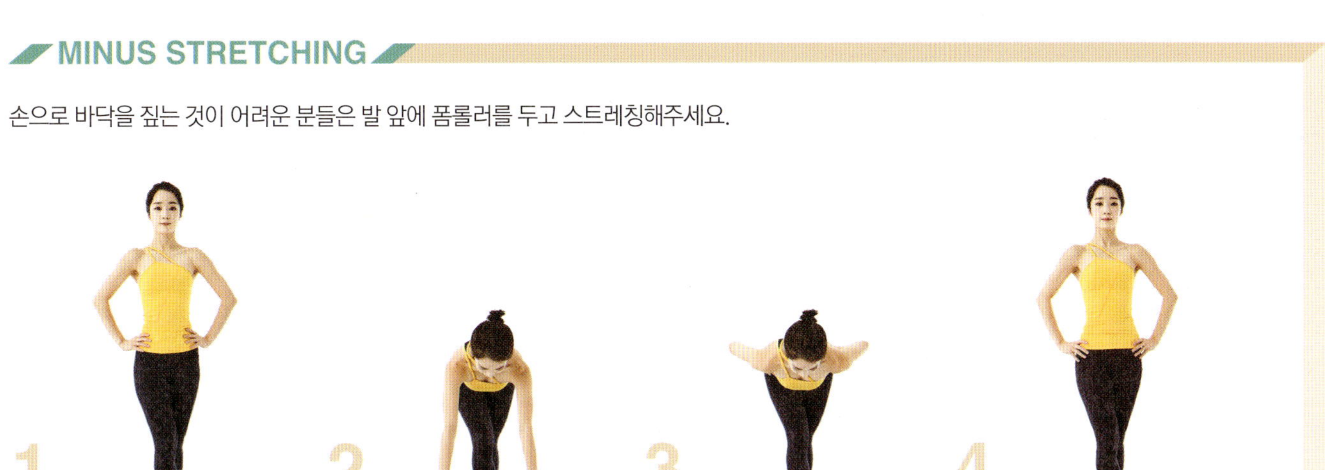

### POINT

상체를 숙일 때 앞에 있는 다리가 뒤에 있는 다리를 살짝 미는 듯한 느낌으로 스트레칭해주세요. 뒤에 있는 다리의 근육이 더 늘어나는 것을 느낄 수 있어요.

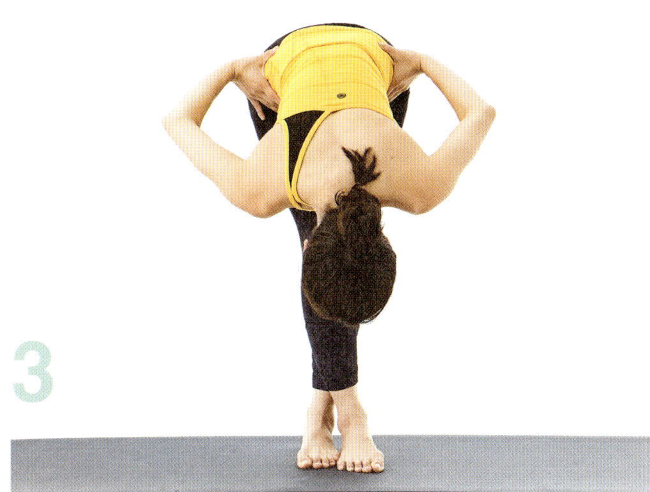

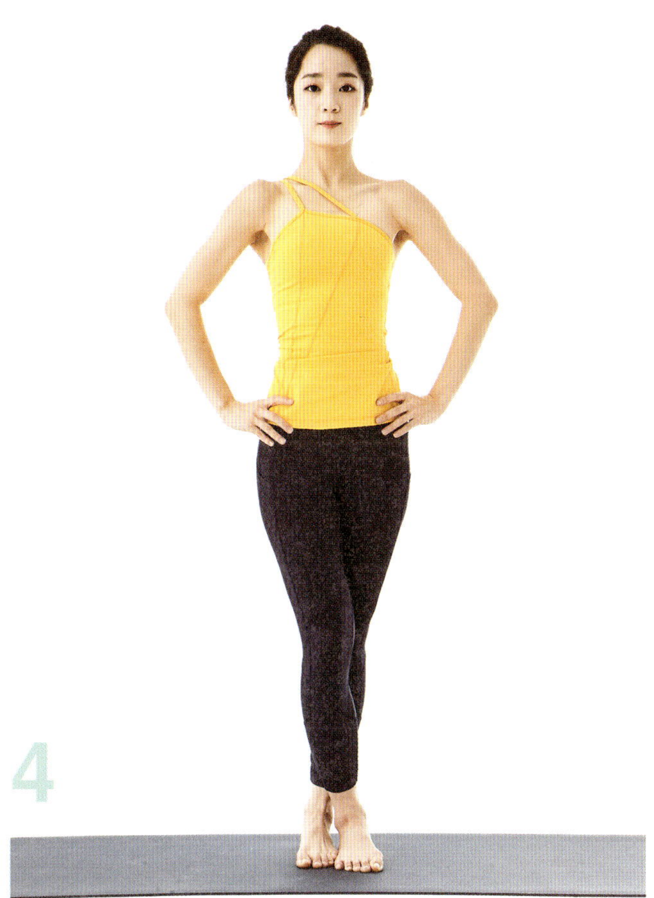

**3**  한 손씩 다시 골반 위로 올립니다.

**4**  골반 위에 손을 올린 채로 상체를 위로 세웁니다. 반대쪽도 같은 방법으로 합니다.

# 조개 스트레칭

골반을 안정감 있게 만들어주는 근육인 중둔근이 약화되면 걸음걸이가 이상해지고 다리의 모양도 변하게 됩니다.
엉덩이의 근육을 강화시켜 걸음걸이와 다리의 모양을 교정해주는 스트레칭입니다.

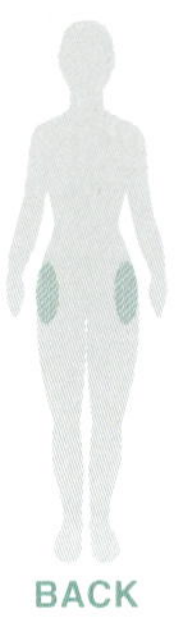
BACK

**1**

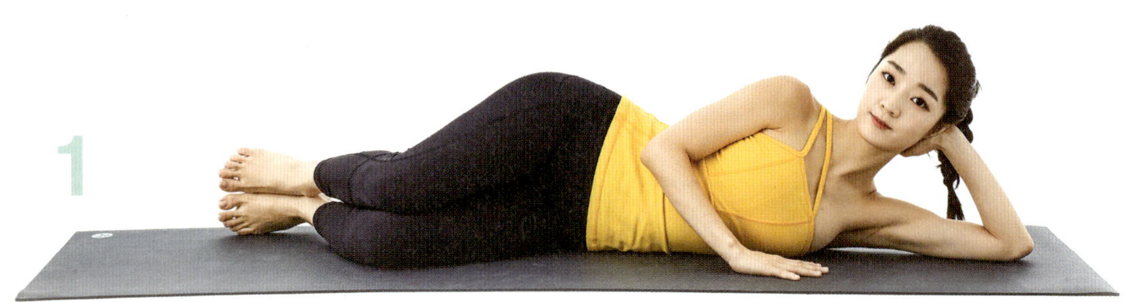

**POINT**
엉덩이 바깥쪽 근육이
수축되는 힘을 느끼면
서 스트레칭해주세요.

**2**

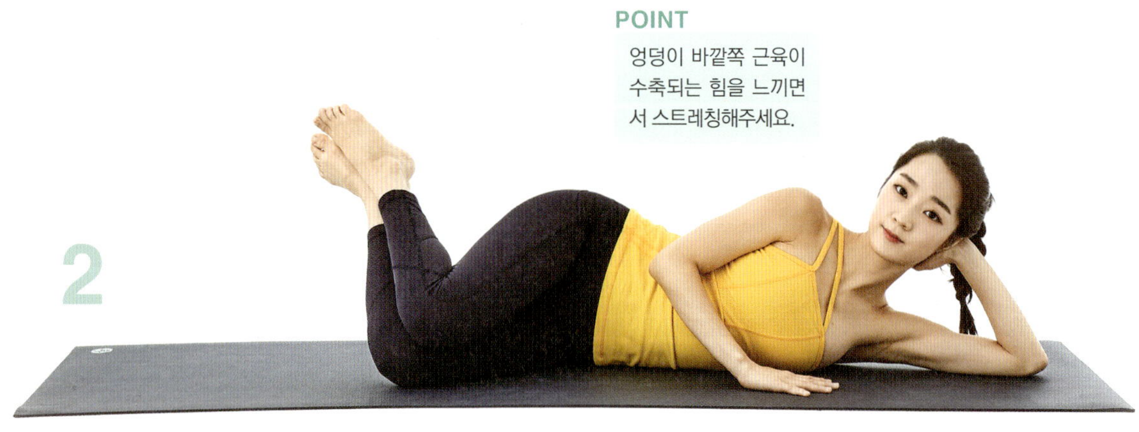

**1**  옆으로 누워 한 손으로 머리를 받치고 무릎을 접습니다.

**2**  양발을 위로 올려 바닥에서 뗍니다.

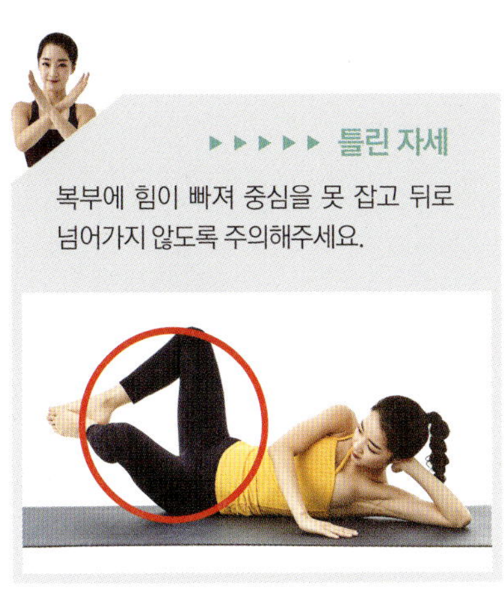


복부에 힘이 빠져 중심을 못 잡고 뒤로
넘어가지 않도록 주의해주세요.

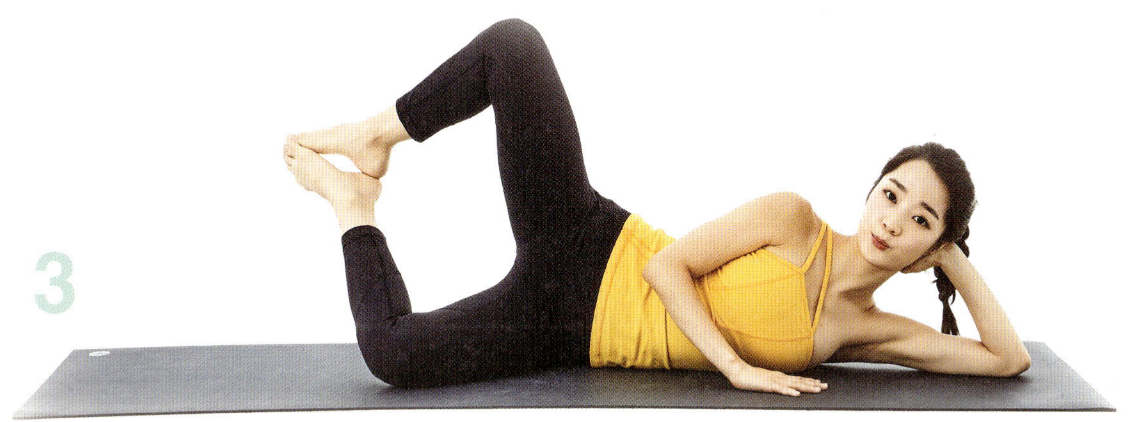

**3** 발을 붙인 채로 위에 있는 무릎을 위로 올려 엽니다. 반대쪽도 같은 방법으로 합니다.

## ◢ PLUS STRETCHING ◢

무릎에 밴드를 감아서 밴드의 저항하는 힘을 느끼며 스트레칭해주세요.

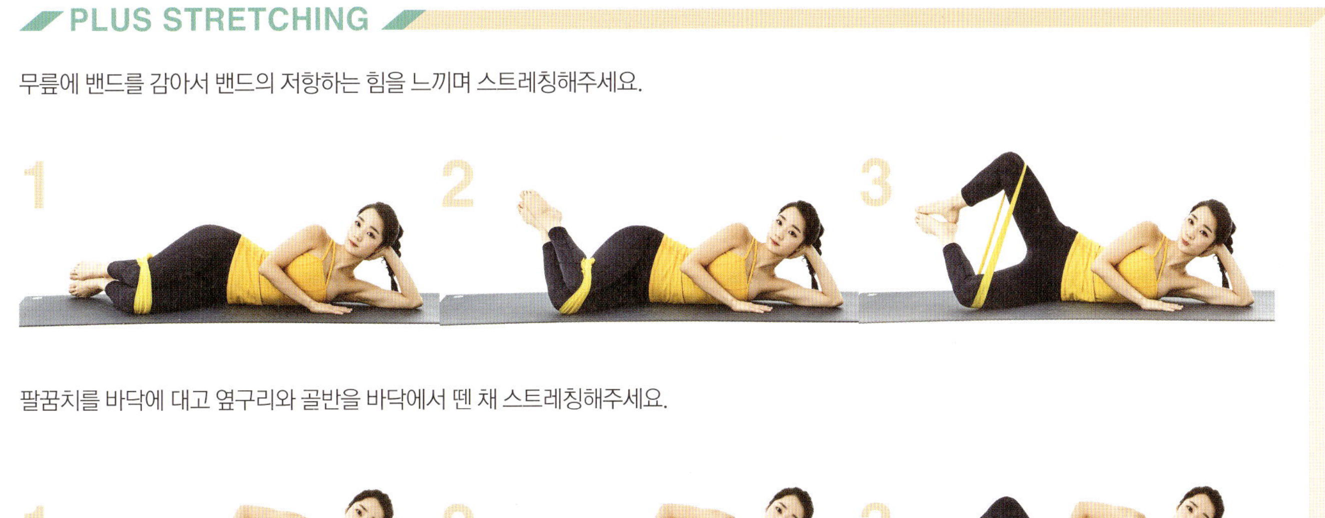

팔꿈치를 바닥에 대고 옆구리와 골반을 바닥에서 뗀 채 스트레칭해주세요.

# 3 폼롤러 계단 스트레칭

STRETCHING

종아리가 자주 뭉치는 경우 종아리에 알이 심해져 다리가 휘어 보이는 경우가 있습니다.
이때 스트레칭으로 종아리의 알을 풀어주면 다리의 모양을 교정한 효과를 얻을 수 있습니다.

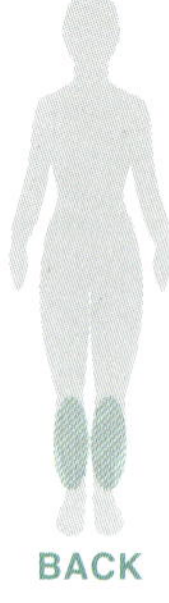

BACK

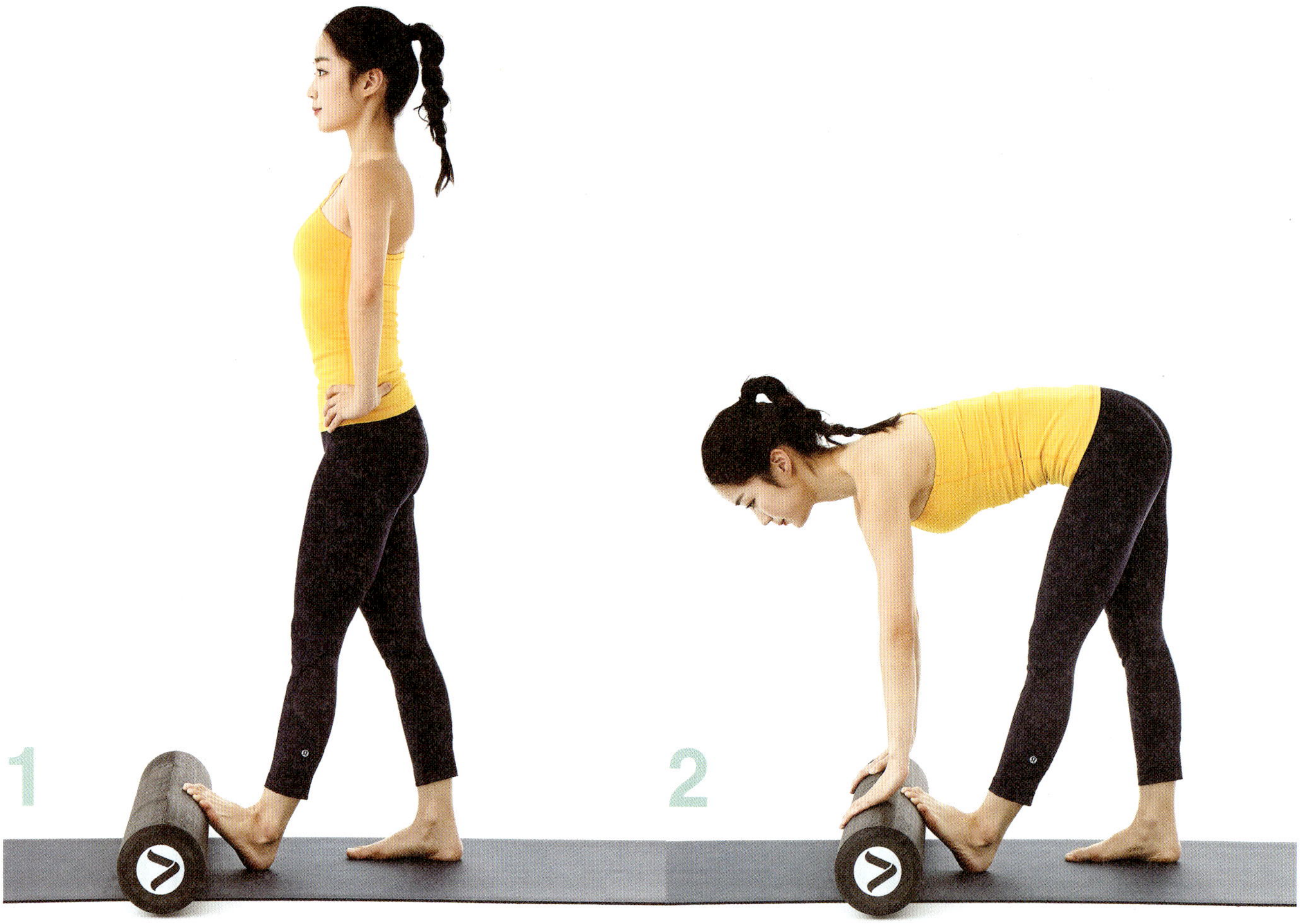

1 폼롤러 위에 한쪽 발의 발가락 부분을 올리고 뒤꿈치는 바닥에 댄 채로 섭니다.

2 마시고 내쉬는 숨에 상체를 숙여 폼롤러 위에 양손을 올립니다.

**POINT**

뒤꿈치가 바닥에서 뜨지 않도록 신경 쓰며 스트레칭해주세요.

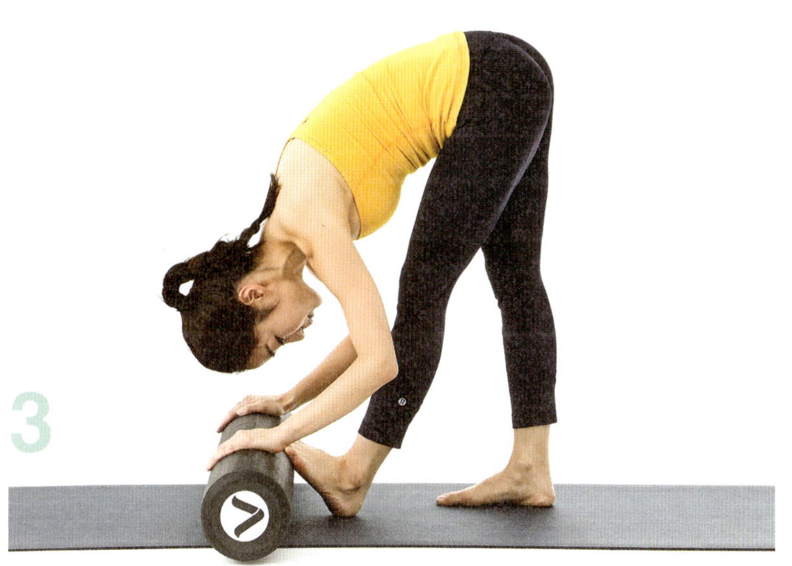

3

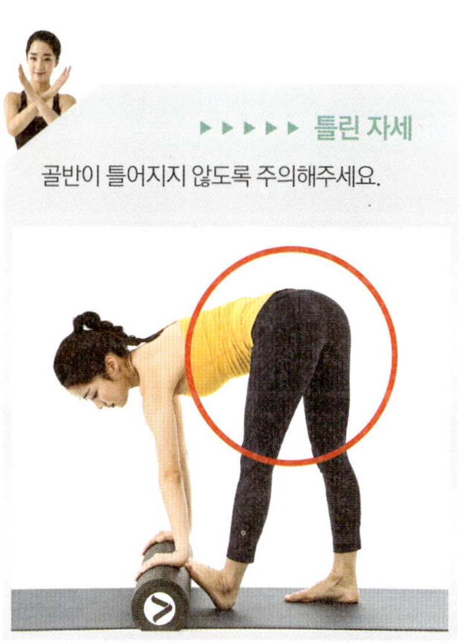


**3**  다시 마시고 내쉬는 숨에 정강이를 바라보며 상체
를 더 숙입니다. 반대쪽도 같은 방법으로 합니다.

PART 4

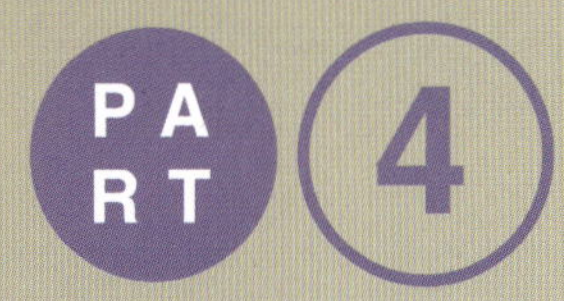

# 보디 라인 교정

보디 라인이 예쁜 몸을 갖기 위해서는 근육을 가늘고 탄력 있게 만드는 것이 중요합니다. 스트레칭으로 근육을 길게 늘이고 동시에 근력 운동으로 탄력성을 보강한다면 가늘고 탄력 있는 보디 라인을 만들 수 있습니다. 어느 부분의 근육이 스트레칭되고, 어느 부분의 근육에 힘이 생기는지 느끼며 동작을 진행하는 것을 추천합니다.

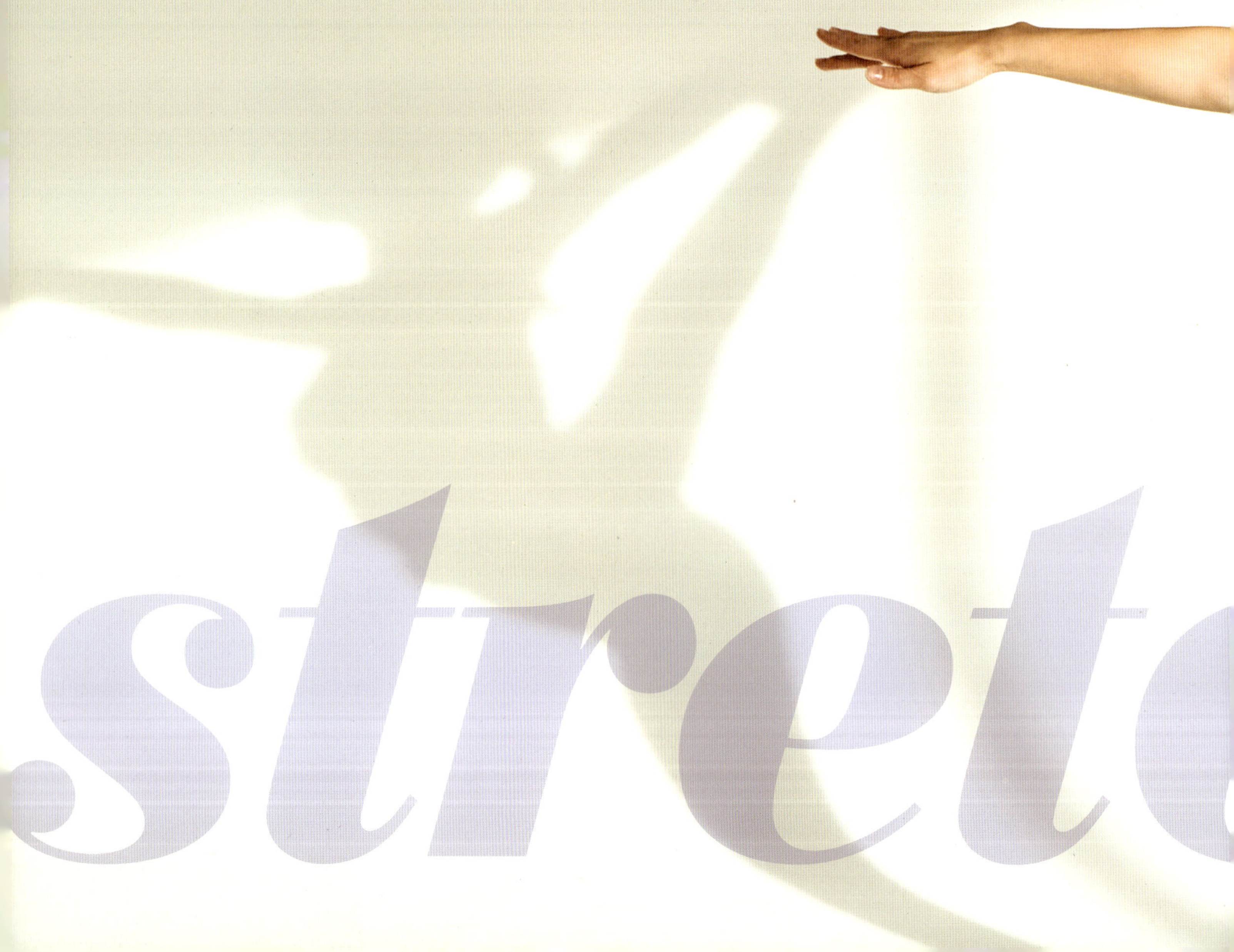

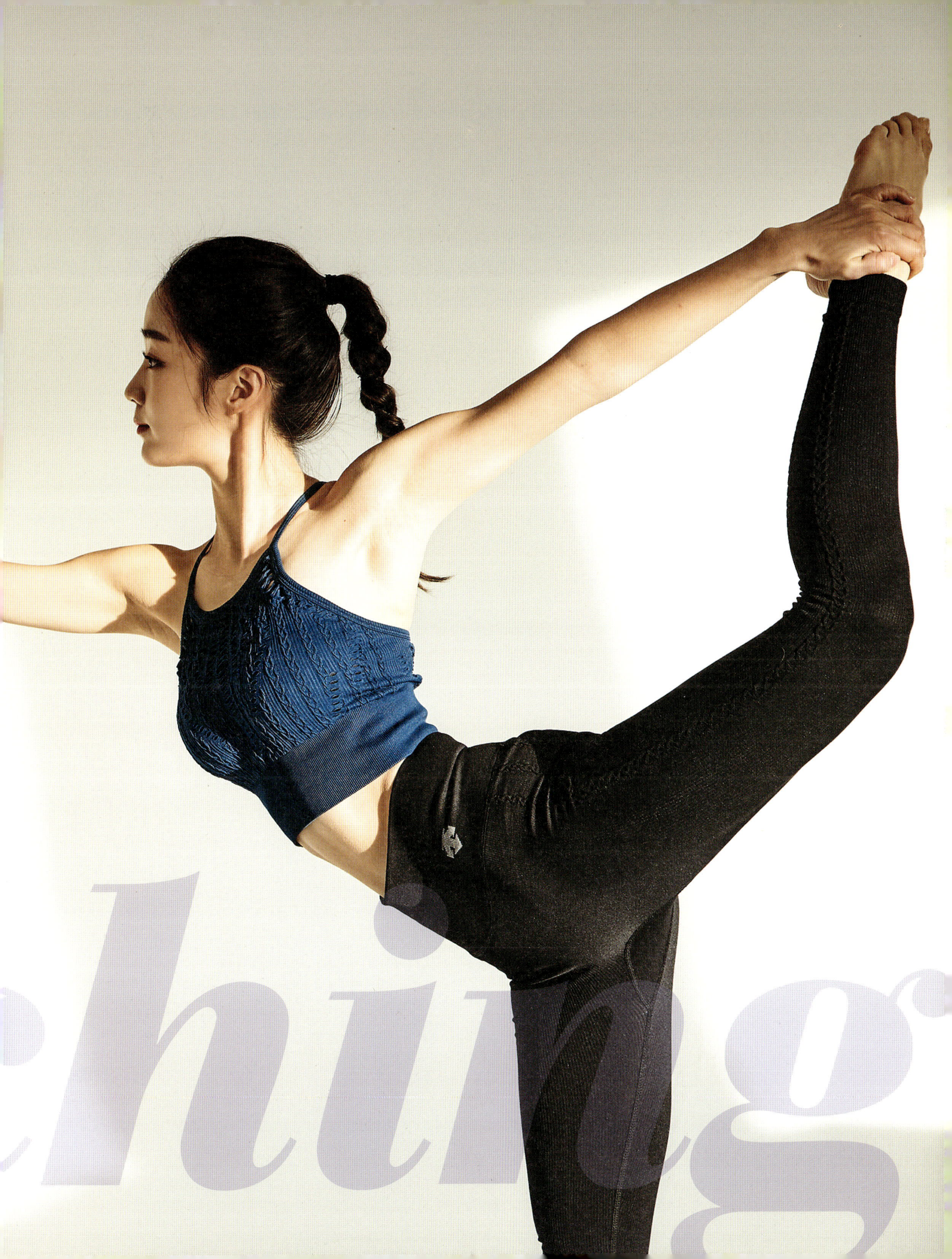
ching

# 쇄골&가슴 라인 교정

숨어있는 쇄골이 드러나도록 하려면 팔의 근육을 가늘고 길게 쓰는 스트레칭이 필요합니다. 또한 탄력 있는
가슴을 만들기 위해서는 가슴을 모아주는 팔과 가슴 근육을 활성화시켜야 합니다. 평소에 잘 사용하지 않던 팔과
가슴의 근육을 사용해 꾸준히 스트레칭과 근력 운동을 병행한다면 아름다운 쇄골과 가슴 라인을 만들 수 있습니다.

## 1 밴드 쇄골 스트레칭

**STRETCHING**

팔 뒤쪽에 있는 삼두근을 사용해 팔과 등의 근육을 강화시켜
앞에 있는 쇄골의 라인을 아름답게 만들어주는 데에 효과적인 동작입니다.

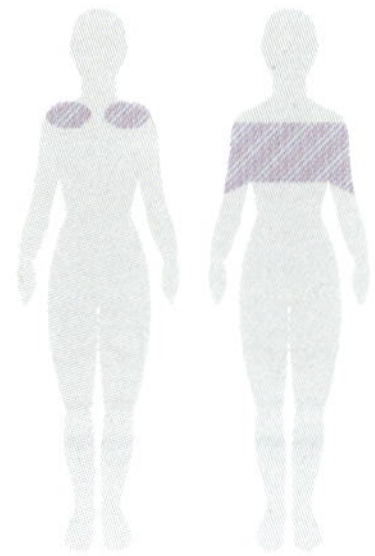



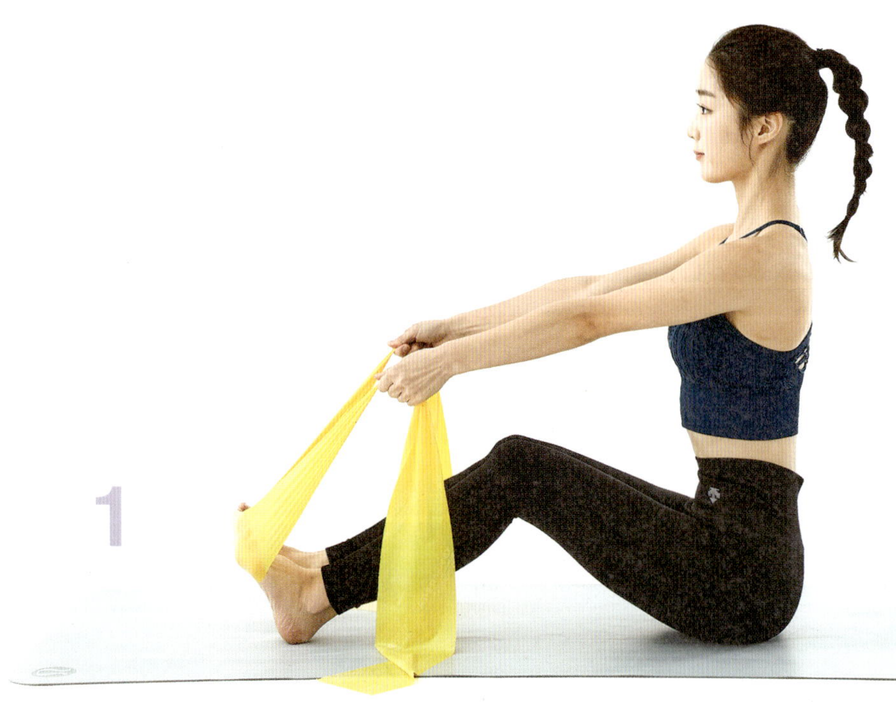

**1** 무릎을 세우고 앉아서 밴드를 양발에 건 채로 양손으로 느슨하지 않
게 잡습니다.

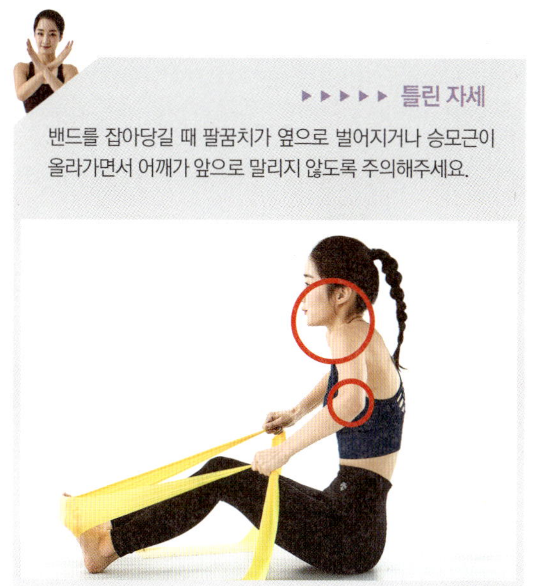



밴드를 잡아당길 때 팔꿈치가 옆으로 벌어지거나 승모근이
올라가면서 어깨가 앞으로 말리지 않도록 주의해주세요.

## POINT

**1** 척추를 바로 세워 상체가 뒤나 앞으로 기울어지지
않도록 신경 써주세요.

**2** 밴드를 잡아당겼다가 다시 앞으로 놓을 때 밴드의
탄성으로 앞으로 훅 딸려가듯 놓기보다는 최대한
천천히 힘을 유지하며 놓아주세요.

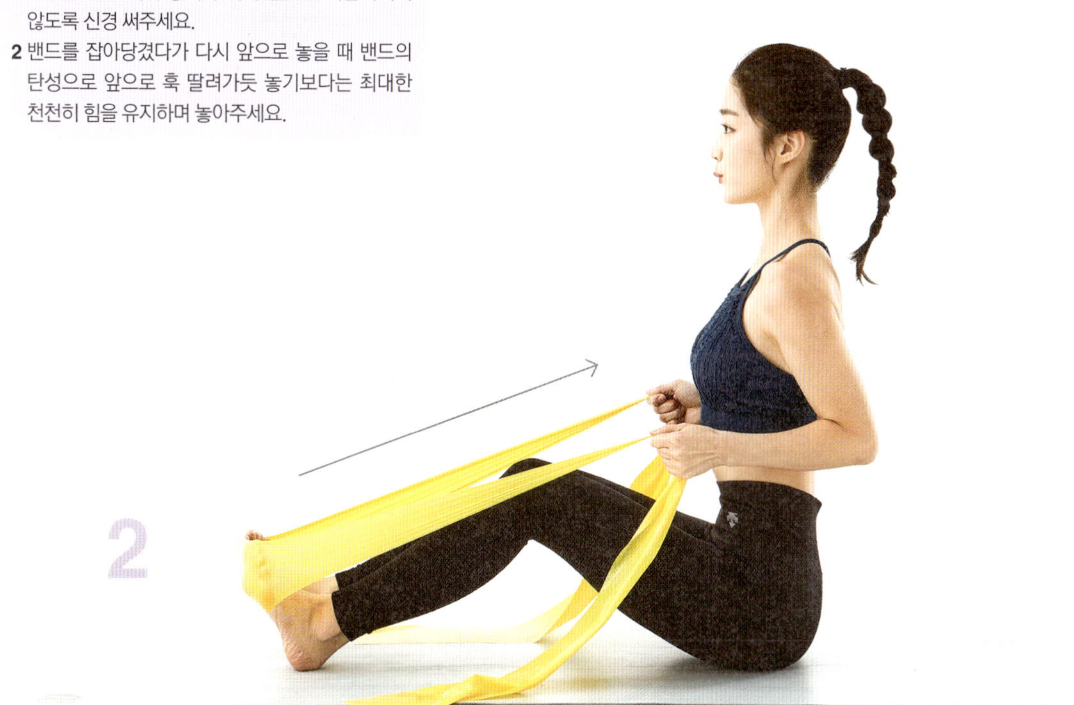

**2**   마시고 내쉬는 숨에 팔꿈치로 몸을 스치며 밴드를 뒤로 잡아당깁니다.
이때 가슴을 앞으로 쭉 폅니다.

# 밴드 가슴 스트레칭

팔 근육과 가슴 근육을 사용하는 동작으로, 가슴이 벌어져 있어서 고민인 분들에게 효과적인 동작입니다.
이 스트레칭으로 팔과 가슴의 근육을 활성화시켜 가슴을 아름답게 모을 수 있습니다.

**POINT**

**1** 가슴 위쪽 근육을 사용하는 것에 집중해주세요.
**2** 겨드랑이에 펜을 하나 끼고 있다는 상상을 하며 승모근이 위로 올라가지 않도록 신경 써주세요.

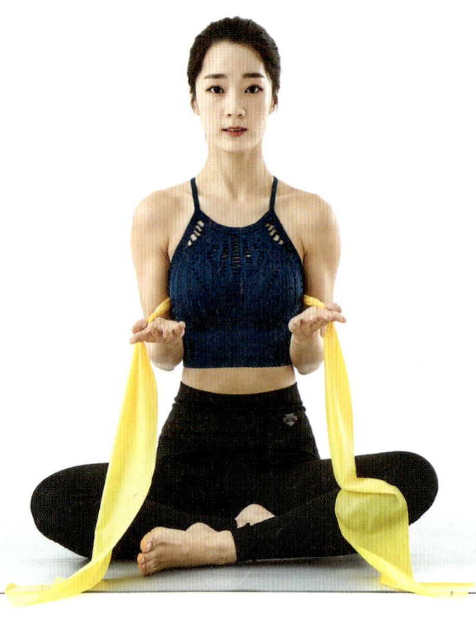

**1**

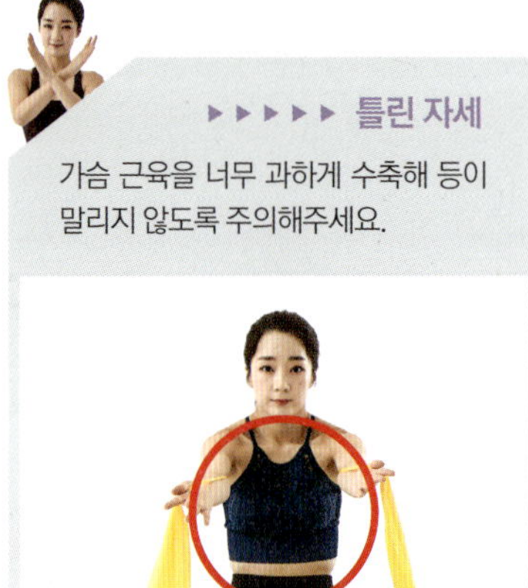


**1** 앉아서 팔꿈치는 접어 몸통에 붙이고 손바닥은 위를 향한 채로 밴드를 느슨하지 않게 잡습니다.
**2** 마시고 내쉬는 숨에 앞으로 양팔을 뻗습니다.

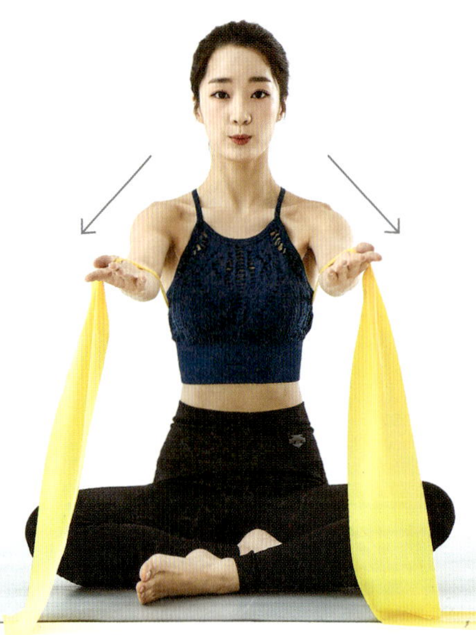

**2**

밴드의 힘이 부담스러운
분들은 밴드 없이 팔의 움
직임만 익혀주는 것도 좋
아요.

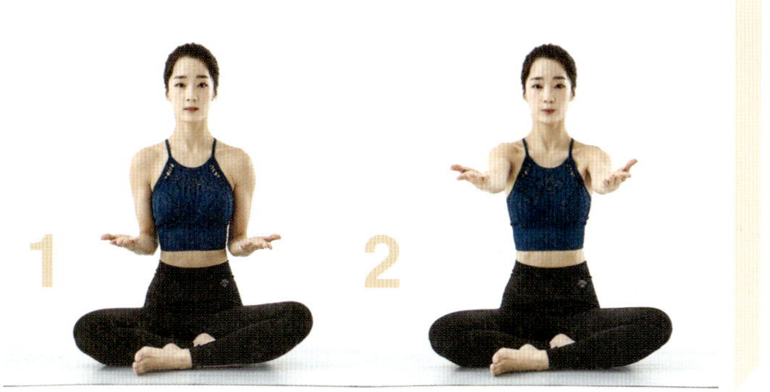

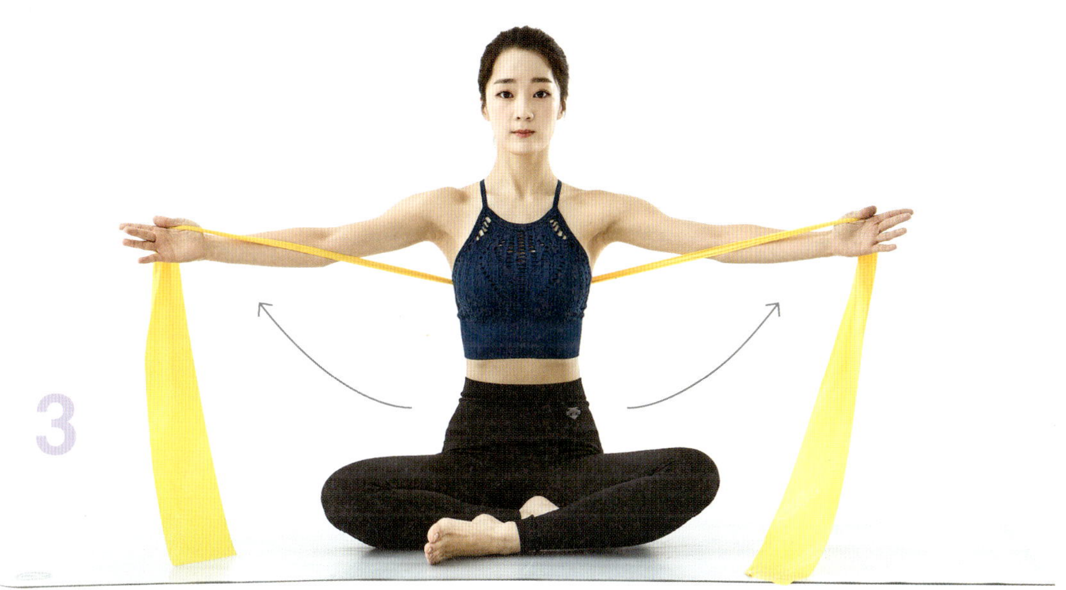

**3**  마시는 숨에 양팔을 옆으로 뻗습니다.

**4**  내쉬는 숨에 가슴 근육을 모으며 팔을 모읍니다.

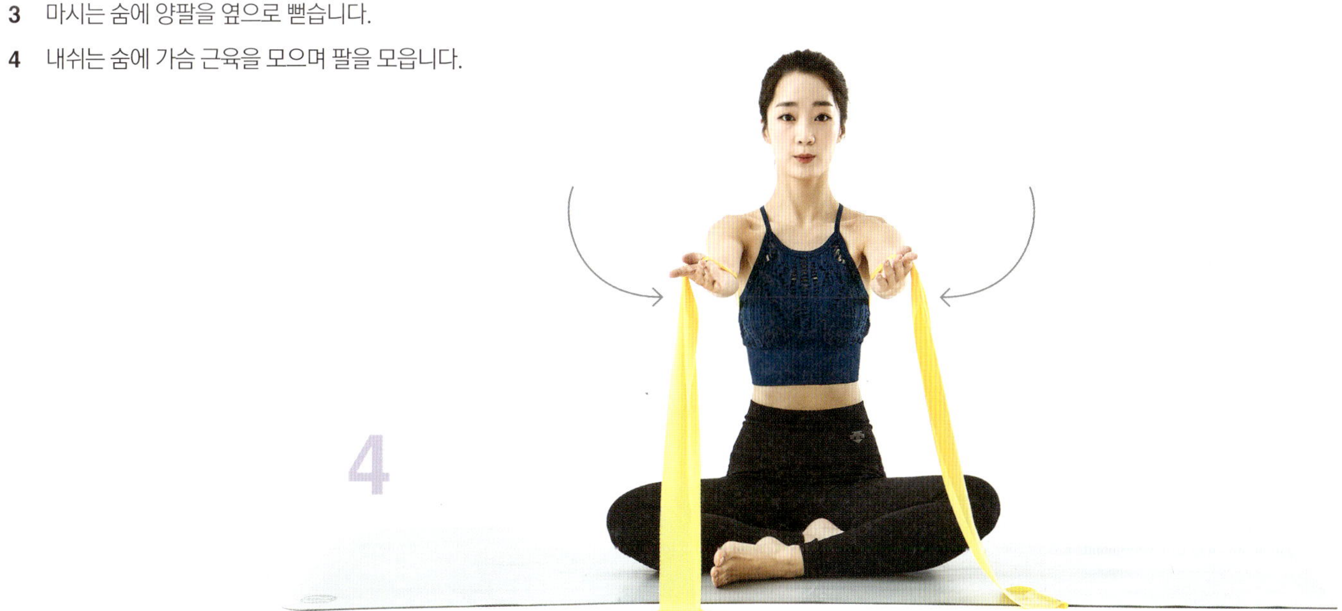

# 3



# 발레 알라스콩

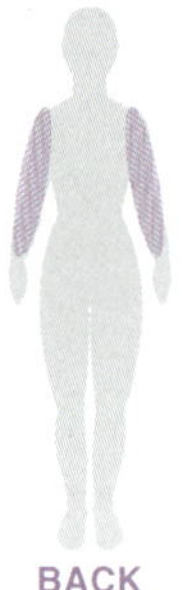

발레의 동작을 응용한 동작으로 팔 근육 전체가 사용됩니다.

아름다운 쇄골 라인을 만드는 데 효과적이며, 또한 처진 팔뚝 살을 탄력 있게 만드는 효과가 있습니다.

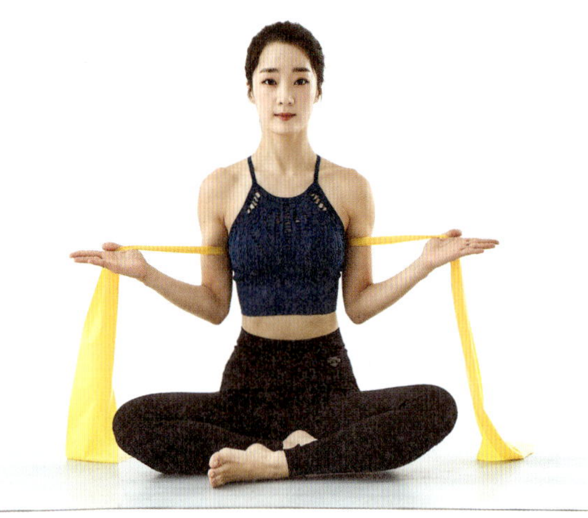

**1** 앉아서 날개 뼈 라인에 밴드를 대고 팔꿈치는 접어 몸통에 붙인 채 양손은 바깥을 향하도록 만들어 밴드를 느슨하지 않게 잡습니다.

**2** 마시고 내쉬는 숨에 밴드를 옆으로 늘이며 팔을 벌립니다.

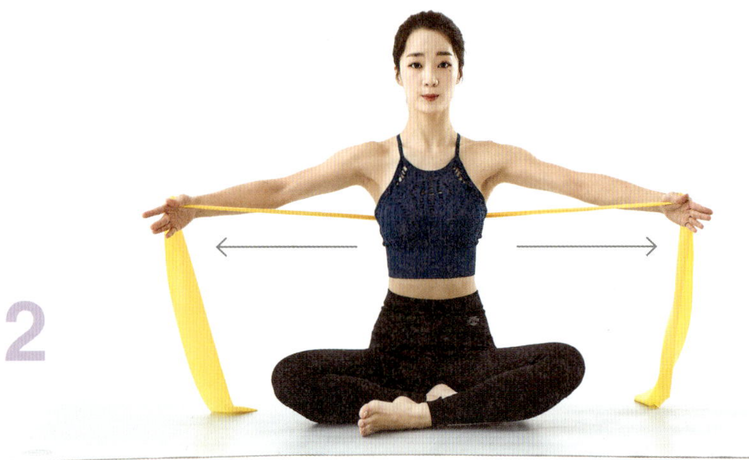

## POINT

팔을 벌릴 때 팔꿈치는 뒤를 향한다는 느낌으로, 팔뚝은 위로 끌어 올린다는 느낌으로 스트레칭해주세요.

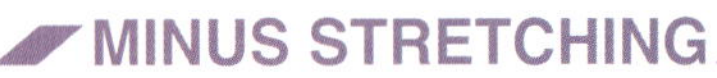

## MINUS STRETCHING

밴드의 힘이 부담스러운 분들은 맨손으로 스트레칭해주세요.

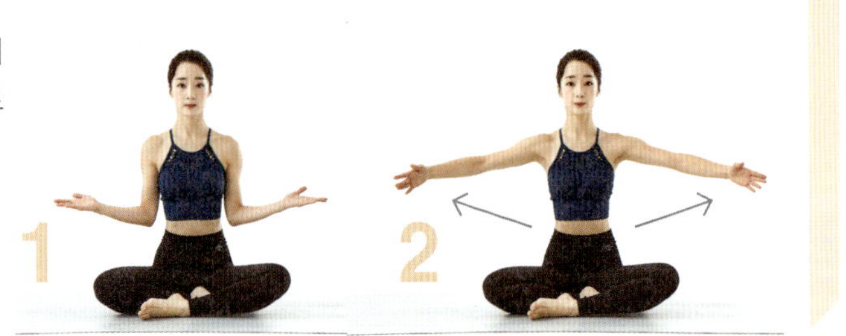

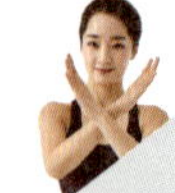

**▶ ▶ ▶ ▶ ▶ 틀린 자세**

어깨가 너무 올라가지 않도록 주의해주세요.

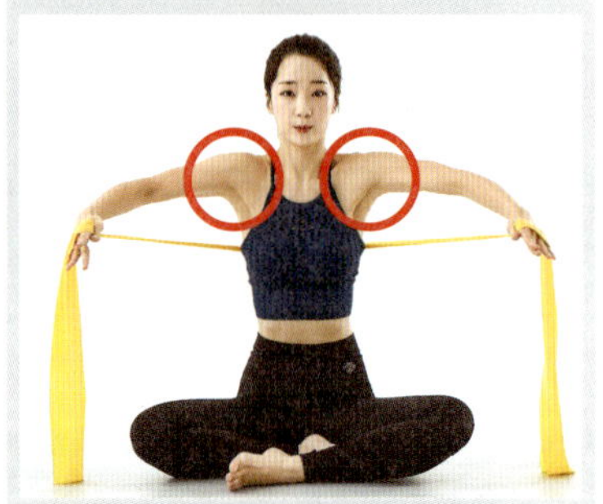

# CASE ② 어깨 라인 교정

긴 시간 동안 컴퓨터로 업무를 하거나 잦은 핸드폰 사용으로 인해 목과 어깨가 앞으로 나오면서
어깨 라인이 둥글게 말리는 경우가 많습니다. 이때 승모근이 발달되면서 어깨 라인이 망가지게 되는데
이 경우 어깨 스트레칭과 적절한 근력 운동을 함께하면 아름다운 어깨 라인을 만들 수 있습니다.

## 1 어깨 스트레칭

STRETCHING

어깨로 원을 그려 말린 어깨를 바로잡는 스트레칭으로 아름다운 어깨 라인을 만들어줍니다.
언제 어디서든 가능한 시간과 장소에 구애받지 않는 동작입니다.

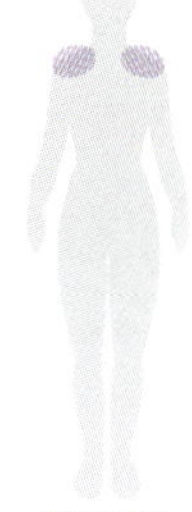

FRONT

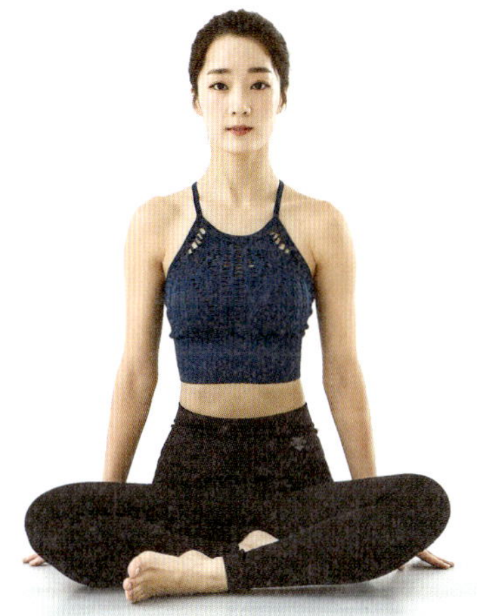

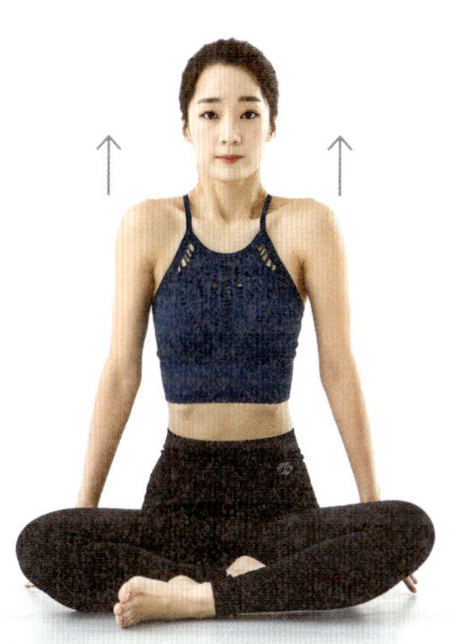

1   앉아서 두 팔을 옆에 내려놓습니다.

2   마시는 숨에 어깨를 으쓱하며 위로 듭니다.

3   내쉬는 숨에 어깨로 원을 그리듯 뒤로 돌려 내립니다.

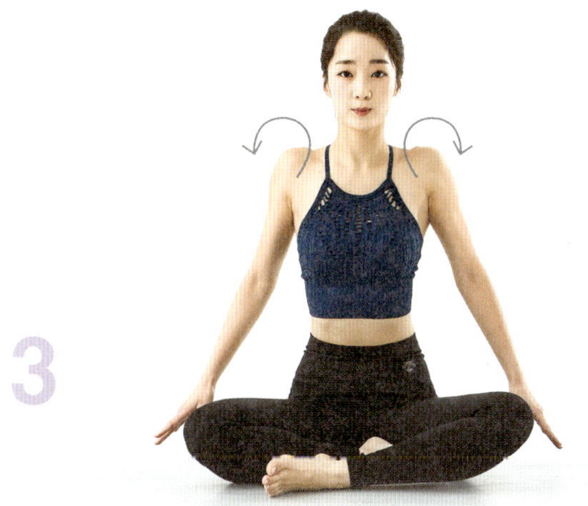

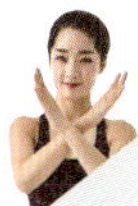

▶ ▶ ▶ ▶ 틀린 자세

1 어깨로 원을 그릴 때 등이 과하게 구부러지지 않도록 주의해주세요.

2 몸통에 힘을 주지 못해 갈비뼈가 앞으로 과하게 튀어나오지 않도록 주의해주세요.

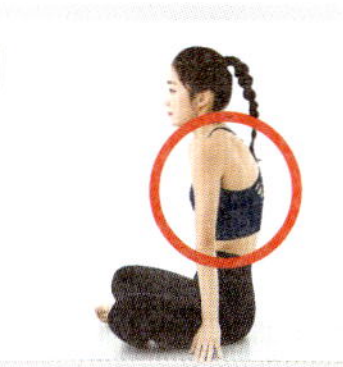

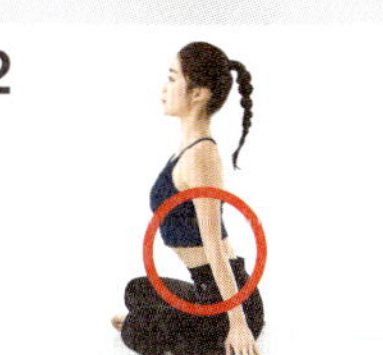

117

# 밴드 어깨 스트레칭

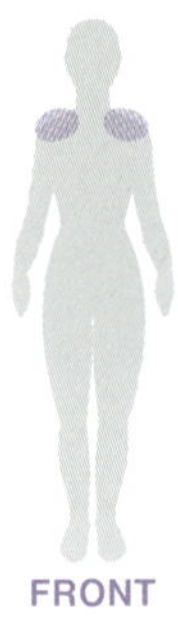


어깨 주변의 뭉쳐있는 근육들을 풀어 어깨의 라인을 아름답게 다듬는 동작입니다.

이 동작을 통해 어깨의 관절이 부드러워져 어깨의 가동 범위가 조금 더 넓어질 수 있습니다.

밴드는 수건으로 대체할 수 있습니다.

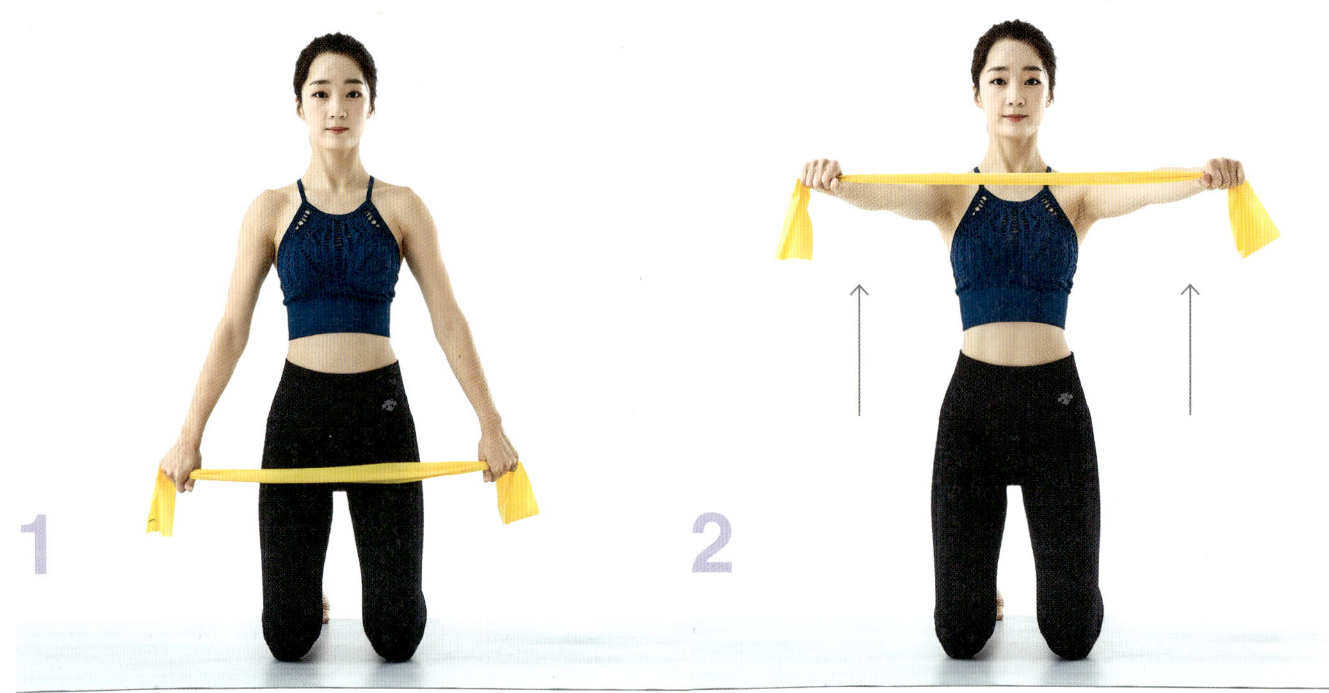

**1**    팔을 아래로 내린 채 어깨너비보다 넓게 밴드를 잡습니다.

**2**    마시는 숨에 팔을 앞으로 뻗습니다.

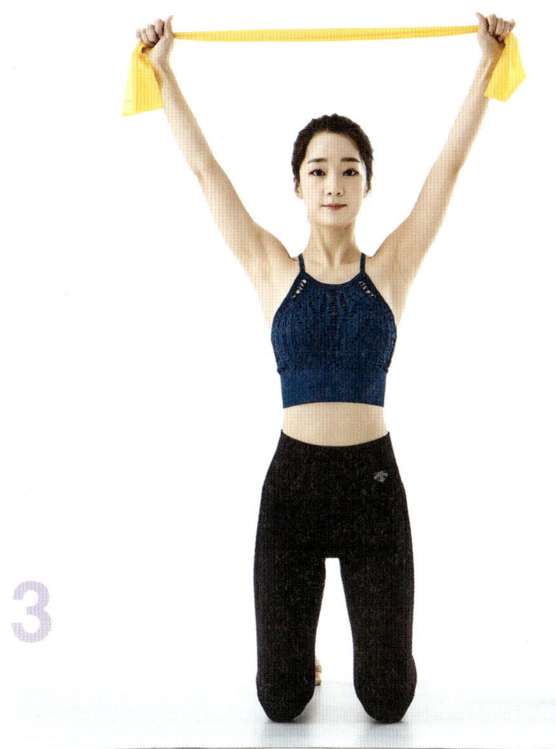

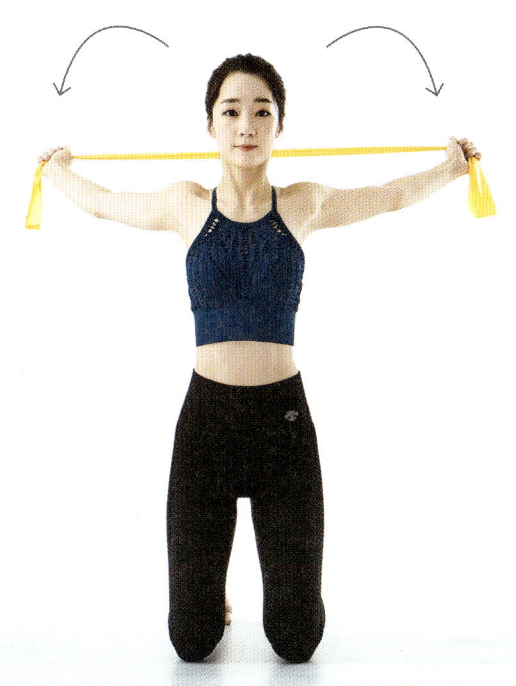

**3**

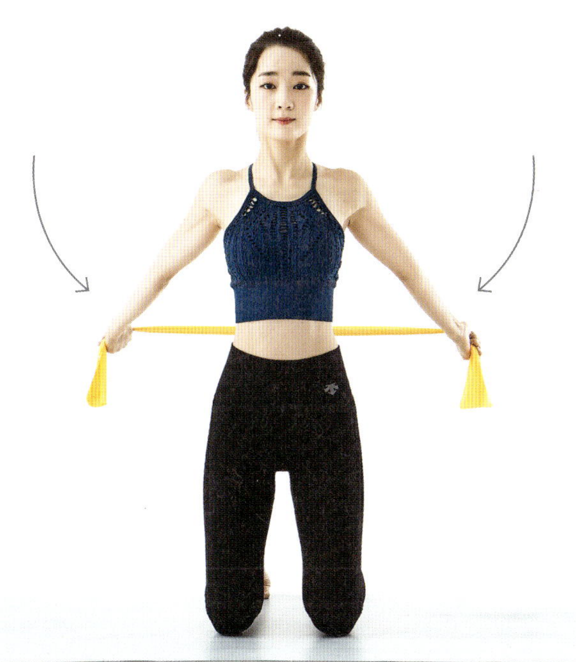

**3** 내쉬는 숨에 팔을 위로 올리며 밴드를 머리 뒤로 넘기고 다시 돌아오
기를 반복합니다.

### ◢ MINUS STRETCHING ◣

팔꿈치를 편 채 밴드를 뒤로 넘기는 것이 힘든 분들은
팔꿈치를 살짝 구부려 회전해주세요.

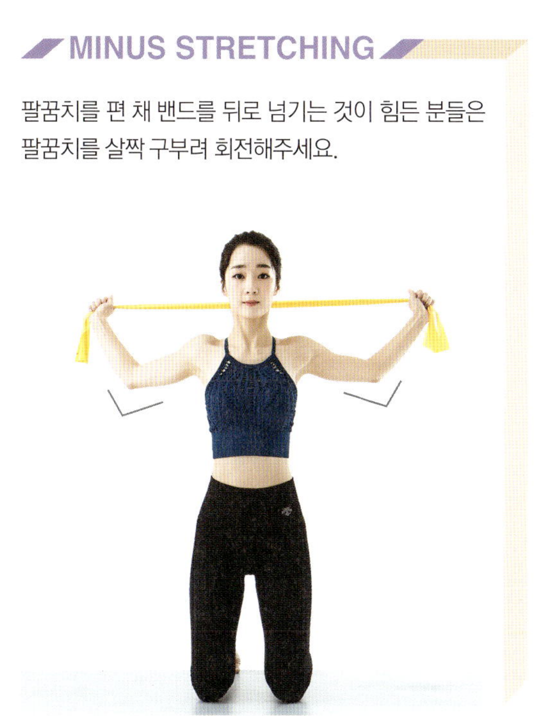

# 폼롤러 스완

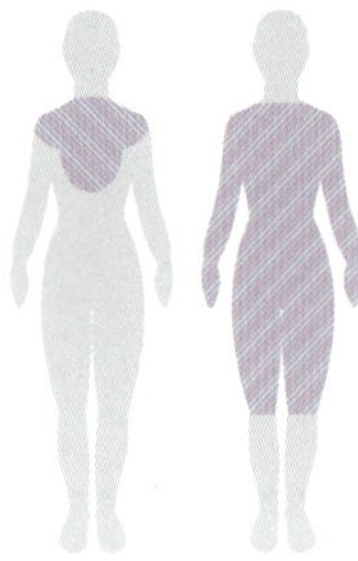



어깨의 앞과 뒤쪽의 힘을 사용해 어깨 라인을 살려주는 스트레칭입니다.

팔뚝, 겨드랑이, 등의 살이 고민인 분들에게도 아주 좋으며 몸의 뒷면 전체를 강화해주고

어깨 앞쪽은 활짝 펴주는 근력 운동과 스트레칭이 합쳐진 동작입니다.

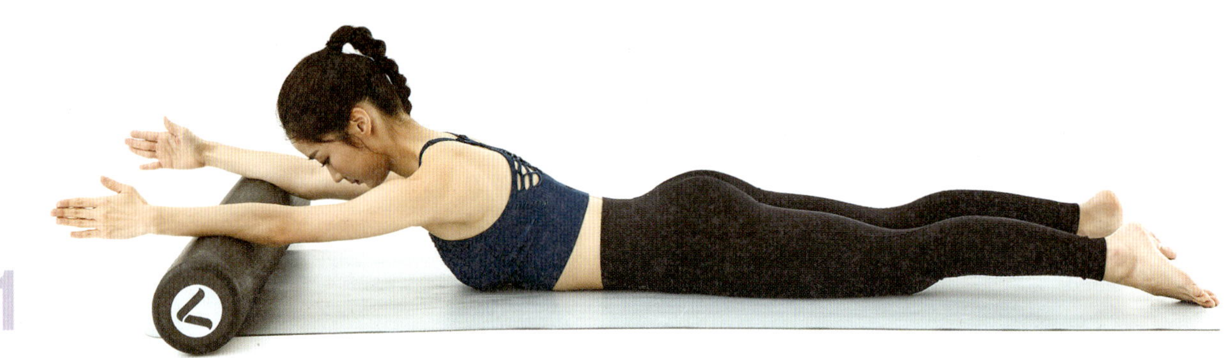

**1**

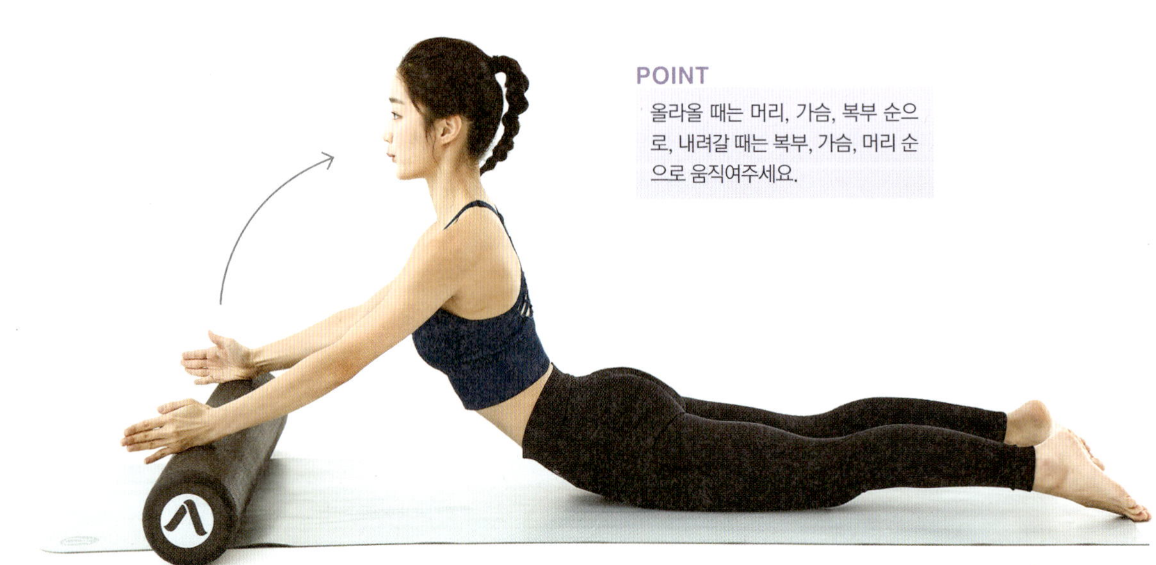

**2**

**POINT**

올라올 때는 머리, 가슴, 복부 순으로, 내려갈 때는 복부, 가슴, 머리 순으로 움직여주세요.

**1**  배를 대고 엎드려서 폼롤러 위에 손목과 팔꿈치 사이를 올립니다. 이때 손바닥은 서로 마주보도록 합니다.

**2**  마시고 내쉬는 숨에 폼롤러를 가슴 쪽으로 당기며 상체를 위로 올립니다.

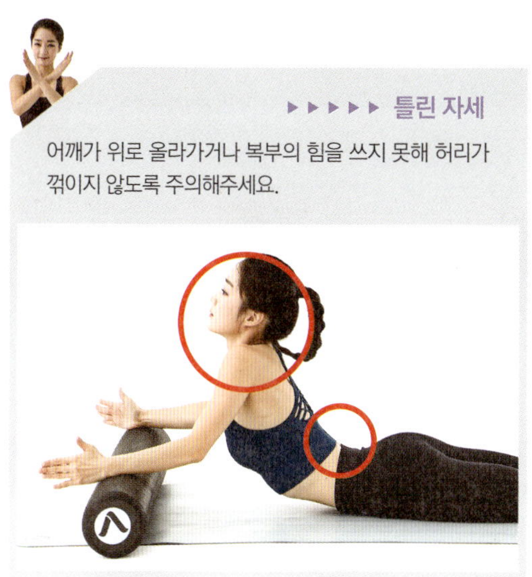


어깨가 위로 올라가거나 복부의 힘을 쓰지 못해 허리가
꺾이지 않도록 주의해주세요.

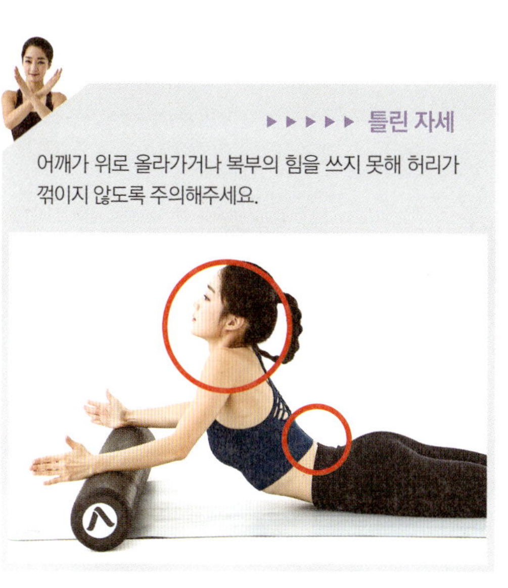

## MINUS STRETCHING

허리가 아픈 분들은 가슴까지만 올려주세요.

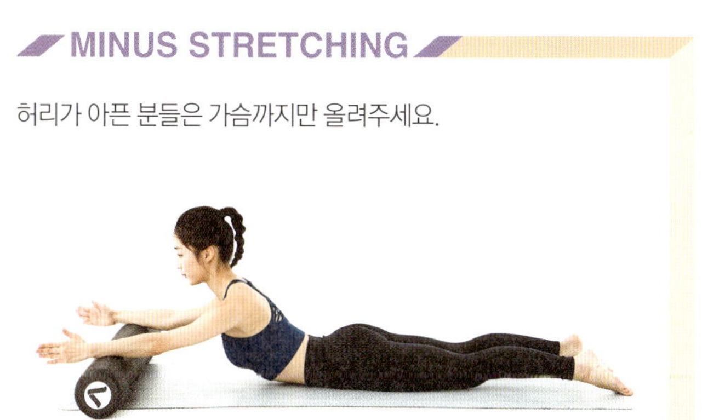

## PLUS STRETCHING

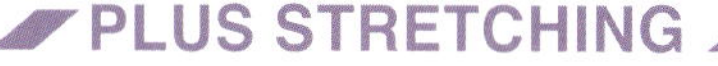

올라온 자세를 유지하고 팔꿈치를 구부려 폼롤러를 더 당겼다가
다시 팔꿈치를 펴는 동작을 추가해주세요.

**1**

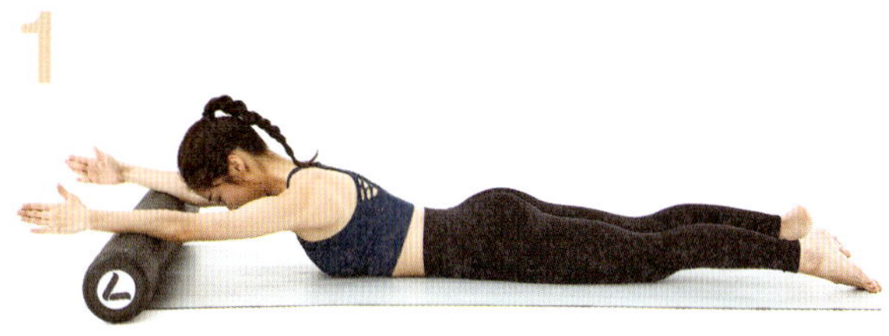

**2**

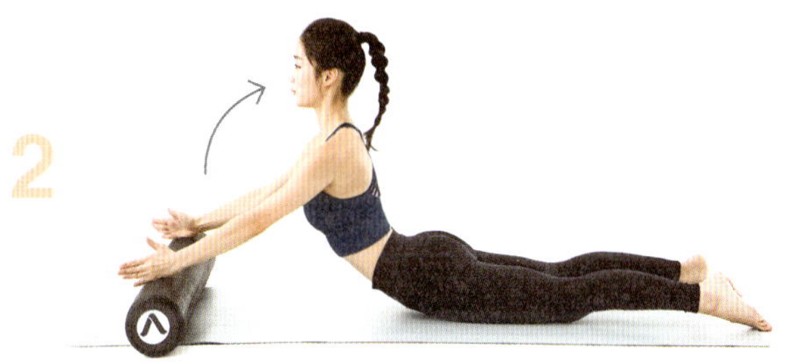

**3**

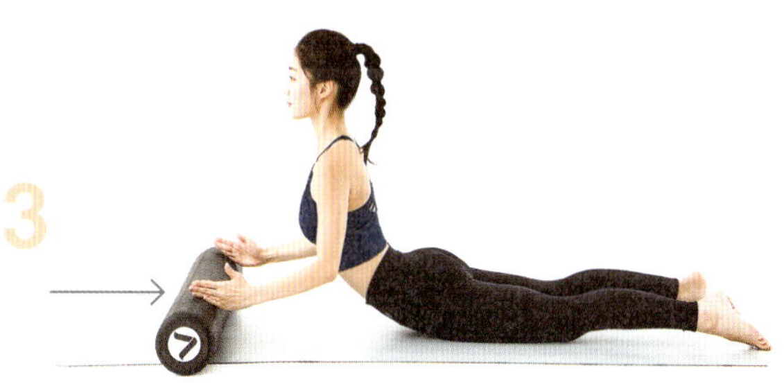

**4**

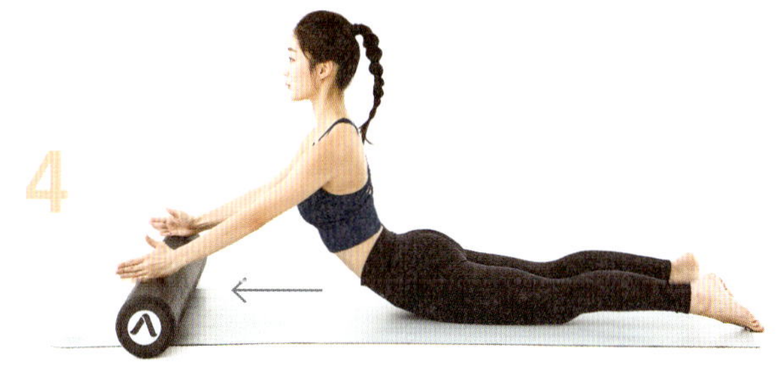

# 팔뚝 라인 교정

평상시에 팔 근육을 잘 사용하지 않고 승모근 또는 허리의 근육만을 과사용하다 보면
팔의 근력이 사라지고 탄력 역시 없어지게 됩니다. 아름다운 팔뚝 라인을 위해서는 스트레칭과
근력 운동을 통해 팔의 근육을 활성화시켜 근력을 향상시키는 것이 중요합니다.

## 1 밴드 삼두근 스트레칭

STRETCHING

밴드를 활용해 팔 뒤쪽에 위치한 삼두근을 사용하는 동작으로 탄력 있는 팔뚝을 만들어주며
등 뒤에 있는 근육을 강화시키는 효과도 있습니다.

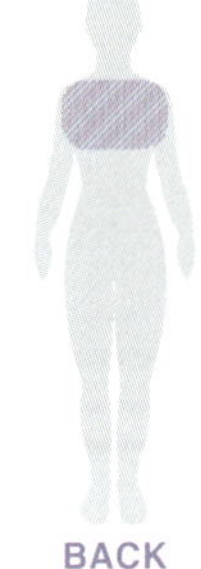

BACK

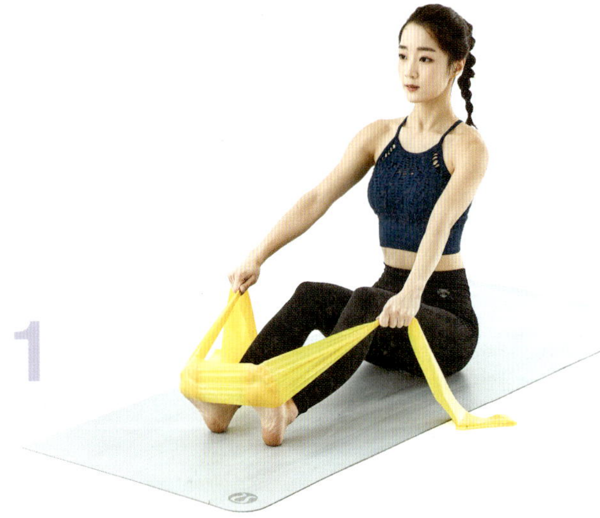

**POINT**

밴드를 당길 때 팔 근육이 길
어지는 것을 느끼며 스트레칭
해주세요.

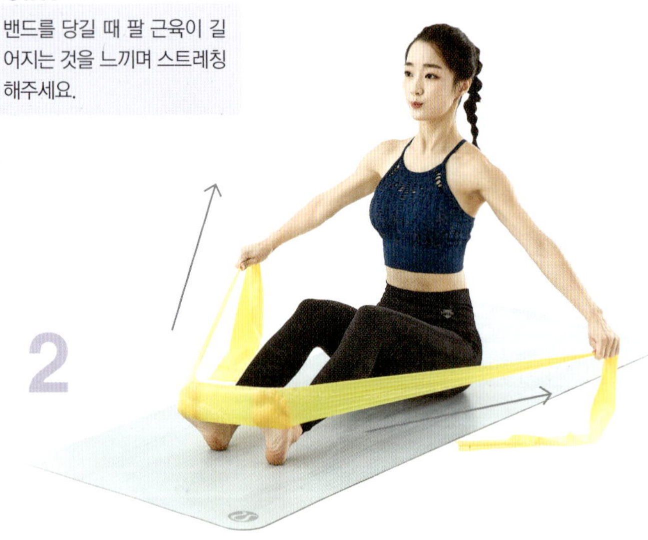

**1** 무릎을 세워 앉아 양발에 밴드를 걸어
잡습니다.

**2** 마시고 내쉬는 숨에 팔을 대문자 A 모양
으로 만들어 밴드를 뒤로 잡아당깁니다.

## ◢ PLUS STRETCHING ◢

상체를 뒤로
살짝 기대어
복부와 허리에
도 힘이 들어
가도록 스트레
칭해주세요.

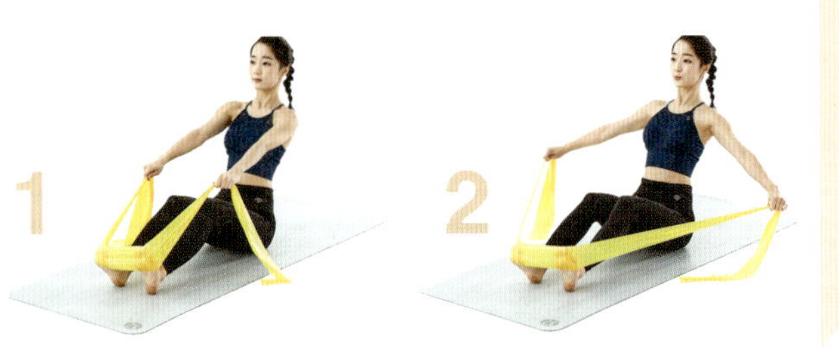

# 2 폼롤러 팔뚝 스트레칭

STRETCHING

아무 도구 없이 맨손만으로는 팔뚝의 자극을 느끼기 어렵습니다. 이때 폼롤러를 이용하면
팔의 근육을 효과적으로 활성화시킬 수 있습니다. 스트레칭과 근력 운동을 함께할 수 있는 동작으로
팔뚝의 살과 겨드랑이 밑의 살까지도 탄력 있게 만들어주는 스트레칭입니다.

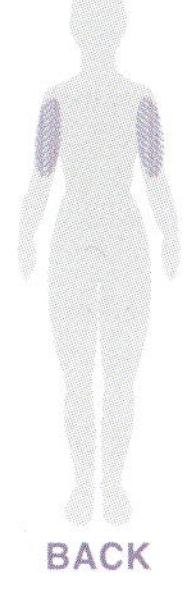


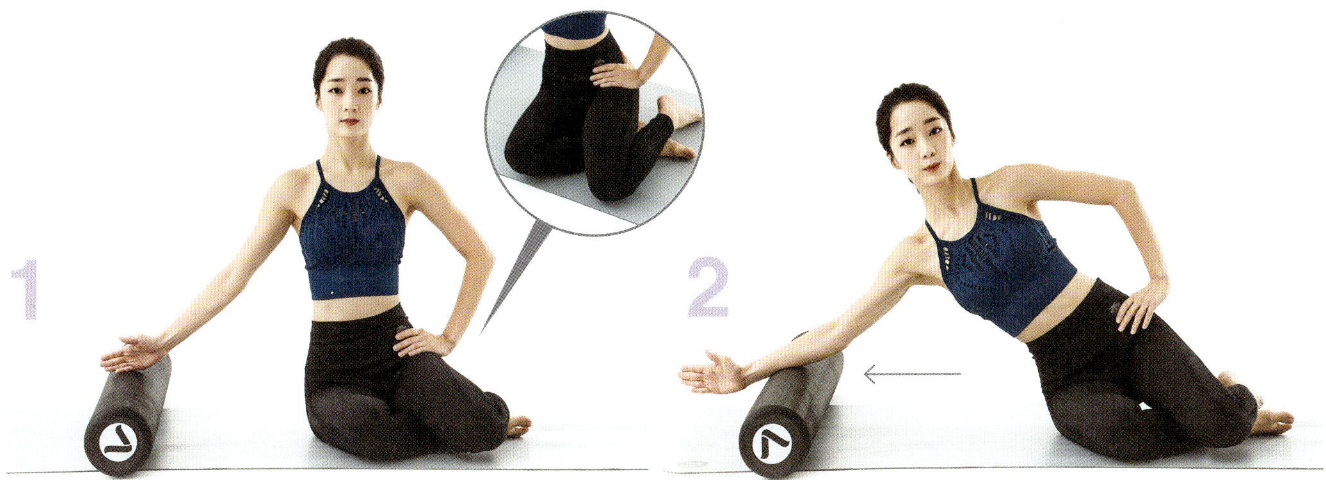

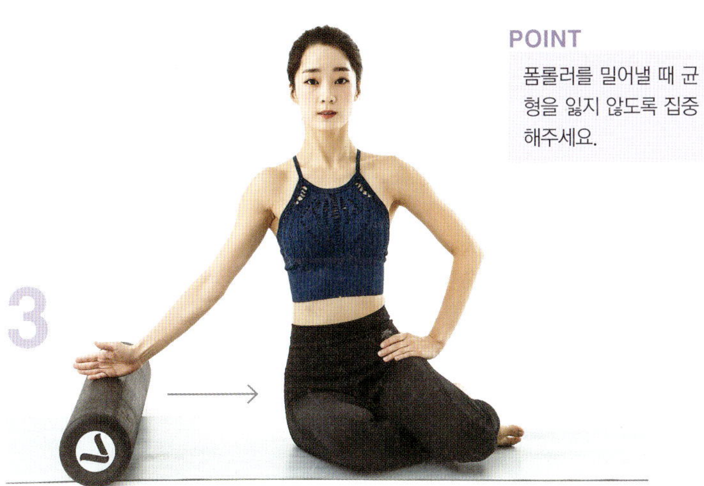

**POINT**

폼롤러를 밀어낼 때 균형을 잃지 않도록 집중해주세요.

1 무릎을 접고 다리를 포개어 앉아 폼롤러 위에 손날을 올려놓습니다.

2 마시는 숨에 폼롤러를 옆으로 밀며 내려갑니다.

3 내쉬는 숨에 다시 폼롤러를 몸 쪽으로 당깁니다. 반대쪽도 같은 방법으로 합니다.

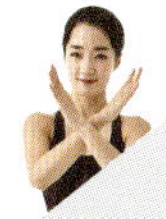

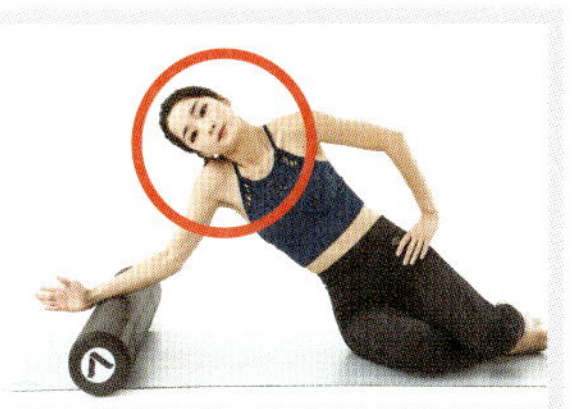


## ◢ PLUS STRETCHING ◤

폼롤러를 옆으로 밀어낸 자세에서 팔꿈치를 몸 쪽으로 접어 당겼다가 펴는 동작을 추가해주세요.

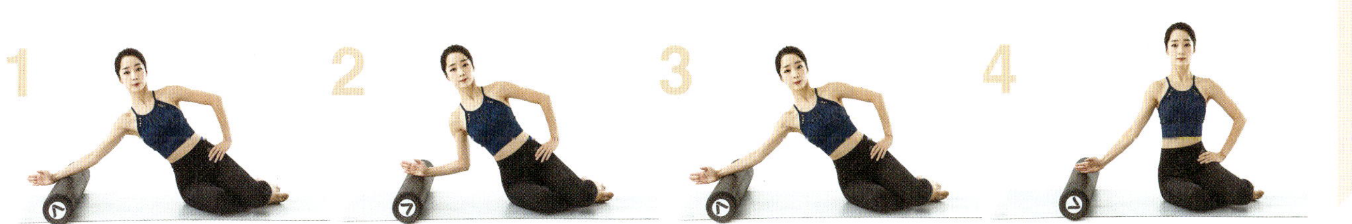

# 팔뚝 스트레칭

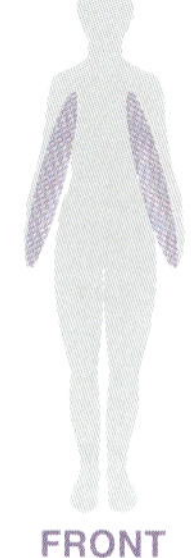



겨드랑이부터 손끝까지 근육을 길게 늘여 팔뚝 라인을 아름답게 다듬어주는 동작으로

혈액 순환을 촉진시켜 팔의 저림을 완화하는 데에도 효과가 있습니다.

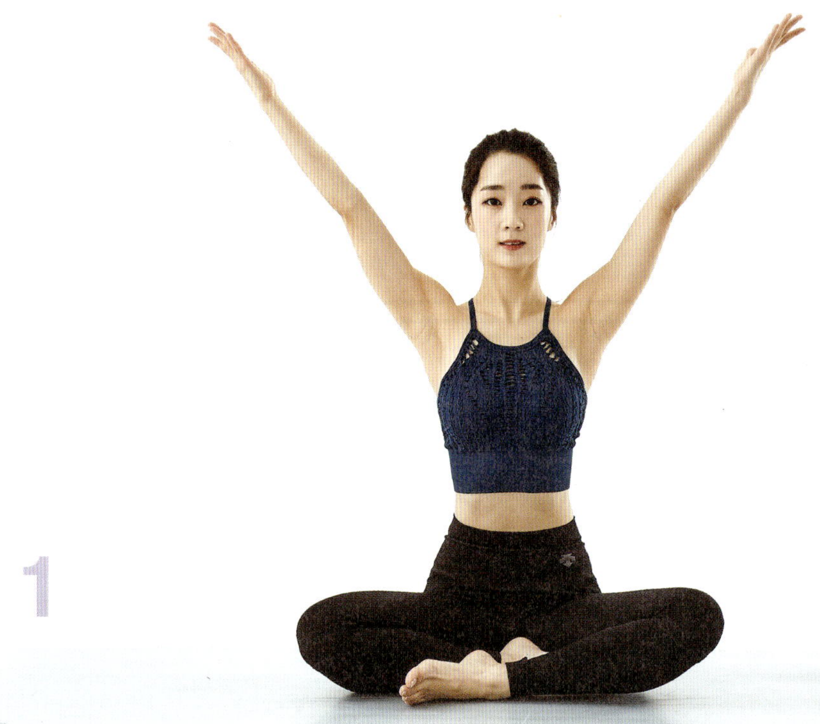

**1**

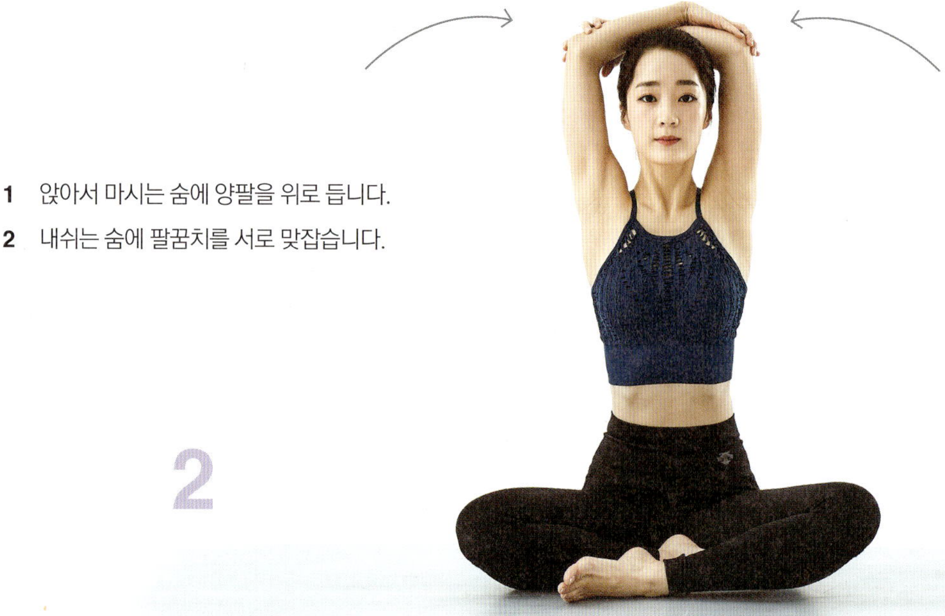

**1**  앉아서 마시는 숨에 양팔을 위로 듭니다.

**2**  내쉬는 숨에 팔꿈치를 서로 맞잡습니다.

**2**

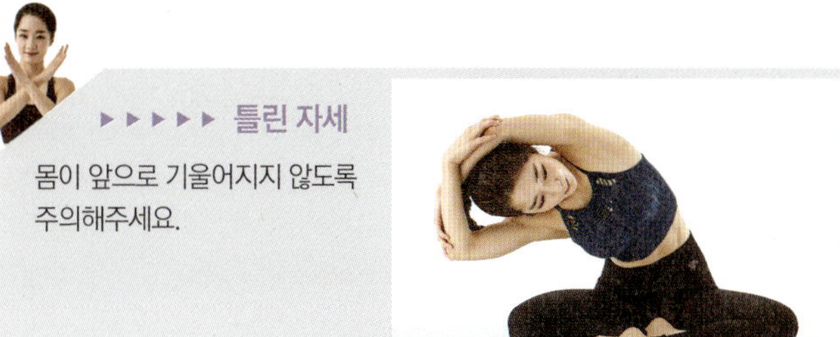


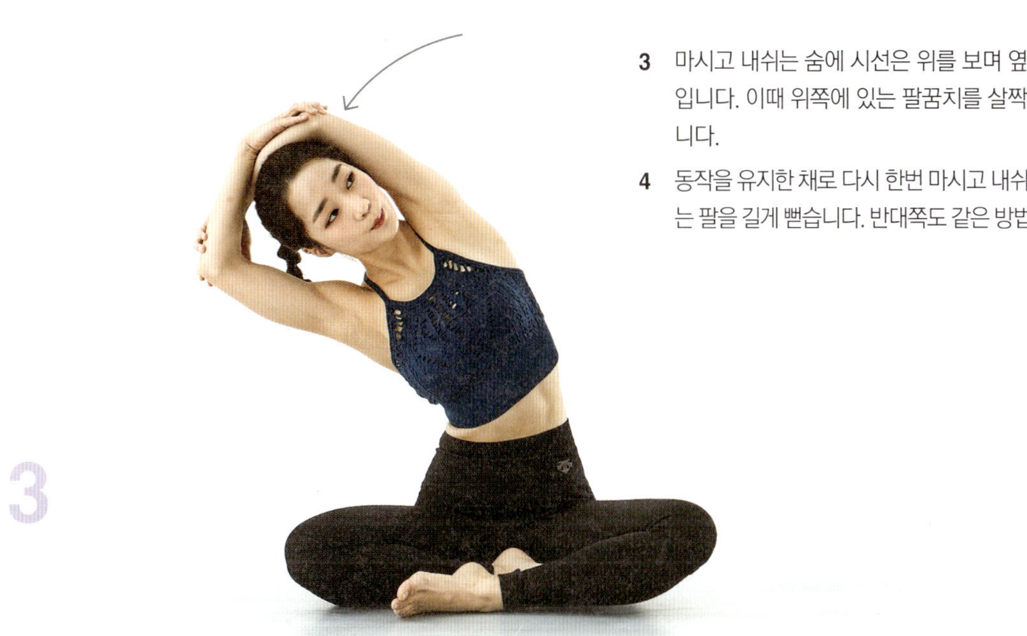

**3** 마시고 내쉬는 숨에 시선은 위를 보며 옆으로 몸을 기울입니다. 이때 위쪽에 있는 팔꿈치를 살짝 당기며 기울입니다.

**4** 동작을 유지한 채로 다시 한번 마시고 내쉬는 숨에 위에 있는 팔을 길게 뻗습니다. 반대쪽도 같은 방법으로 합니다.

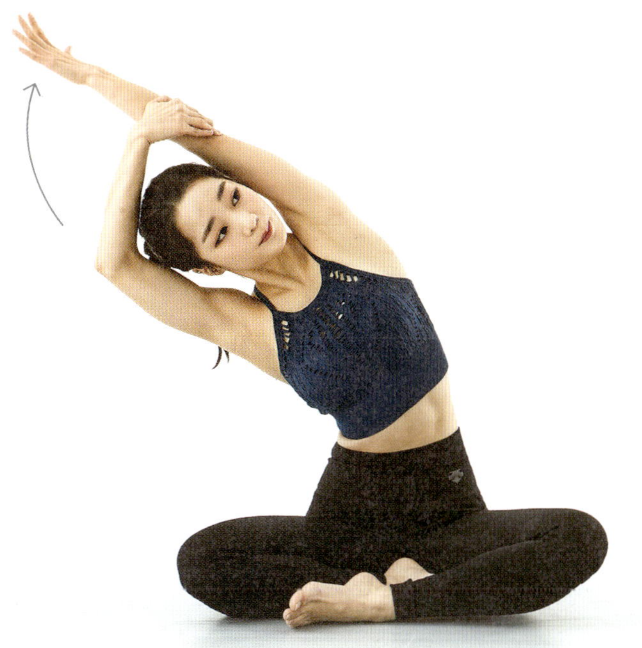

**POINT**
겨드랑이부터 손끝까지
뻗어내는 힘을 느끼며
스트레칭해주세요.

# 옆구리 라인 교정

옆구리 근육은 평상시에 따로 스트레칭이나 운동을 하지 않는 이상 잘 사용하지 않는 근육입니다.
가느다랗고 예쁜 옆구리 라인을 만들기 위해서는 옆구리 근육을 길게 늘이는 스트레칭과
근력 운동을 동시에 하는 것이 좋습니다.

## 1 옆구리 스트레칭

**STRETCHING**

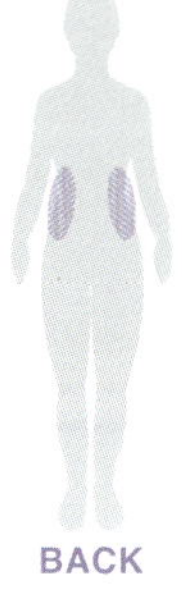



평소에 잘 사용하지 않는 옆구리 근육을 사용해 가는 옆구리 라인을 만들어줄 뿐만 아니라
틀어진 척추 근육을 바로잡는 데에도 효과적인 동작입니다.

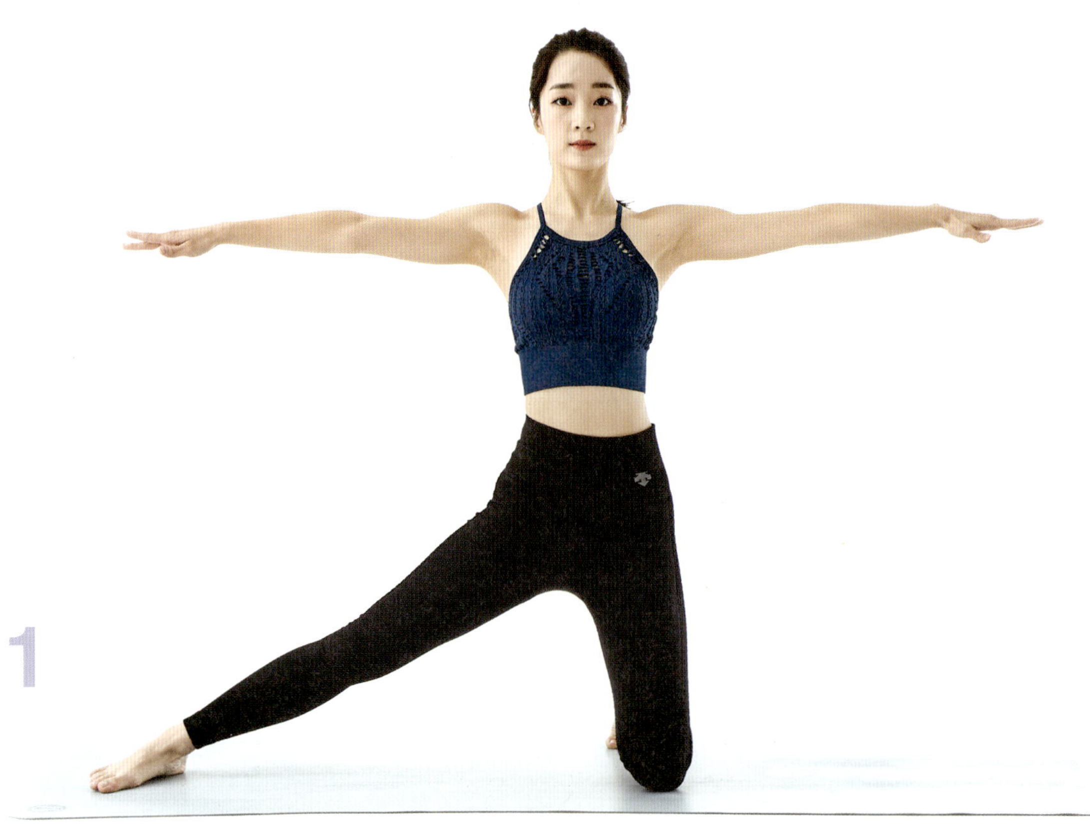

**1** 양팔을 옆으로 벌린 채로 한쪽 다리의 무릎은 세우고 반대쪽 다리는
옆으로 뻗습니다.

## ◢ PLUS STRETCHING ◢

밴드를 잡고 팔을 위로 뻗어서
스트레칭해주세요.

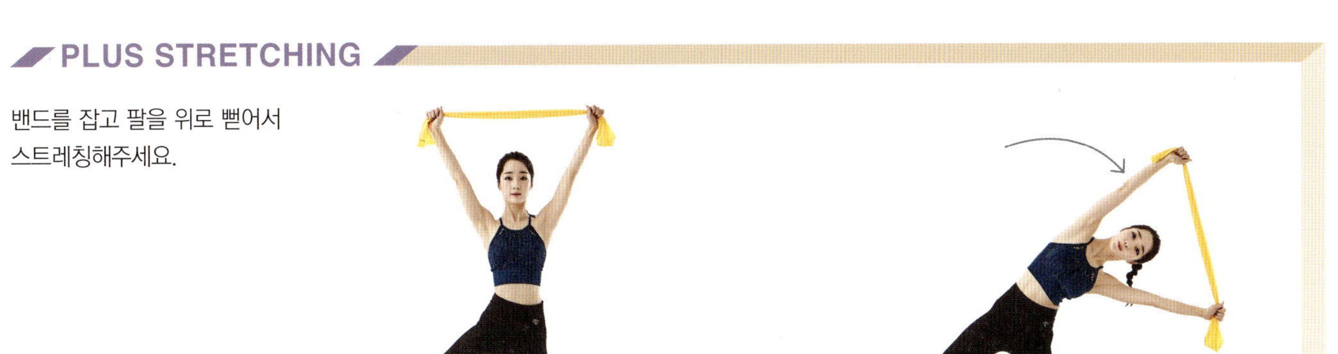

**1**

**2**

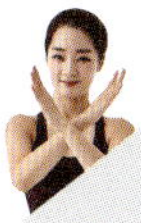

▶ ▶ ▶ ▶ ▶ **틀린 자세**

옆으로 뻗은 다리의 발이 바닥에서 떨어지지 않
도록 주의해주세요.

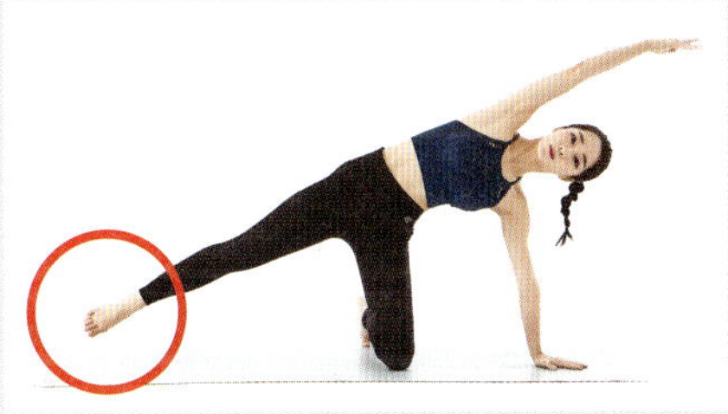

**POINT**

뻗은 다리와 뻗은 손이 점점 멀어
진다는 느낌으로 스트레칭해주
세요.

**2**

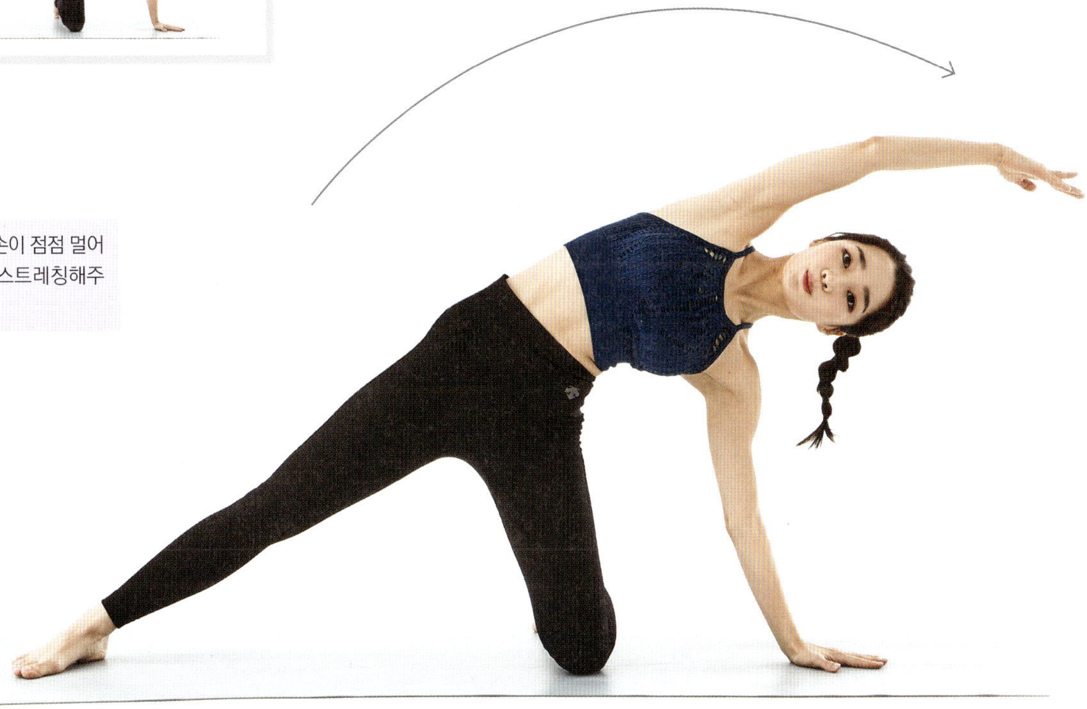

**2**　마시고 내쉬는 숨에 한 손은 바닥을 짚고 반대쪽 손은 귀 옆으로 길게
　　뻗습니다. 반대쪽도 같은 방법으로 합니다.

# 2 밴드 옆구리 스트레칭 1

최대한 근력을 사용하지 않고 편하게 스트레칭을 할 수 있는 동작으로 옆구리 라인을 아름답게 만들어줍니다.
특히 자기 전에 한다면 훨씬 가벼운 몸으로 취침할 수 있습니다.

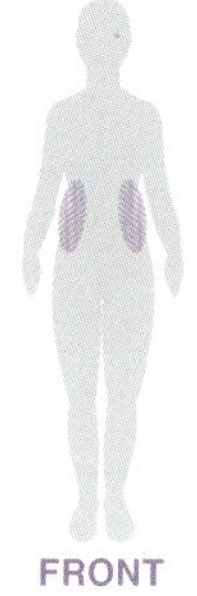



**POINT**
**1** 시선은 무릎을 바라보며 몸을 뒤로 동그랗게 말아주세요.
**2** 밴드를 바깥쪽으로 당기는 힘을 유지해주세요.
**3** 엉덩이와 복부에 힘을 주며 스트레칭해주세요.

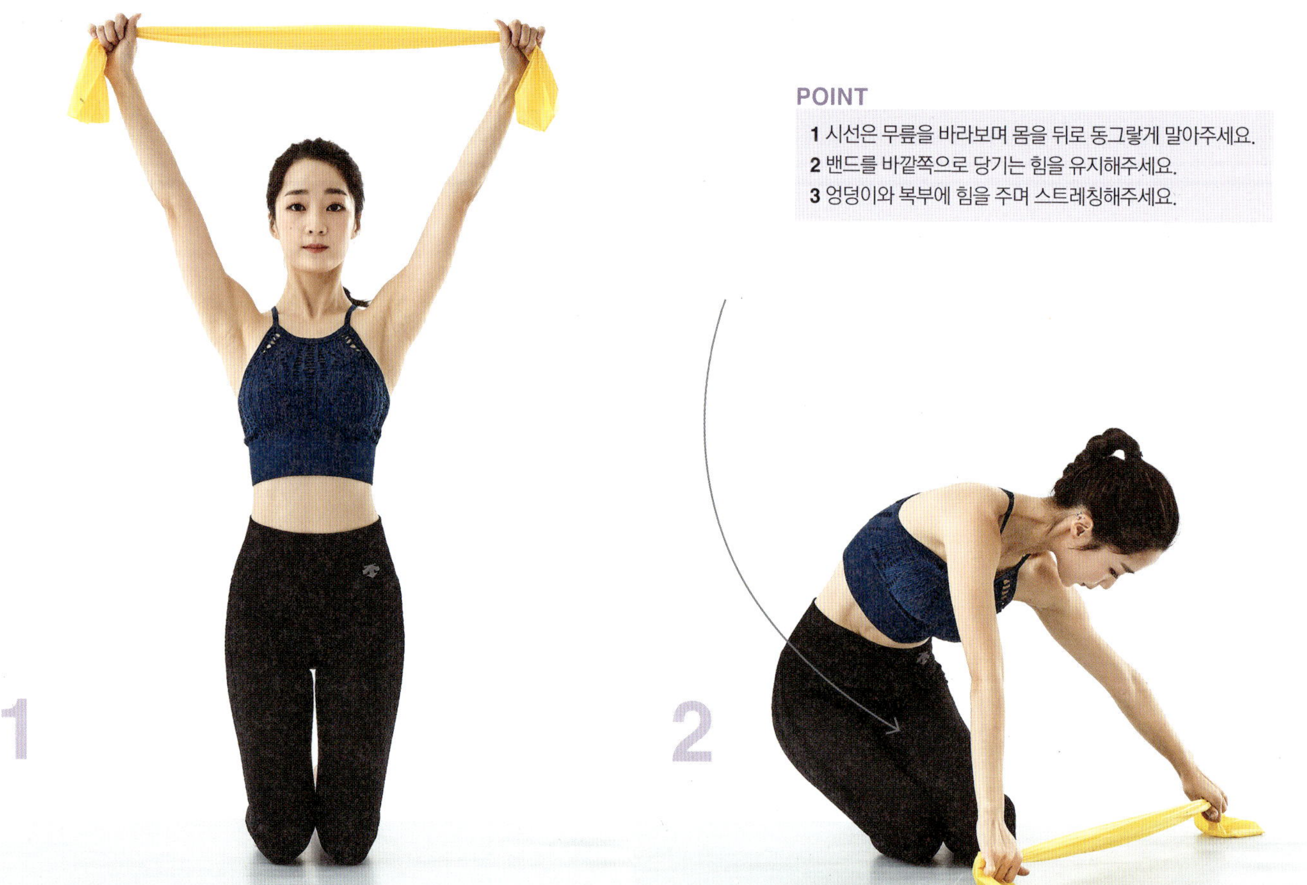

**1** 무릎을 꿇고 엉덩이를 든 자세에서 양손으로 밴드를 잡고 위로 올립니다.

**2** 마시고 내쉬는 숨에 한쪽으로 살짝 앉으며 반대 방향으로 팔을 내립니다. 반대쪽도 같은 방법으로 합니다.

# 3 밴드 옆구리 스트레칭 2

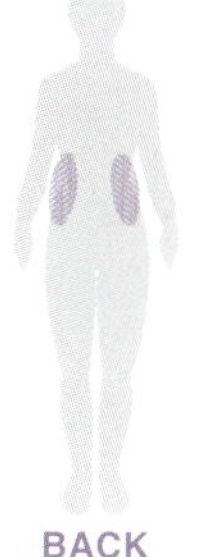



선 채로 몸의 옆면을 시원하게 늘이는 스트레칭으로 옆구리의 라인을 아름답게 다듬을 수 있는 동작입니다.

또한 기지개를 켤 때와 같이 몸 전체가 시원해지며 피로감이 사라지는 효과가 있습니다.

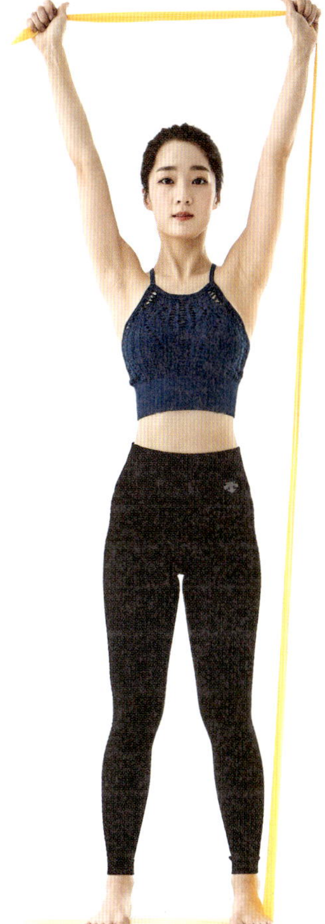

**1**

**POINT**

**1** 귀와 어깨 사이에 주먹 하나가 들어갈 정도로 공간을 만들어주세요.

**2** 발바닥은 더 밑으로, 손끝은 더 옆으로 멀리 뻗는다고 생각하며 몸의 옆면이 늘어나는 것에 집중해주세요.

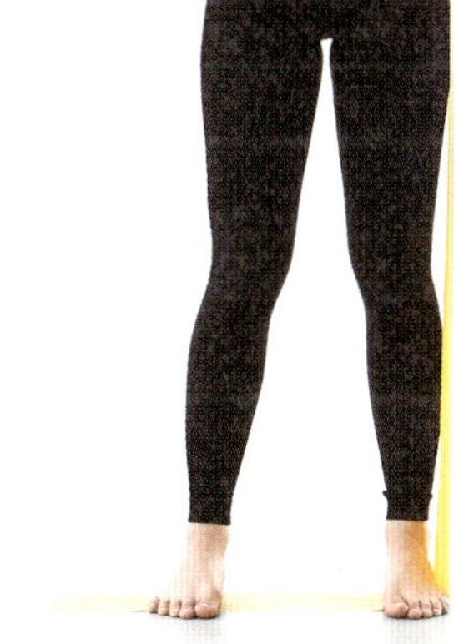

**2**

**1** 양발로 밴드를 밟은 채 밴드가 몸 옆면을 타고 올라오도록 밴드를 잡고 머리 위로 올립니다.

**2** 마시고 내쉬는 숨에 옆으로 기울여 내려갑니다. 반대쪽도 같은 방법으로 합니다.

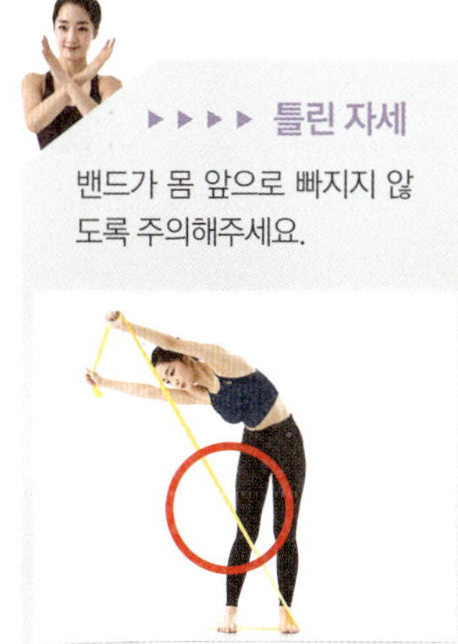



밴드가 몸 앞으로 빠지지 않도록 주의해주세요.

**PLUS STRETCHING**

옆으로 내려간 상태를 유지한 채 밑에 있는 손으로 밴드를 당겨 1자로 만들어주세요.

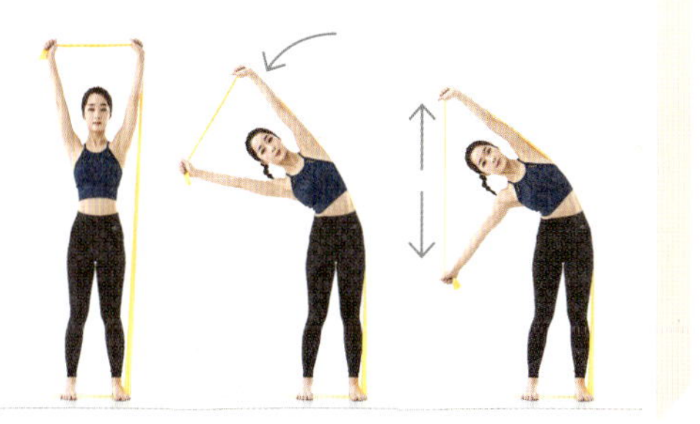

# 다리 라인 교정

평소 걷고 뛰고 서고 앉으며 다리의 근육을 아주 많이 사용하고 있지만 잘못된 자세로 움직인다면
다리의 라인이 망가질 수 있습니다. 올바른 다리의 정렬을 유지하고 스트레칭과 근력 운동을 함께하면
훨씬 더 탄력 있고 아름다운 다리 라인을 만들 수 있습니다.

## 1

**STRETCHING**

# 폼롤러 허벅지 안쪽 스트레칭

폼롤러를 사용해 다리의 근육을 활성화시키는 동작으로 허벅지 안쪽과
전체적인 다리의 라인을 아름답게 만들어주는 데 효과적입니다.

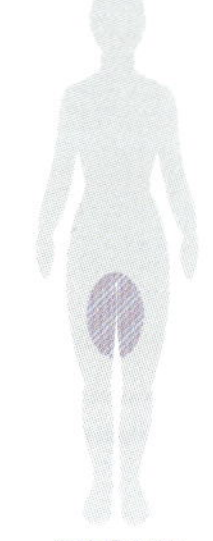

FRONT

**1**

**POINT**

**1** 폼롤러가 움직이지 않도록 신경 써주세요.

**2** 다리를 벌릴 때는 허벅지 안쪽 근육이 늘어나는 것
을 느껴주시고, 모을 때는 늘어났던 근육의 힘을 사
용해 한 번에 모아주세요.

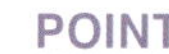

1   폼롤러 위에 천골을 대고 누운 후
두 다리를 위로 올립니다.

2   마시는 숨에 다리를 양쪽으로 벌립
니다.

3   내쉬는 숨에 다리를 모읍니다.

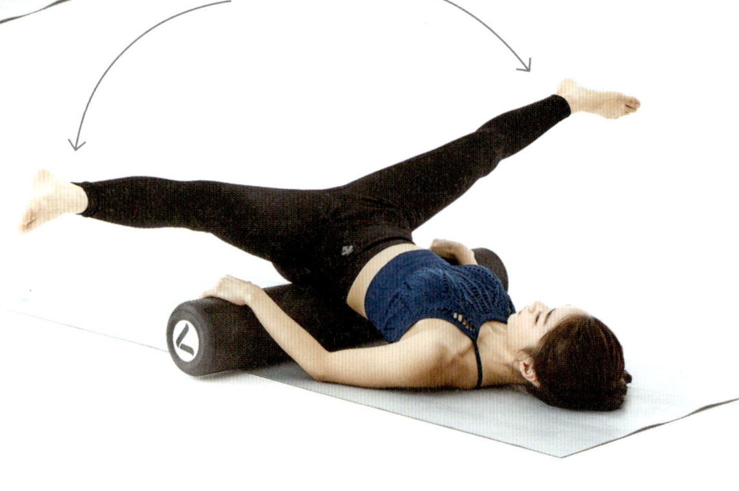

**2**

▸▸▸▸▸ 틀린 자세

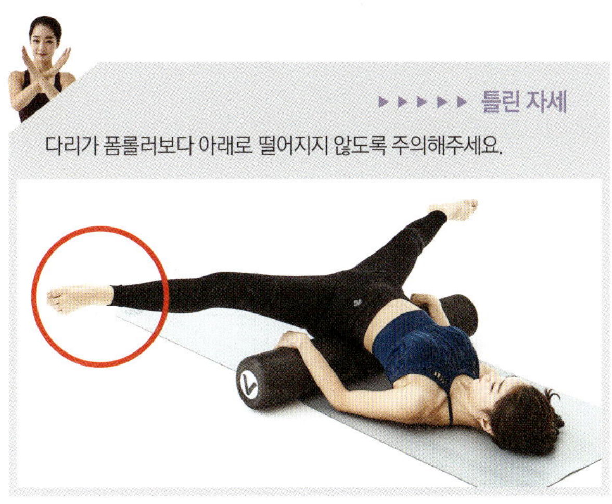

다리가 폼롤러보다 아래로 떨어지지 않도록 주의해주세요.

3

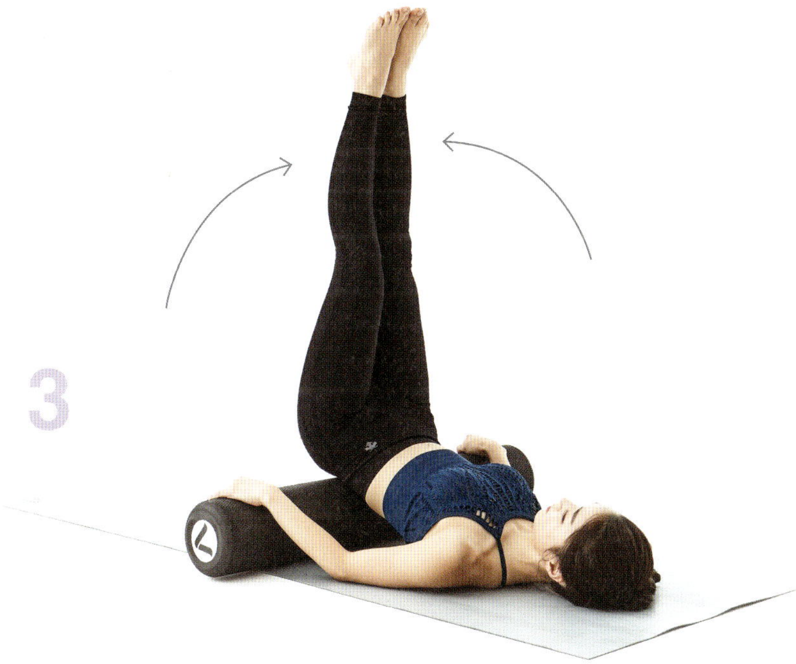

## PLUS STRETCHING

다리를 옆으로 벌렸다가 모을 때 다리 전체를 앞뒤로 크로스하는 동작으로 마무리해주세요.

1

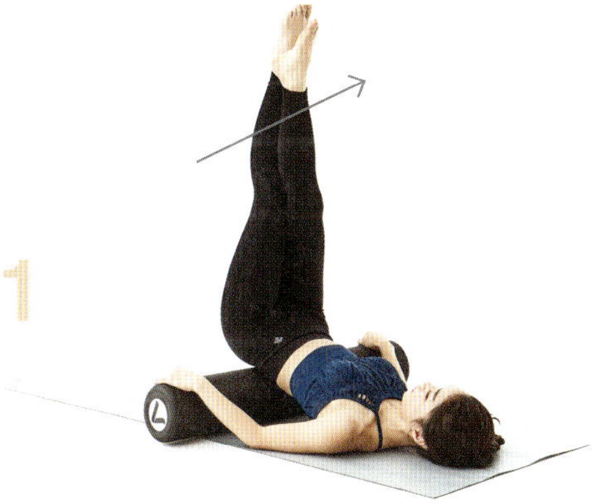

2

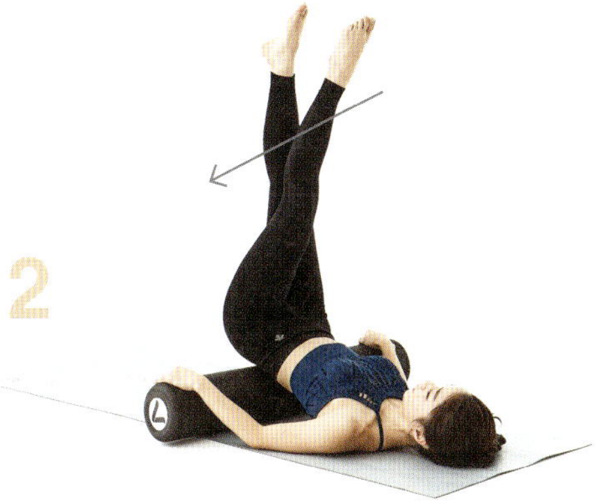

# 발레 킥

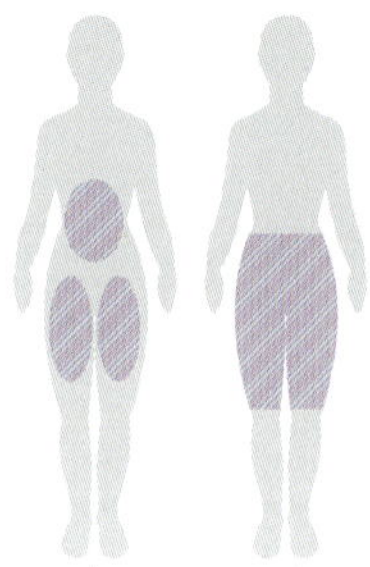


발레를 응용한 동작으로 스트레칭과 근력 운동, 유산소 운동까지 포함되어

다리를 가늘게 만들어주는 효과가 있습니다. 먼저 가벼운 다리 스트레칭을 한 후에 하면 좋습니다.

### POINT

1 복부에 힘을 유지하고 다리를 차도록 신경써주세요.
2 다리를 위로 올린다는 느낌보다 공을 뻥 차는 듯한 느낌으로 스트레칭해주세요.
3 무조건 높이 차기보다 할 수 있는 만큼 차고 점차적으로 높이는 것이 좋아요.
4 각 동작마다 10회씩 해주세요.

**1**

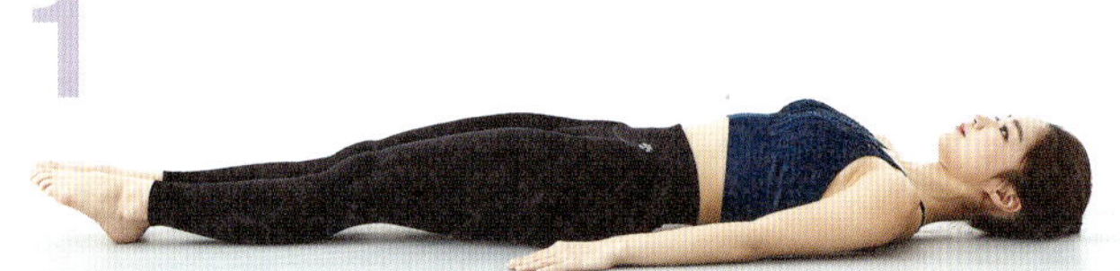

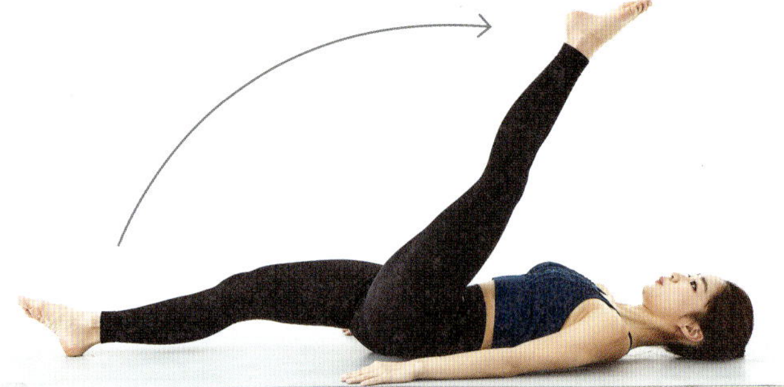

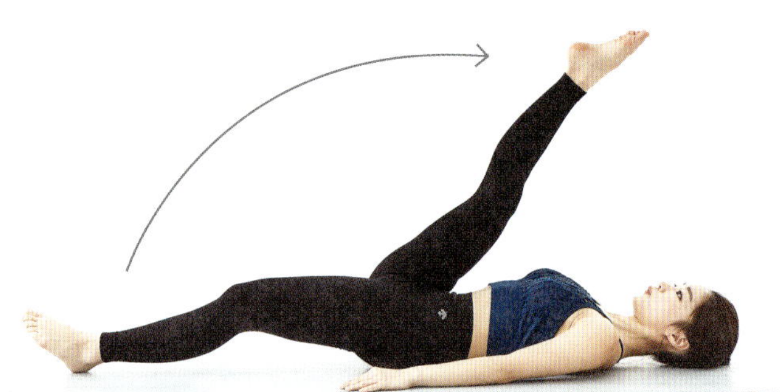

1   등을 대고 누워서 한 다리씩 자신의 코앞까지 찬다고 생각하며 다리를 차올립니다.

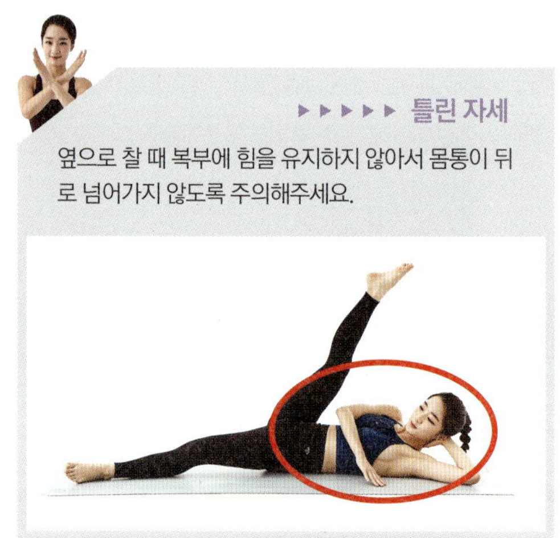


옆으로 찰 때 복부에 힘을 유지하지 않아서 몸통이 뒤로 넘어가지 않도록 주의해주세요.

## ◢ PLUS STRETCHING ◢

선 채로 앞과
옆, 뒤로 발을
차주세요.

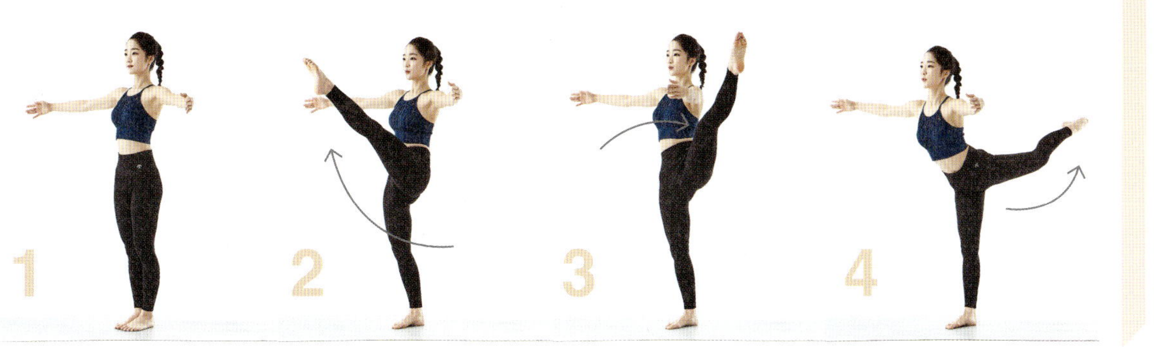



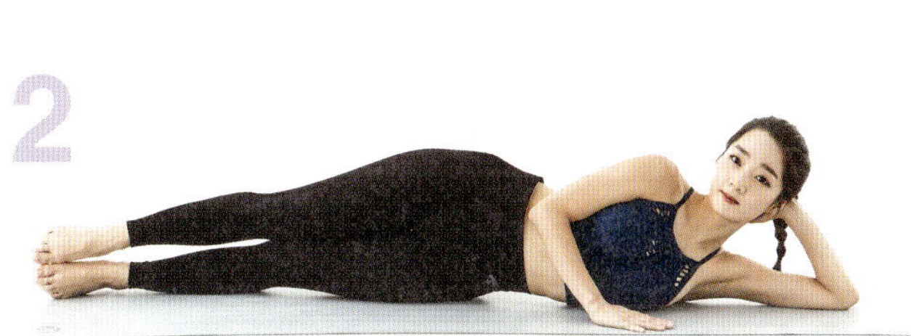

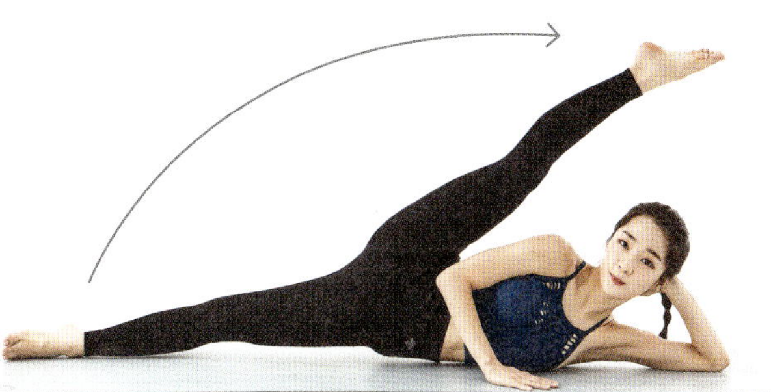

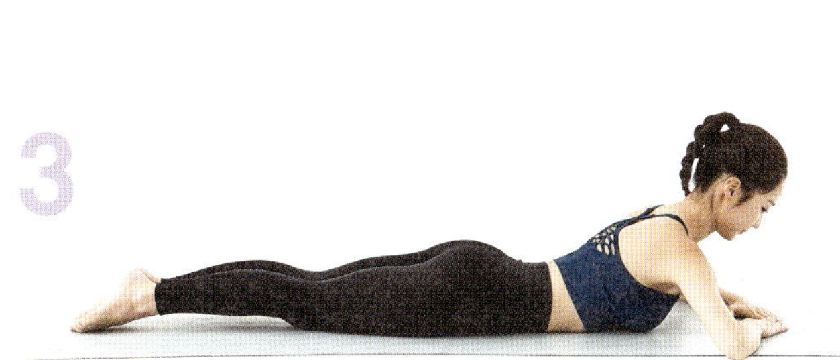

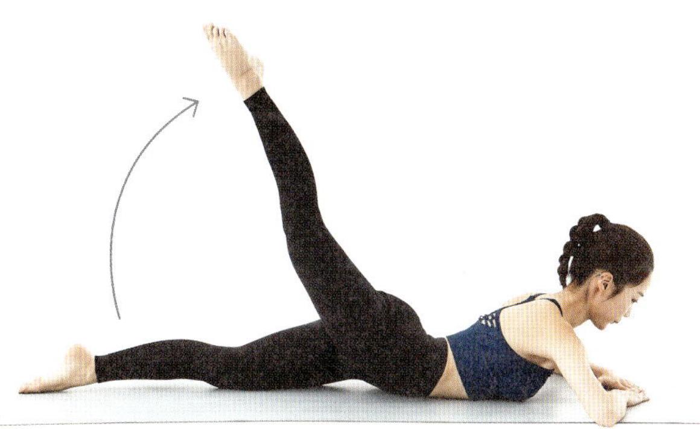

**2** 옆으로 누워 한 손으로 머리를 받치고 귀 옆까지 찬다고 생각하며 다리를 차올립니다. 반대쪽도 같은 방법으로 합니다.

**3** 배를 대고 엎드려서 바닥에 팔꿈치를 대고 다리를 뒤로 차올립니다. 반대쪽도 같은 방법으로 합니다.

# 3 발레 그랑플리에

발레를 응용한 동작으로 허벅지 안쪽 살을 집중적으로 스트레칭하는 동작입니다.

허벅지 안쪽의 유연성을 향상시켜주며 다리의 근력을 강화시켜 다리 라인을 아름답게 만들어줍니다.

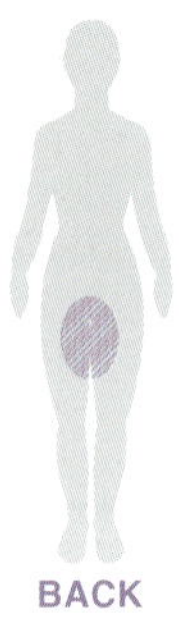



**POINT**

내려갈 때는 밑에서 계속 위로 올리는데 둘러서 내려가는 듯한 느낌으로, 올라갈 때는 위에서 계속 누르는데 위로 뚫고 올라가는 듯한 느낌으로 스트레칭해주세요.

**1** 양팔을 벌리고 발끝과 무릎은 바깥쪽을 향한 채 다리를 어깨너비보다 조금 더 넓게 벌립니다.

**2** 마시고 내쉬는 숨에 무릎을 옆으로 구부려서 내려갔다가 허벅지 안쪽 힘으로 다시 올라옵니다.

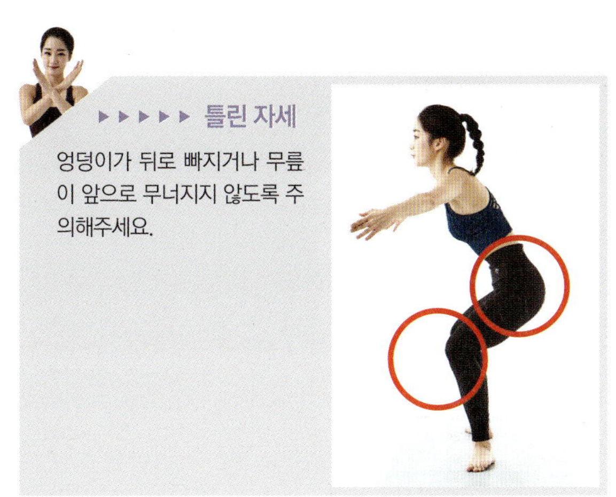


## PLUS STRETCHING

내려간 자세를 유지한 채 한 발씩 번갈아가며 발등을 세워주세요.

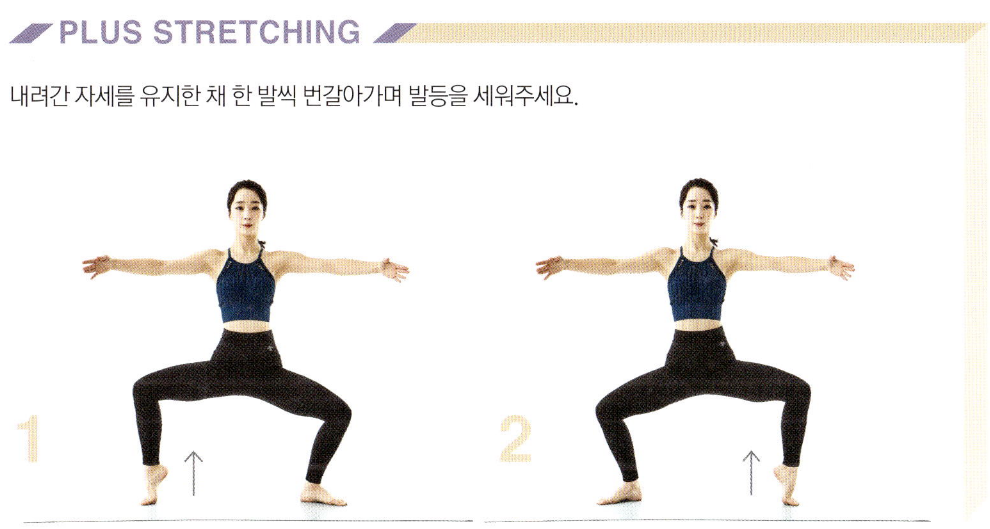

## MINUS STRETCHING

앞에 폼롤러를 세워서 손을 대고 스트레칭해주세요.

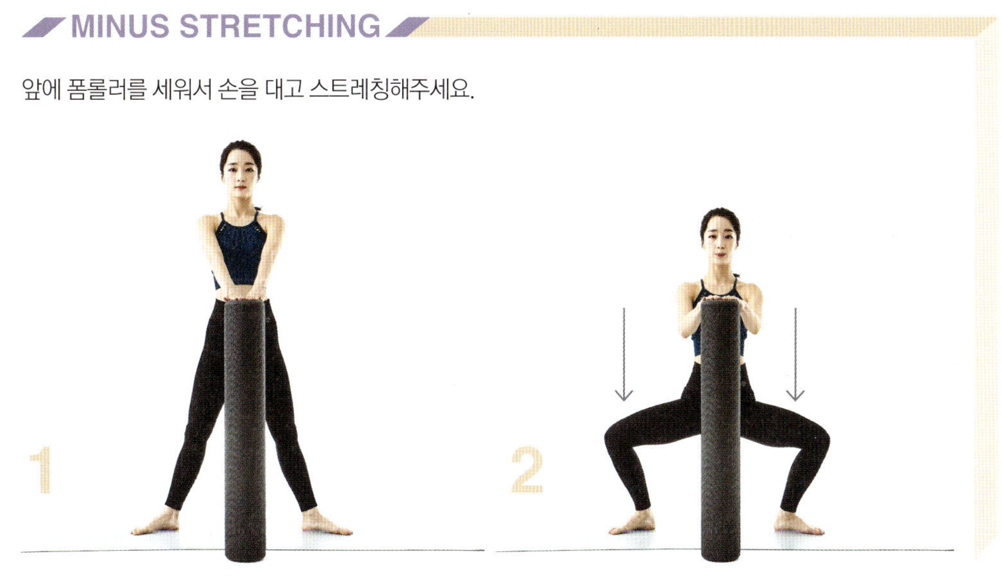

# 등&허리 라인 교정

등과 허리 라인을 곧고 탄력 있게 만들기 위해서는 척추의 정렬이 가장 중요합니다.
바른 척추의 정렬로 근육을 강화시키는 스트레칭을 한다면 근육을 사용하지 않아 생기는 군살들이 제거돼
아름다운 등과 허리 라인을 만들 수 있습니다.

## 1 스파인 트위스트

STRETCHING

평소에 움직임이 적은 흉추를 활성화시키는 동작으로 등의 트위스트를 통해
등과 허리의 라인을 아름답게 가꿀 수 있습니다.
또한 평소에 흉추 대신 과사용된 요추의 부담을 덜어주는 효과가 있습니다.

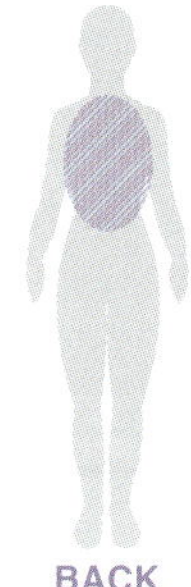



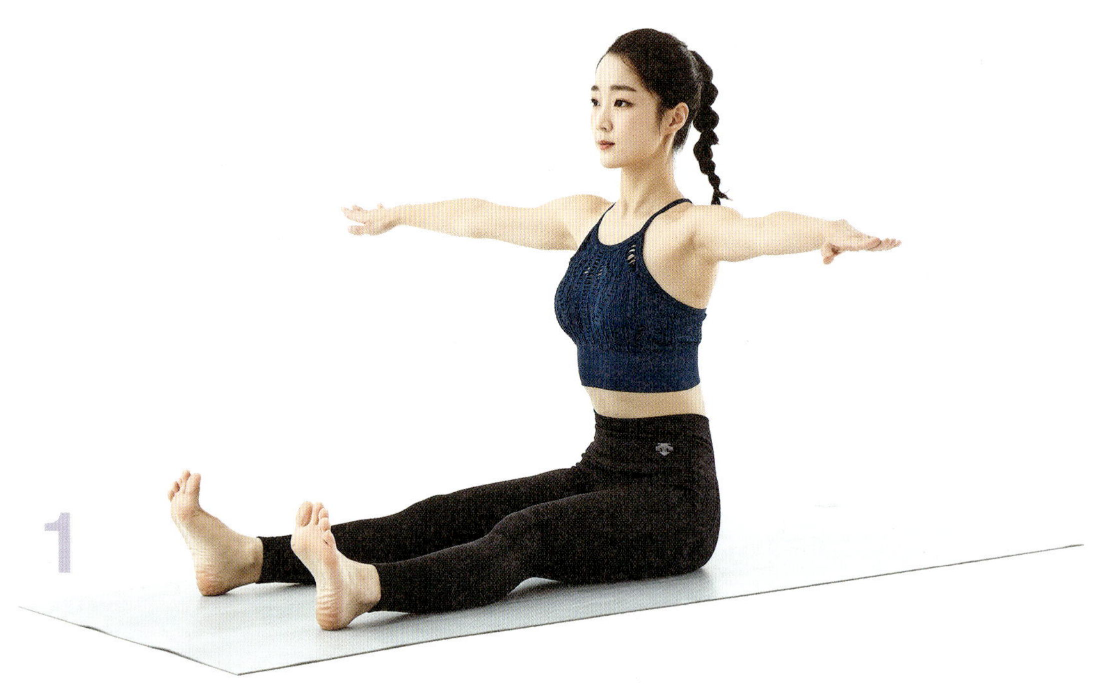

**1** 두 다리를 매트 너비 정도로 벌리고 앉아서 시야 안에 손이 들어올 정
도로 양팔을 옆으로 벌립니다.

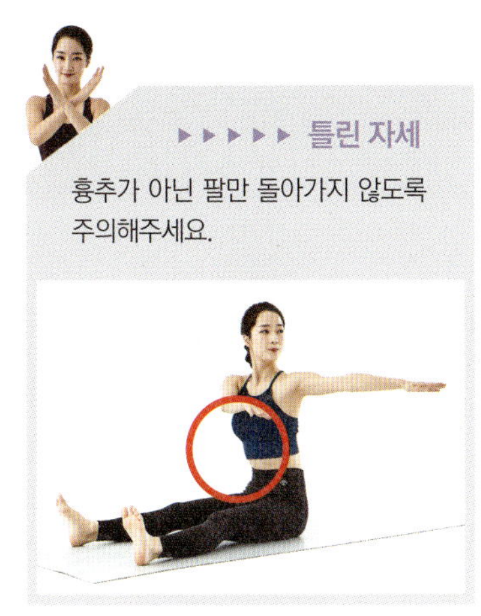


▶ ▶ ▶ ▶ ▶ **틀린 자세**

흉추가 아닌 팔만 돌아가지 않도록
주의해주세요.

## MINUS STRETCHING

무릎을 펴고 앉기 힘든 분들은 무릎을 굽히고 스트레칭해주세요.

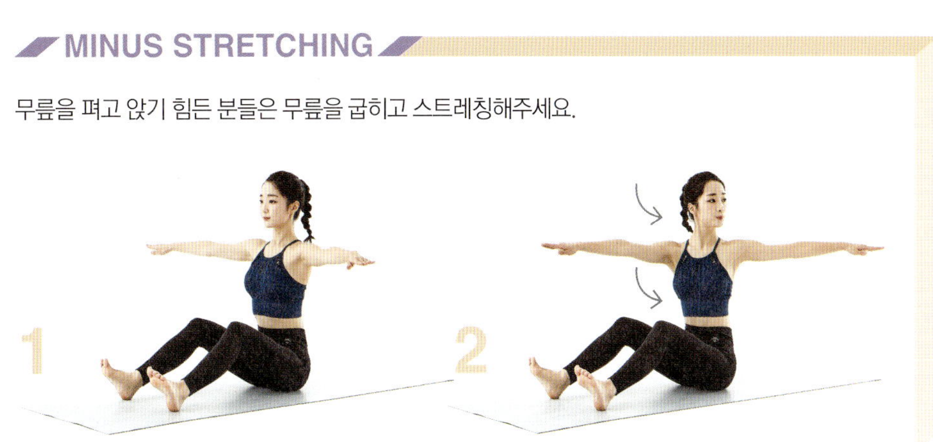


**POINT**

척추를 트위스트할 때는 꼬리뼈부터
정수리까지 고무줄을 늘이듯 길게
늘인다는 느낌으로 해주세요.

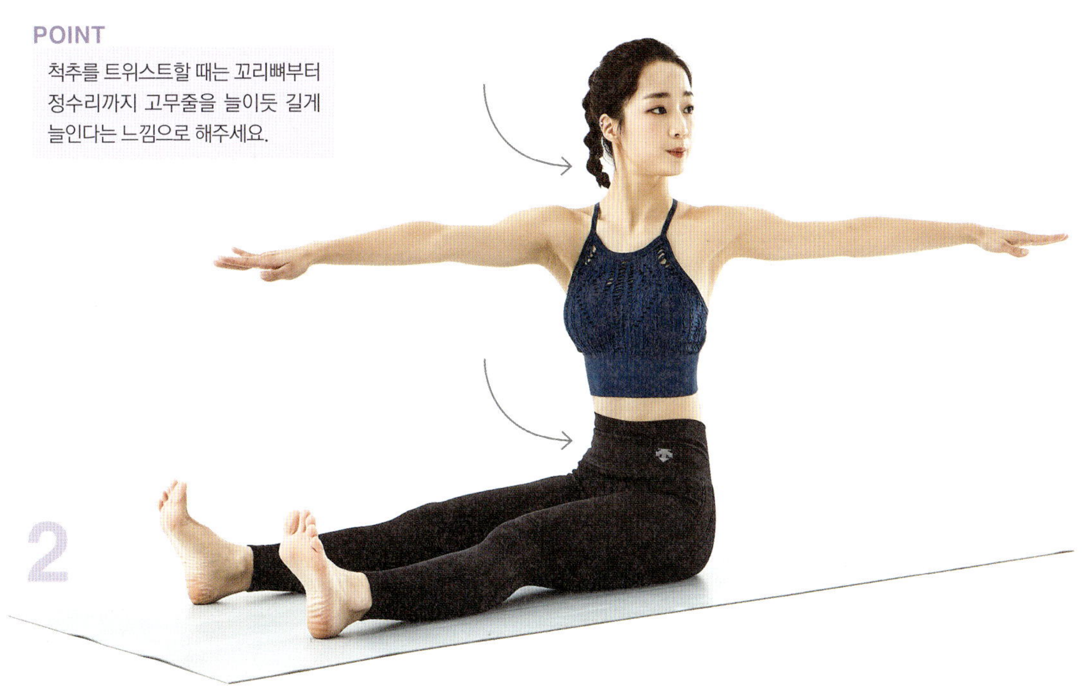


**2**  마시는 숨에 척추를 위로 길게 세웠다가 내쉬는 숨에 한쪽으로 가슴
을 돌려 트위스트합니다. 반대쪽도 같은 방법으로 합니다.

# 쏘우

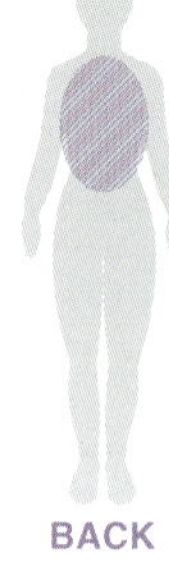



스파인 트위스트와 이어지는 동작으로, 척추를 트위스트하고 세워주는 힘이 생길 뿐만 아니라
등 근육까지 이완되는 스트레칭입니다. 또한 등에 필요 없는 군살을 정리해주는 효과가 있습니다.

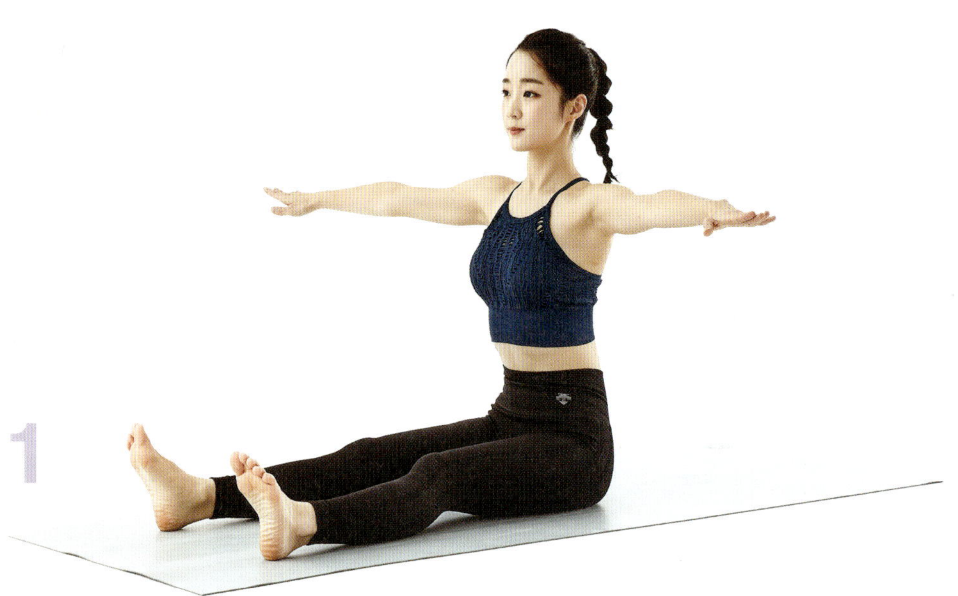

**1** 두 다리를 매트 너비 정도로 벌리고 앉
아서 시야 안에 손이 들어올 정도로 양
팔을 옆으로 벌립니다.

**2** 마시는 숨에 척추를 위로 길게 세웠다
가 내쉬는 숨에 한쪽으로 가슴을 돌려
트위스트합니다.

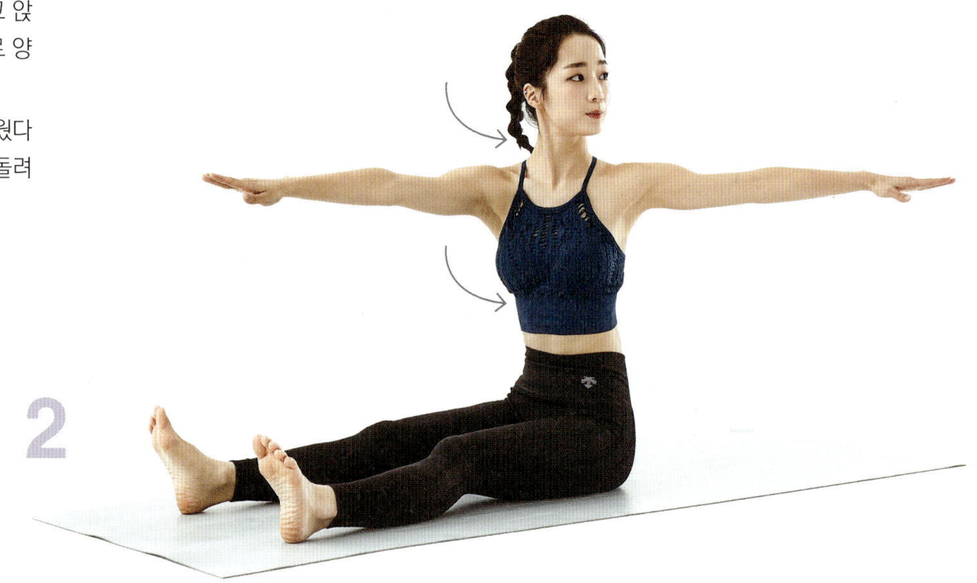

상체를 숙인 상태에서 마시는 숨에 상체를 살짝 들고, 내쉬는 숨에 상체를 더 깊게 숙이며 스트레칭해주세요.

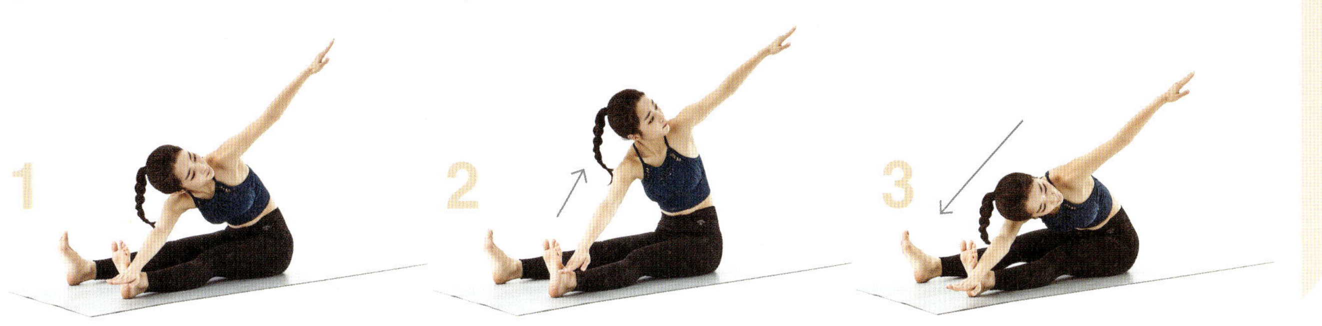

**POINT**

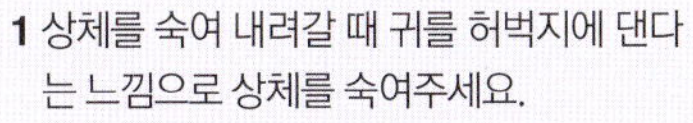

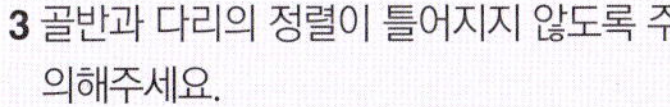

1 상체를 숙여 내려갈 때 귀를 허벅지에 댄다
는 느낌으로 상체를 숙여주세요.
2 시선은 뒤에 있는 손끝을 바라봐주세요.
3 골반과 다리의 정렬이 틀어지지 않도록 주
의해주세요.

3 마시고 내쉬는 숨에 새끼손가락으로 반대
쪽 발날을 스치며 몸을 숙여 내려갑니다. 이
때 반대쪽 팔은 몸 뒤로 길게 뻗습니다. 반
대쪽도 같은 방법으로 합니다.

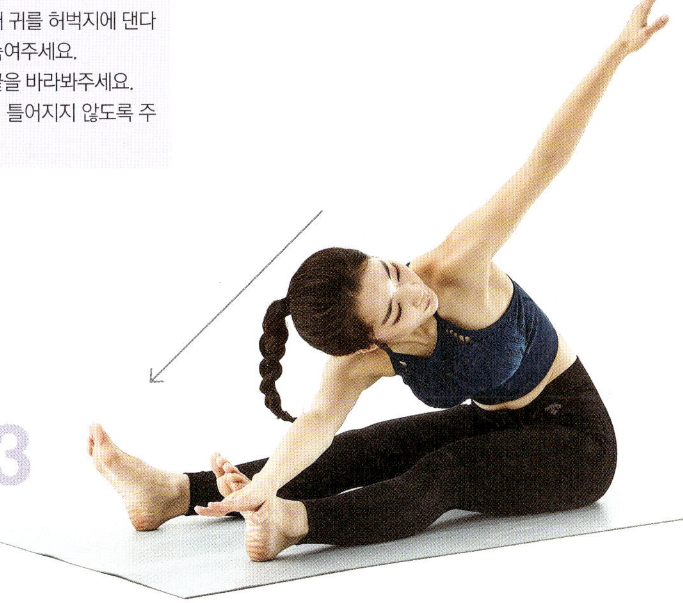

# 뒷구리 스트레칭

복부의 앞과 옆만이 아닌 뒤쪽 라인까지 다듬어주는 동작으로 특별히 허벅지 안쪽의 근육을

강화시켜주는 효과가 있습니다. 스트레칭과 근력 운동을 동시에 할 수 있어

등과 허리 라인을 가꾸는 데에 효과적입니다.

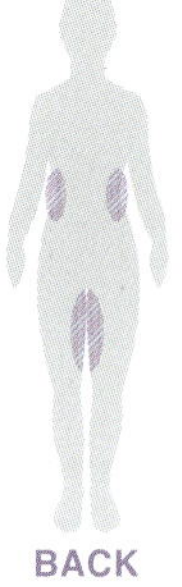

BACK

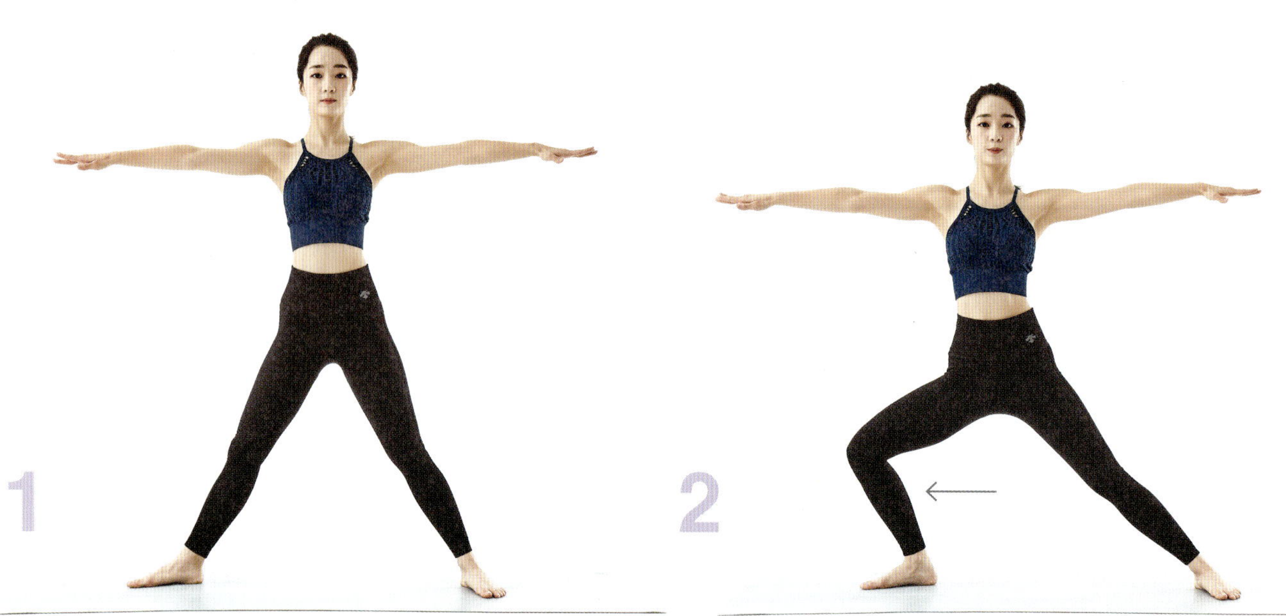

**POINT**

내려갈 때 시선은 위를 바라보고 다시 올라올 때는 정면을 바라봐주세요.

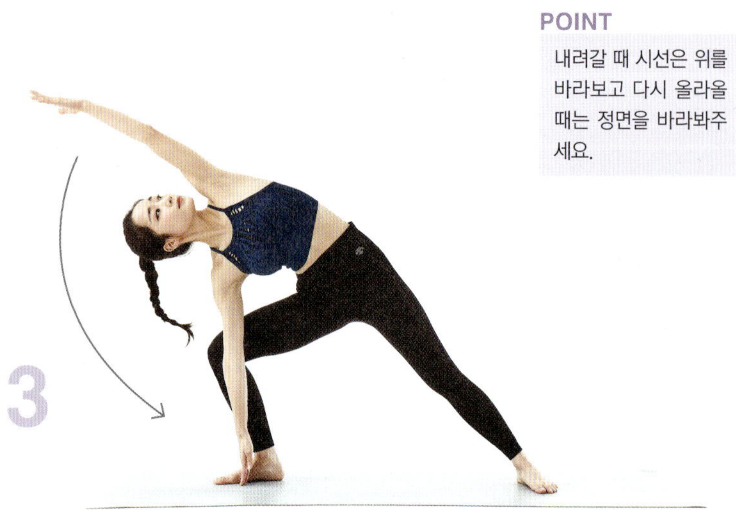

**1** 양팔을 옆으로 벌리고 한쪽 발은 옆을 향하도록, 다른 쪽 발은 정면을 향하도록 한 채로 다리를 넓게 벌립니다.

**2** 마시고 내쉬는 숨에 옆을 향하고 있는 발끝을 향해 무릎을 구부립니다.

**3** 무릎 앞쪽 바닥에 손끝을 대고 다른 쪽 손은 귀 옆으로 길게 뻗습니다. 반대쪽도 같은 방법으로 합니다.

## ◢ PLUS STRETCHING ◢

밴드를 잡은 상태에서 바닥을 짚지 않고 스트레칭해주세요.

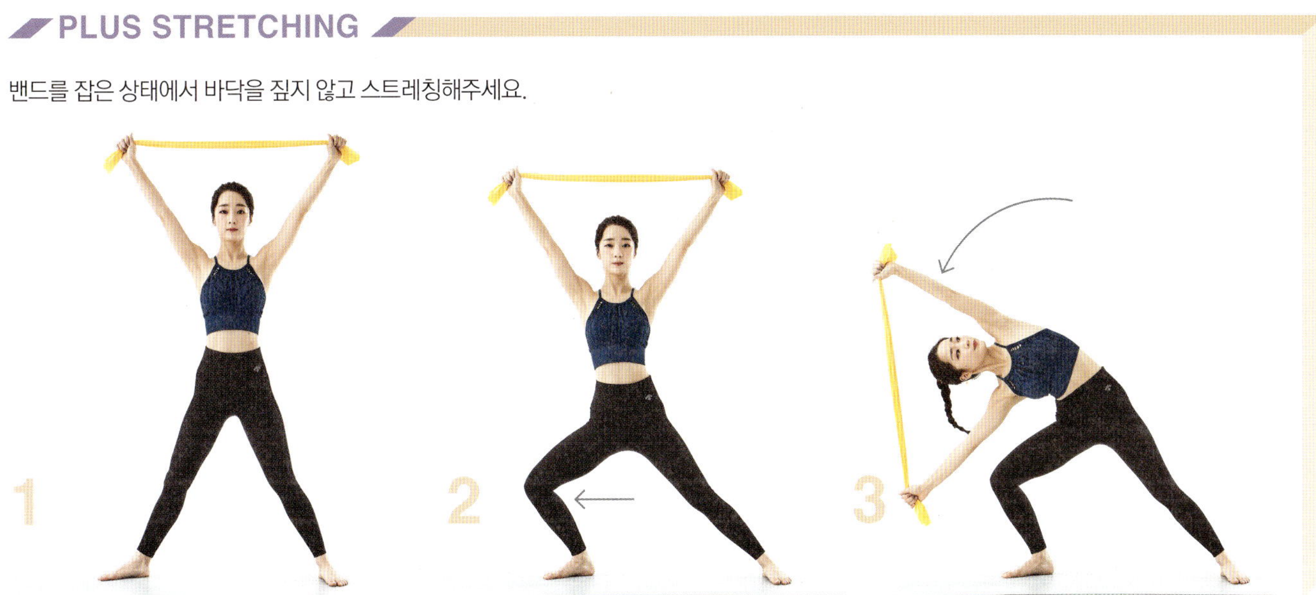

## ◢ MINUS STRETCHING ◢

목과 어깨에 힘이 많이 들어가는 분들은 팔을 가슴 앞에 크로스한 채로 스트레칭합니다.

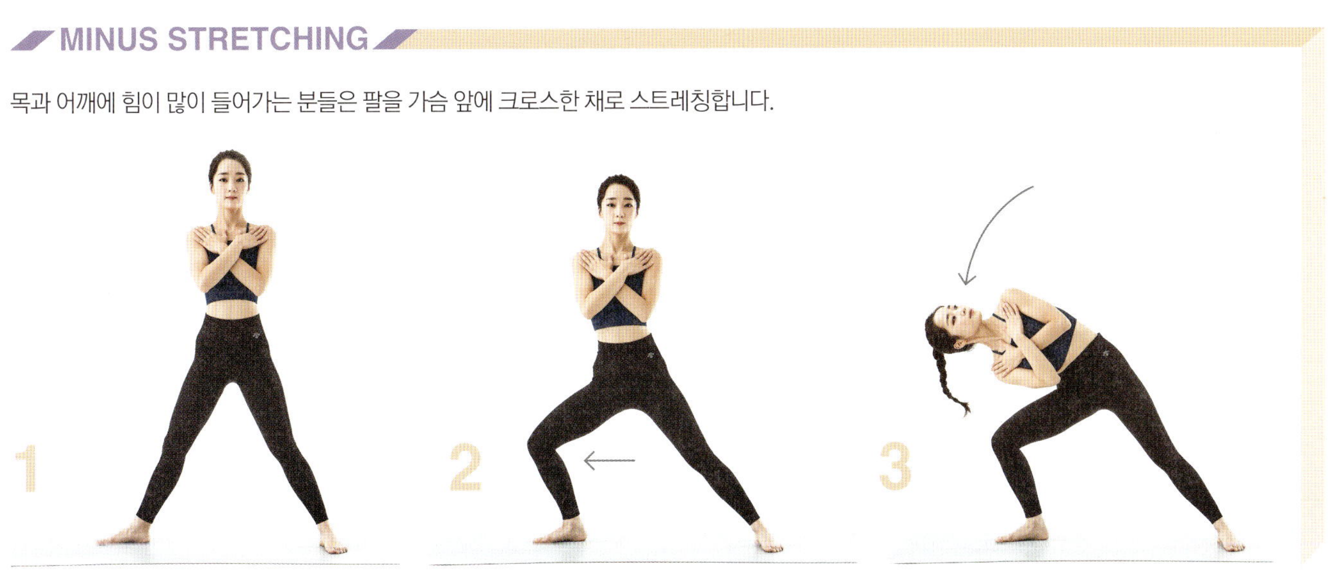

# 엉덩이 라인 교정

인터넷에서 흔히 볼 수 있는 과하게 꺾인 허리로 인한 애플 힙은 척추 건강에 좋지 않은 모양입니다.
바른 자세로 엉덩이 근육을 사용하여 탄력 있는 엉덩이 라인을 만드는 것이 중요합니다.

## 1

**STRETCHING**

# 폼롤러 힙업 스트레칭

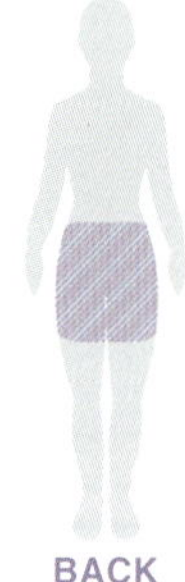
**BACK**

들어 올리는 다리의 엉덩이 근육과 버티고 서있는 다리의 엉덩이 근육까지 사용하는 힙업에 효과적인 동작입니다.
또한 균형을 잡기 위해 필요한 전신의 근육이 활성화되는 효과가 있습니다.

**POINT**

**1** 종아리에 힘을 빼고 허벅지 뒤쪽과 엉덩이 힘만으로
다리를 올려주세요.
**2** 움직이는 다리의 엉덩이 힘뿐만 아니라 버티는 다리
의 엉덩이 힘도 느끼며 스트레칭해주세요.

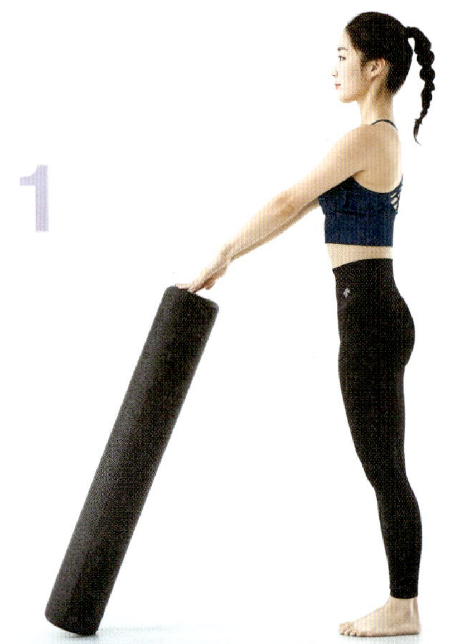
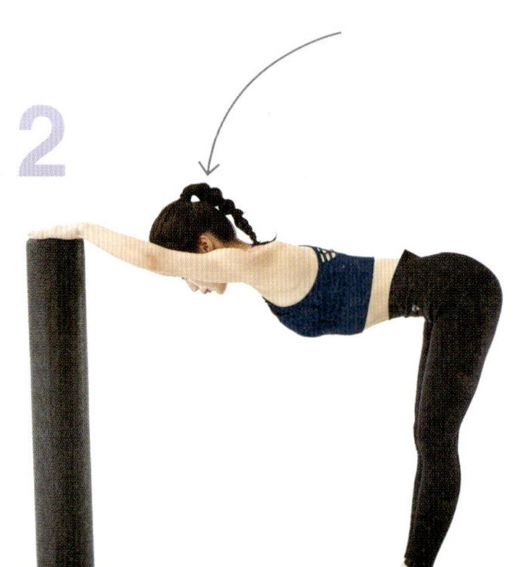
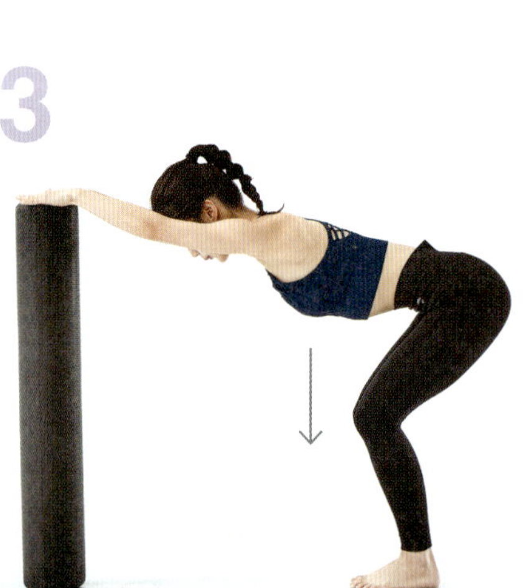

**1**    서서 양발을 붙이고 11자로 만든 후 손끝으로 폼롤러를 잡습니다.

**2**    상체를 숙여 몸을 ㄱ자로 만듭니다.

**3**    무릎을 살짝 구부립니다.

## PLUS STRETCHING

폼롤러를 들고 스트레칭해주세요.

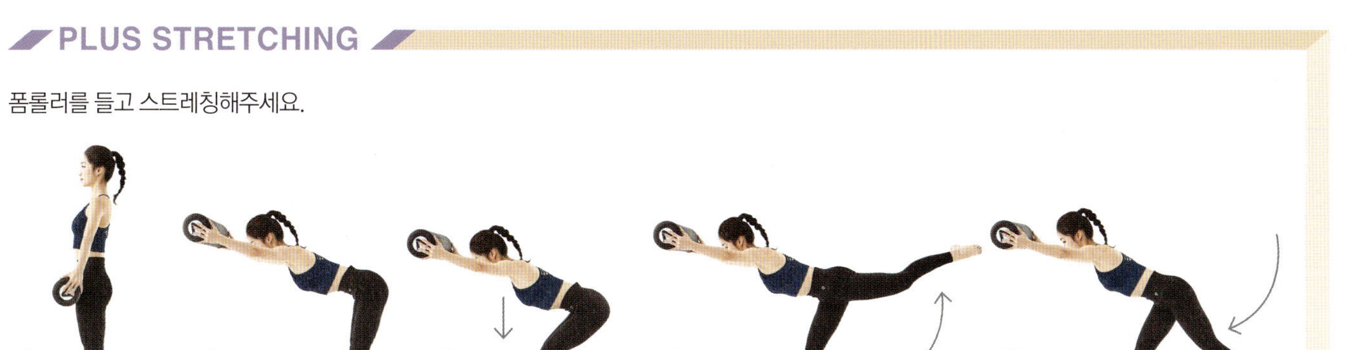

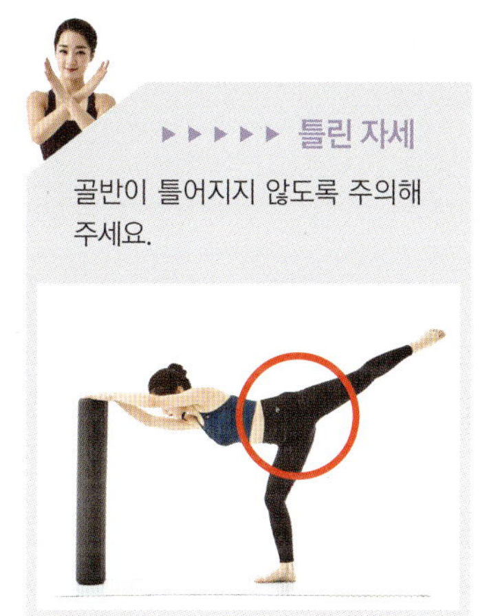



## 4

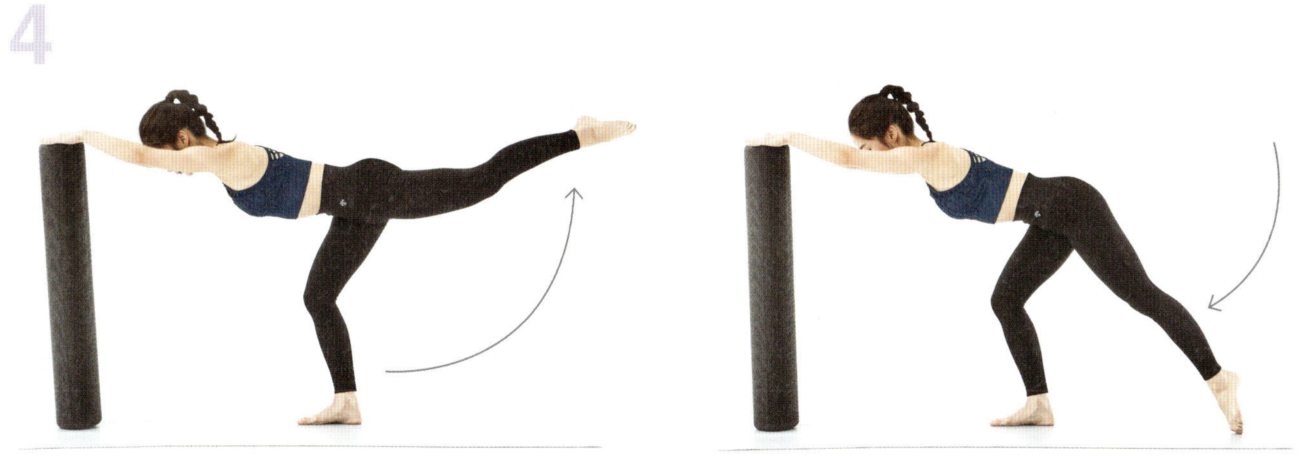

**4** 마시고 내쉬는 숨에 한쪽 다리를 올렸다가 내리는 동작을 반복합니다.
반대쪽도 같은 방법으로 합니다.

# 하이 런지 스트레칭

런지 동작을 이용한 스트레칭으로, 하체의 전체적인 근력을 강화시켜주고 긴장되어 있는

고관절 앞쪽의 근육을 늘여 엉덩이 라인을 다듬어주는 동작입니다.

또한 하체의 혈액 순환을 돕는 효과가 있습니다.

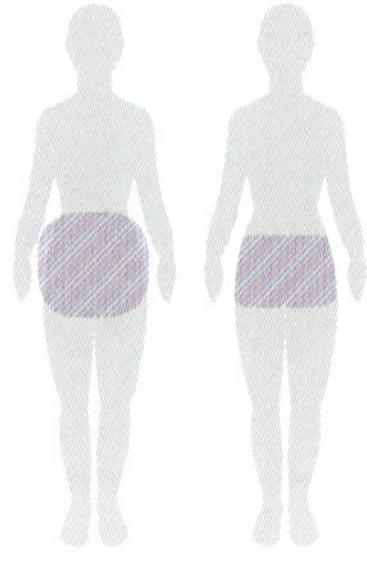

FRONT   BACK

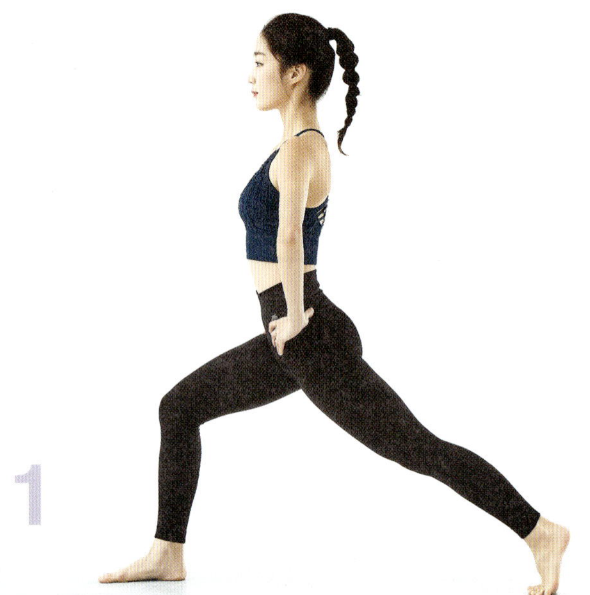

**1**

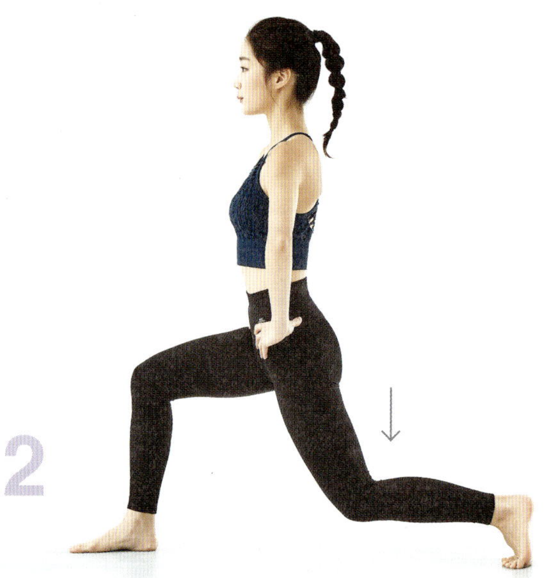

**2**

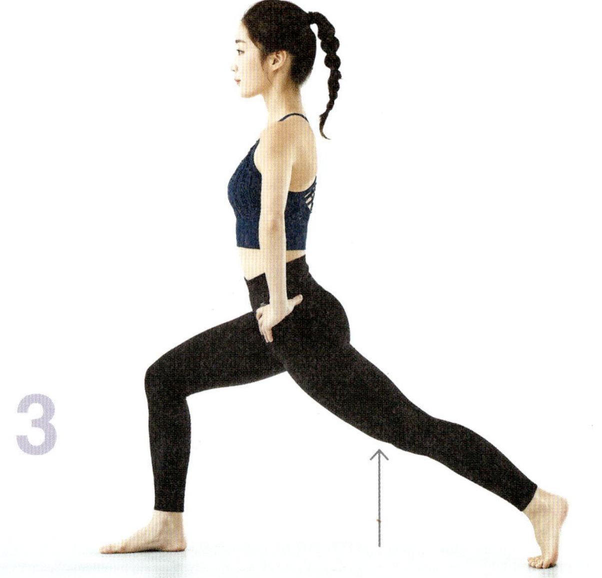

**3**

**POINT**

누가 정수리를 위에서 잡아 당긴다고 상상하며 상체를 하체에 기대지 않도록 신경 써주세요.

**1**  한쪽 다리는 발목 위에 무릎이 올 수 있도록 ㄱ자를 만들고, 반대쪽 다리는 뒤꿈치를 들어서 뒤로 뻗습니다.

**2**  마시는 숨에 앞의 다리는 고정한 채로 뒤로 뻗은 다리의 무릎을 구부립니다.

**3**  내쉬는 숨에 구부린 무릎을 폅니다. 반대쪽도 같은 방법으로 합니다.

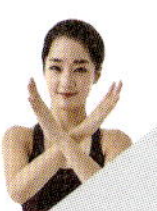

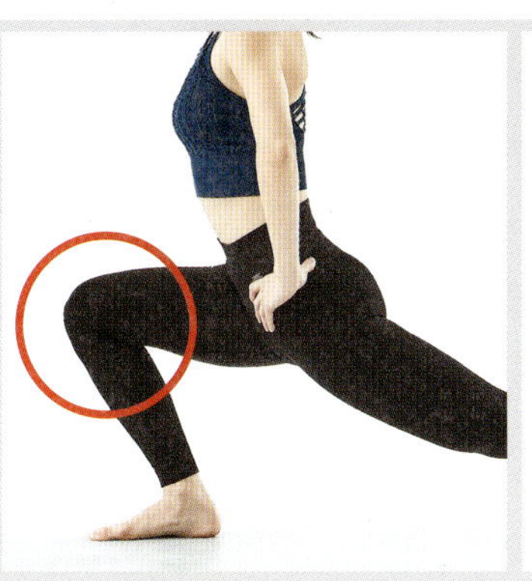

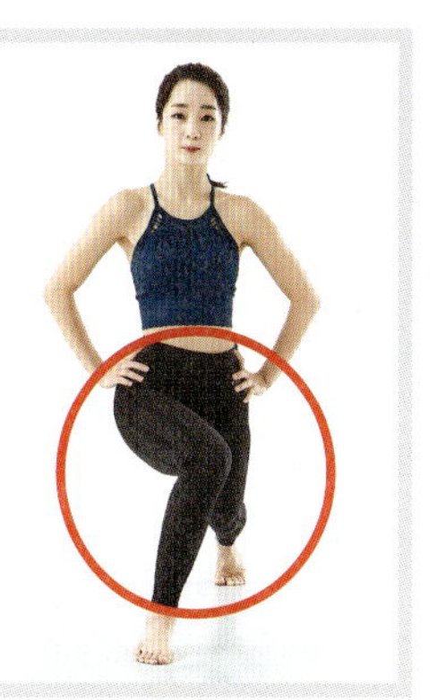

▶ ▶ ▶ ▶ ▶ **틀린 자세**

**1** 앞에 있는 다리의 무릎이 발가락보다 앞으로 나오지 않도록 주의해주세요.

**2** 다리와 골반의 정렬이 틀어지지 않도록 주의해주세요.

## ◢ PLUS STRETCHING ◢

폼롤러 위에서 중심을 잡으며 스트레칭해주세요.

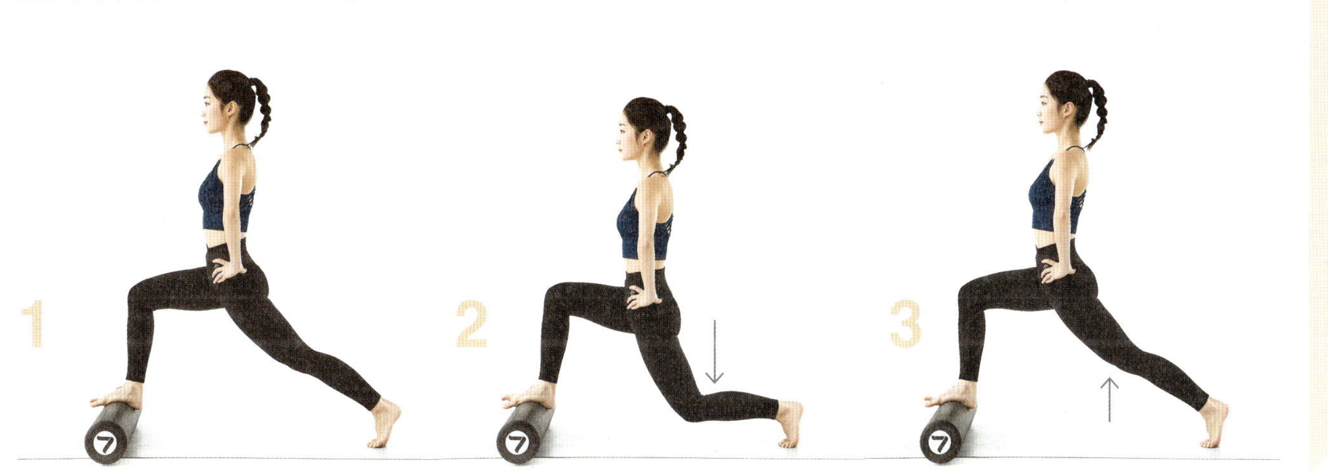

## ◢ MINUS STRETCHING ◢

폼롤러를 옆에 세워 한 손으로 잡고 스트레칭해주세요.

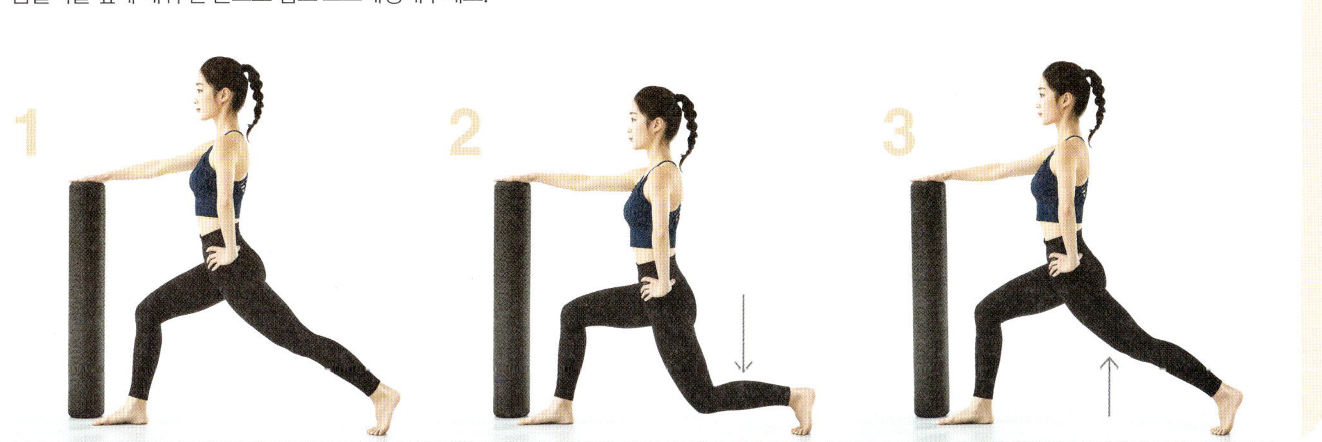

# 3 활 자세

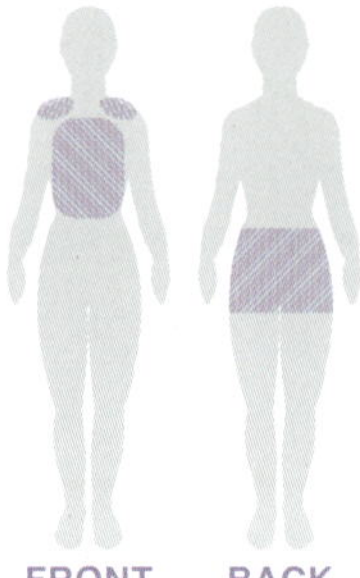


몸의 앞쪽은 열고 뒤쪽은 강화시켜 엉덩이 라인뿐만 아니라 전체적인 뒤태 라인을 잡는 데에
효과적인 동작입니다. 또한 몸의 전체적인 균형 감각 향상에도 도움을 주며,
정신을 한 곳으로 집중할 수 있는 힘을 길러주는 자세입니다.

**POINT**

**1** 중심을 잃지 않도록 시선을 한 곳에 고정해주세요.
**2** 다리를 멀리 뻗으려 하기보다 중심을 잡을 수 있는 곳에서 멈춰주세요.

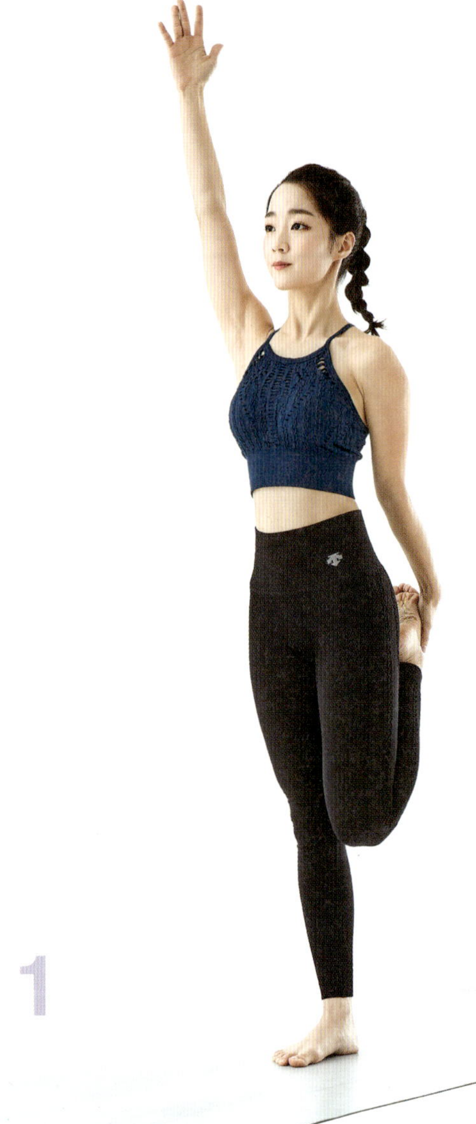

**1**

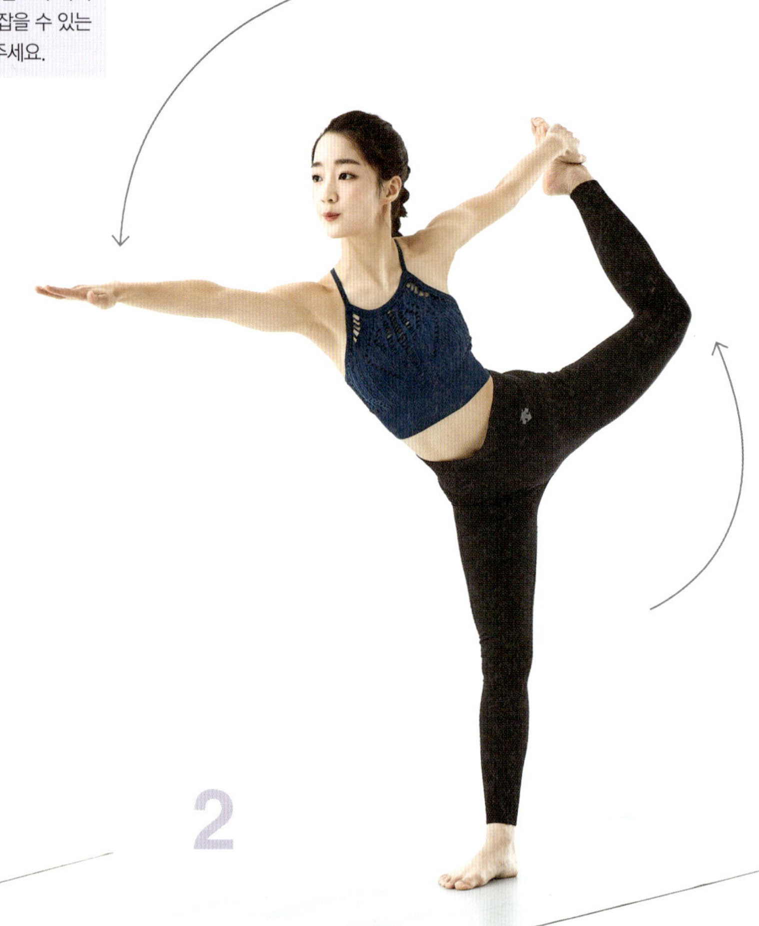

**2**

**1**  양발을 붙이고 서서 한쪽 다리의 무릎을 접어 같은 쪽 손으로 발등을 잡습니다. 이때 반대쪽 손은 위로 올립니다.

**2**  마시고 내쉬는 숨에 위로 올린 팔을 앞으로 뻗으며 무릎을 접은 발을 뒤로 뻗으며 위로 듭니다. 반대쪽도 같은 방법으로 합니다.

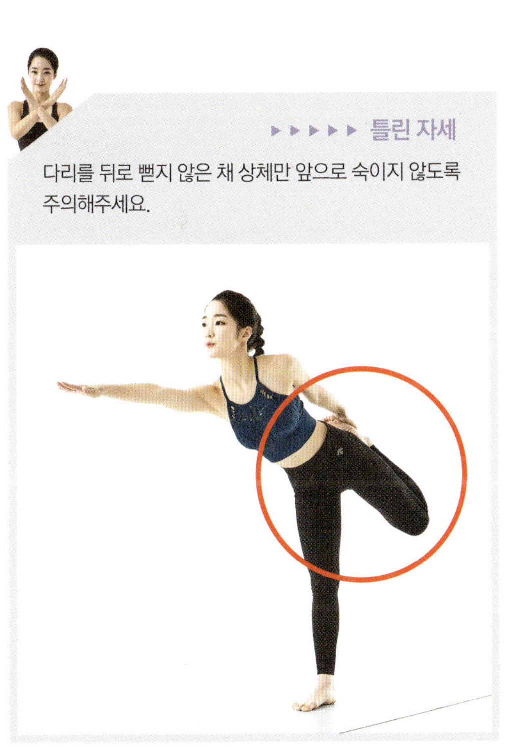

**▶ ▶ ▶ ▶ ▶ 틀린 자세**

다리를 뒤로 뻗지 않은 채 상체만 앞으로 숙이지 않도록
주의해주세요.

## ◢ MINUS STRETCHING ◣

폼롤러를 옆에 세워 한 손으로 잡고 스트레칭해주세요.

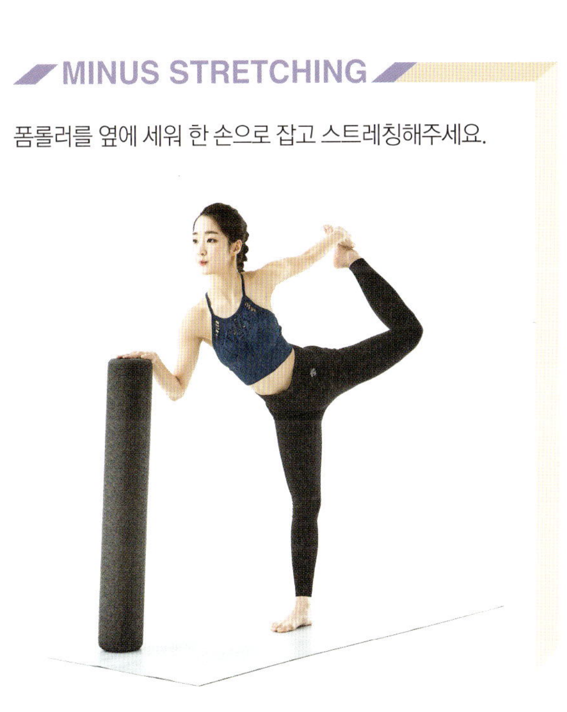

# 이슬 홈 스트레칭

**초판 1쇄 발행** 2018년 3월 5일
**초판 2쇄 발행** 2018년 10월 4일

**지은이** 이이슬
**펴낸이** 김영조
**콘텐츠기획팀** 홍지은, 정보영, 구효선
**마케팅팀** 이유섭, 배태욱
**경영지원팀** 정은진
**외부스태프** 디자인 ALL design group
　　　　　　촬영 이과용(15스튜디오)
**펴낸곳** 싸이프레스
**주소** 서울시 마포구 양화로7길 4-13(서교동 392-31) 302호
**전화** 02-335-0385/0399
**팩스** 02-335-0397
**이메일** cypressbook1@naver.com
**홈페이지** www.cypressbook.co.kr
**블로그** blog.naver.com/cypressbook1
**포스트** post.naver.com/cypressbook1
**페이스북** www.facebook.com/cypressbook
**인스타그램** @cypress_book
**출판등록** 2009년 11월 3일 제2010-000105호

ISBN 979-11-6032-040-4  13690





이 도서의 국립중앙도서관 출판시도서목록(CIP)은 e-CIP홈페이지(http://www.nl.go.kr/cip.php)와 국가자료공동목록시스템(http://www.nl.go.kr/kolisnet)에서 이용하실 수 있습니다.(CIP 제어번호:2018004065)